U0864983

YANG LAO HU LI TONG YONG JI CHU ZHI SHI

养老护理通用基础知识

编写委员会

主　　任：李红兵
副 主 任：余翰林　王　菲
委　　员：周洪敬　石　静

主　　审：白继荣
主　　编：陈艳华
副 主 编：杨左军

编　　者：

茆有怀　恭和苑养老机构管理有限公司
陈艳华　北京市养老服务职业技能培训学校
赵　莉　北京市养老服务职业技能培训学校
刘建芬　北京协和医学院护理学院
辛胜利　北京市第一社会福利院
杨左军　中日友好医院
姚　蕾　北京市劲松职业高中

华龄出版社

责任编辑：程　扬
责任印制：李未圻

图书在版编目（CIP）数据

养老护理通用基础知识 / 北京市民政局, 北京市养老服务职业技能培训学校编. -- 北京 : 华龄出版社, 2021.3
ISBN 978-7-5169-1898-2

Ⅰ. ①养… Ⅱ. ①北…②北… Ⅲ. ①老年人－护理－基本知识 Ⅳ. ① R473

中国版本图书馆 CIP 数据核字 (2021) 第 006214号

书　　名：养老护理通用基础知识
作　　者：北京市民政局　北京市养老服务职业技能培训学校 编

出版发行：华龄出版社
地　　址：北京市东城区安定门外大街甲 57 号　　邮　　编：100011
电　　话：010-58122255　　传　　真：010-84049572
网　　址：http://www.hualingpress.com

印　　刷：北京市大宝装璜印刷厂
版　　次：2022 年 1 月第 1 版　　2022 年 1 月第 1 次印刷
开　　本：787mm × 1092mm　1/16　　印　　张：21.25
字　　数：320 千字
定　　价：88.00 元

ELDER CARE

目 录

第一章

养老护理服务职业道德

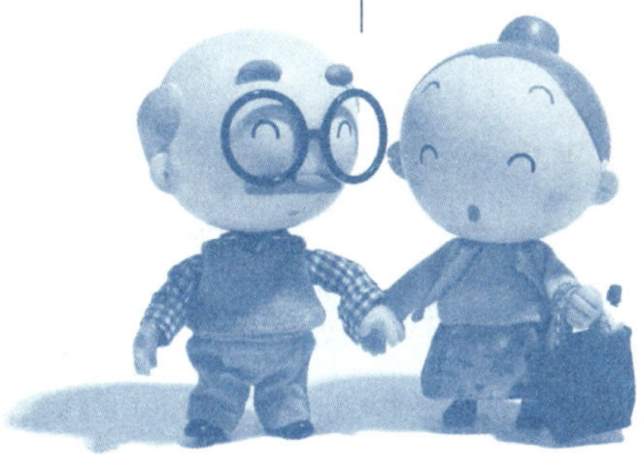

中国特色社会主义已经进入新时代，为了加强公民道德建设、提高全社会道德水平，促进全面建成小康社会、全面建设社会主义现代化强国，中共中央、国务院 2019 年 10 月印发实施了《新时代公民道德建设实施纲要》，对新时代公民道德建设提出了新的更高要求。

职业道德是新时代社会主义道德建设的重要内容。不同的行业有各自职业领域的职业道德，如医务道德、商业道德、体育道德、律师道德、军人道德等。具体是指从业人员在从事职业活动的过程中应当遵循的道德规范。职业道德通过行业公约、工作守则、条例规范、就职誓言等具体形式体现和制定，要求从业人员忠于职守，提高技术业务水平，讲究工作效率，服从秩序和领导，团结协作，以推动事业的发展，进而推动整个行业从业人员职业素养水平的整体提升。养老服务行业面向长者提供服务，养老服务从业者更需要明确和遵守职业道德和服务伦理。

在本章中，我们将了解道德、职业道德的具体概念和内涵，进而学习和掌握从事养老护理工作时应遵循的职业道德。

第一节　职业道德基本知识

党的十八大以来，以习近平同志为核心的党中央高度重视公民道德建设，作出了一系列重要部署，思想道德建设工作取得了显著成效，推动全民道德素质达到了新高度。那么，如何理解道德的真正含义？道德又有哪些特点呢？

一、道德概念及特点

长久以来，道德作为一种社会意识形态存在于人类生活和社会交往中的方方面面。在人类发展的历史长河中，不同社会阶段有着不同特征的道德，对人们的行为和关系起到约束和调节的作用。

（一）道德的概念

1. 概念

道德是伴随着人类社会的发展而产生的。“道德”一词最早出现在战国时期思想家、文学家荀子所著的《劝学》中。“故学至乎礼而止矣，夫是之谓道德之极。”这句话要表达的意思是学习要从《诗》《经》等典籍学起，学到《礼经》才算结束，才算达到了道德之顶峰，因为《礼经》是法制的前提、各种条例的总纲。先秦思想家老子在他所著的《道德经》中对“道”和“德”分别作出了解释。其中“道”指自然运行与人世共通的真理；而“德”是指人世的德性、品行、王道。

时至今日，道德是指一种通过行为规范和伦理教化来调整个人之间、个人与社会之间关系的意识形态，归属于社会学、伦理学范畴。简言之，就是在社会生活与关系中调节和约束人们行为的准则与规范的总和。道德通过社会及舆论对人们社会生活和行为起约束作用，具体包括个人品德、家庭美德、社会公德和职业道德等范畴。

2. 内涵

马克思主义关于道德内涵分析包括三层含义：首先，道德是人类社会特有的意识形态，是由经济基础决定的，有什么样的经济关系就有什么样的道德体系。其次，道德是以善与恶、好与坏、偏私与公正等作为标准来评价人们之间行为的。再次，道德是一种特殊规范，它不是由专门的机构来制定和强制实施的，而是依靠社会舆论和人们的信念、传统、习惯和教育的力量来调节的。根据马克思主义理论，道德属于社会上层建筑，是一种意识形态、一种特殊的社会现象。我们可以通过以下几点来深入了解道德的内涵：

（1）以社会经济为基础

道德的性质和内容是由社会经济基础决定的。有什么样的经济基础就有什么样的道德体系。社会经济关系是最根本的社会存在。道德作为一种社会意识形态，必然由一定的社会经济关系所决定。有什么样的经济关系，就会出现相应类型的道德。经济关系改变了，道德也会随之发生变化。反之，道德也作用于社会经济，为一定的社会经济基础服务。

（2）以善恶为评价标准

“善”与“恶”是评价人们道德行为的基本概念。道德是以善与恶、好与坏、偏私与公正等作为标准来评价人们之间行为的。一方面，道德作为行为准则，影响着人们的价值取向和行为模式，指引人们应该怎样选择自己的行为，怎样调整自己与他人、社会的关系，具有什么样的人格，走什么样的人生道路；另一方面，作为评价标准，道德也是人们对行为选择、关系调整、做出善恶判断的评价。

（3）通过社会舆论、传统习惯和内心信念调控

道德不同于法律、规定，不具有强制性。它是通过社会舆论、传统习惯和人们的内心信念等方式，通过指导、评价、示范、激励、沟通、限制等手段来调节或约束社会生活中的行为和各种关系。

（二）道德的特点

道德和法律一样都属于社会规范体系，而且有着自己鲜明的特点。道德通常存在于人们的意识中，是通过社会舆论确立的公序良俗来调节人们的行为和社会关系，依靠人们的信念、社会舆论以及习惯力量来维持。具体来看，道德具备以下几个特点：

1. 道德的自律性

“自律”是指个体的人依靠理性、信念和伦理良心，靠内心的自省、自觉和自为，来调控自己言行的过程。

如前所述，与法律不同，道德不具有强制性。道德自律不是靠外部强制力量，也不是个体屈从于外界的控制或压力，而是道德主体借助于对客观世界的认识，借助于对现实生活条件的认识，自愿地认同社会道德规范，并结

合个人的实际情况践行道德规范，从而把被动的服从变为主动的律己，把外部的道德要求变为自己内在良好的自主行动。

案例：慎独小故事

金末元初著名理学家、教育家许衡曾经在盛夏时经过河阳（今河南省孟州市），十分口渴，路上有一棵梨树，众人都争先恐后地去摘梨来吃，许衡却独自端正地坐在树下，安然如常。有人问他为什么不去摘梨吃，许衡说："不是自己拥有的却摘取它，不可以。"那人说："现在时局混乱，这棵梨树没有主人了，你又何必在意呢？"他回答说："梨树没有主人，我的心难道也没有主人吗？别人丢失的，即使一丝一毫不合乎道义也不能接受。庭院里有果树，当果子成熟掉落在地上时，有教养的孩子经过它，看都不看就会离去。那是因他的家庭教养好才致其品德如此高尚。"

案例分析："慎独"一词，出自秦汉之际儒家著作《礼记·中庸》一书："君子戒慎乎其所不睹，恐惧乎其所不闻。莫见乎隐，莫显乎微，故君子慎其独也。"意思是说，最隐蔽的东西最能体现一个人的品质，最微小的东西最能看出一个人的灵魂，有道德的人在独处时，也不会做任何不道德的事。元代许衡"不食梨"，春秋时鲁人"柳下惠坐怀不乱"，东汉时杨震"天知、地知、你知、我知"的"四知"箴言，三国刘备的"勿以恶小而为之，勿以善小而不为"，这些典故无一不是道德高度自律的体现。

2. 道德的稳定性

道德、法律、艺术、宗教等社会意识形态都会随着社会经济关系的发展和变化而发生变化。同时，道德还具有不同于其他社会意识形态的稳定性。具体而言，道德是人们从长期的社会实践中总结出的、大多数人承认并坚持的行为规范和公序良俗。道德虽然也随着社会发展而变化，但变化过程相较于法律、艺术、宗教等其他社会意识形态而言是缓慢的。因而，道德的稳定性特征是较为明显的。

3. 道德的广泛性

道德规范的调控作用几乎体现于人们的所有活动领域，既体现在日常生活中，也体现在有组织的社会活动中。道德不仅约束着社会生活各个领域中的行为，同时也约束着各种社会关系，包括个人与个人之间、个人与社会之间、社会集体与社会集体之间乃至人与自然之间。

案例：人与自然和谐共处

黄山是世界文化与自然双重遗产，国家5A级景区。作为世界级的著名景点每年黄山要接纳数百万中外游客前来游览。面对巨大的游客吞吐量，同时又要维护自然生态平衡，景区里的管理工作也面临着众多难题。其中最令人头疼的问题之一是乱扔垃圾现象。景区的垃圾处理难度之大自不必说，更可怕的是有少数游客缺乏自觉自律意识，在海拔较高的山上随意抛扔废弃物。黄山地势险峻，有些垃圾甚至被扔到了陡峭的悬崖边或树林里。看到清洁工冒着生命危险穿越保护围栏去捡回被游人丢弃的垃圾，在感叹景区工作人员不易的同时，人们更希望能唤醒游客们的公德心和自然环境保护意识。

案例分析：乱扔垃圾，影响环境卫生看似小事，实则反映个人素养、事关社会公德，令人深恶痛绝。而从上述案例中，我们更应看到，道德不仅约束和调节着人类社会活动中的个人行为和各种关系，同时也调节着人与自然和谐发展、和谐共生的关系。可见，道德的调节范围是非常广泛的。

二、职业道德概念及特征

职业道德是新时代社会主义道德体系的重要组成部分。良好的职业道德是每一个行业的从业人员都必须具备的基本素养。除扎实的专业知识和职业技能外，良好的职业道德和职业修养是每一个优秀员工必备的素质，也是用人单位对员工最基本的要求。那么，职业道德具体是指什么？如何能够在自己的工作岗位上提高自身的职业道德和修养水平呢？

（一）职业道德的概念

1. 广义概念

广义的职业道德是指从业人员在职业活动中应遵循的行为准则。其调节范围涵盖了从业人员与服务对象、职业与职工、职业与职业之间的关系。研究职业道德的学科被称为职业伦理学，正如道德归属于伦理学范畴一样。例如医德是医学伦理学的研究范畴，养老护理员职业道德属于老年伦理学研究的范畴。

2. 狭义概念

狭义的职业道德是指从业人员在从事某种职业活动、履行某种职责的过程中应当遵循的、体现一定职业特征的、调整一定职业关系的职业行为准则和道德规范。不同的职业人员在特定的职业活动中形成了特殊的职业关系，包括了职业主体与职业服务对象之间的关系、职业团体之间的关系、同一职业团体内部人与人之间的关系等各种关系。因此，各行各业都有自己的职业道德，如医务道德、教师道德、体育道德、军人道德等。职业道德通过公约、守则、条例、誓言等形式制定，要求从业人员忠于职守，提高技术业务水平，讲究工作效率，服从秩序和领导，团结协作，以推动自身事业的发展，促进该行业从业人员整体素养水平的提升。

（二）职业道德的特征

与个人品德、社会公德有所不同，职业道德是在特定的职业活动领域范围内调节特定职业行为和职业关系的行为准则，因此具有鲜明的特征。

1. 适用范围的有限性

职业道德的有限性也可理解为其职业特性。除普适性个人品德和社会公德外，特定的职业道德准则和规范只针对该职业领域范围内的活动所产生的行为和关系，起调节和约束作用。每个行业都有其特定的职业特点、工作内容和职责标准，该职业领域中的某些职业道德标准放到其他职业领域中是不能有效发挥其作用的，如医生与教师职业道德的核心内容分别约束两种不同的职业活动，在各自的职业领域发挥的作用也不同。即便是同一行业的不同岗位，其职业道德也会在内容构成和评判标准方面有非常大的区别，如餐饮业中厨师与服务员的职业道德。

2. 阶段发展的延续性

历史延续性是职业道德的另一个基本特征。长期存在于经济社会中的某一职业，在其发展过程中会积累和传承大量的经验和传统，其中也包括了对该职业从业人员道德评判的标准。在不同历史时期和社会阶段的实践和发展中，由于某一行业的服务对象、工作内容、技术规范相对稳定，该职业道德要求的核心内容被不断继承和发扬，虽历经时代变革，但基本形成了被不同社会发展阶段普遍认同的特定职业道德规范。如会计职业在国内外都有着悠久的发展历史，虽然历经岁月变迁、岗位名称更替，但会计职业道德的核心内容和衡量标准都是基本一致的。

3. 表现形式的多样性

如道德不具有强制性一样，职业道德也不是硬性规定。在表达形式上，职业道德常以章程、守则、公约、承诺、须知、誓词、保证以及标语等形式出现。

案例：《北京市养老服务行业诚信自律公约》（节选）

第一条【立约目的】为增强北京市养老服务行业的诚信自律意识，规范养老服务经营者及其从业人员的相关行为，促进养老服务行业的健康发展，北京养老行业协会（以下统称协会）依据相关法律法规及章程，制定本公约。

第二条【适用范围】本公约适用于北京市从事机构养老服务、社区养老服务和居家养老服务的各类养老服务机构、社会组织（以下统称养老服务经营者）及从业人员。

第三条【诚信经营】养老服务经营者应合法经营，诚信守约，严禁欺老虐老，并建立诚信档案报协会备案。

第四条【透明度】养老服务经营者应严格按照法律法规、行业标准或所约定的服务标准，提供规范的服务。应当在营业场所醒目位置公示其营业执照、各类服务项目收费标准和收费依据等信息，并严格遵守国家和地方政府价格管理有关规定。

第五条【安全管理】养老服务经营者应建立安全管理制度，防止安全事故发生，维护老年人的生命财产安全；遇有安全突发事件应及时向相关主管部门报告，并报协会备案。

第六条【禁止不正当竞争】养老服务经营者不得不当损害同行业其他机构的信誉，不得侵犯其他机构的商业秘密。禁止聘用同行业其他单位劳动合同期限尚未届满或者劳动关系尚未依法解除的员工，禁止以不正当手段从同行业其他机构获取客户资源。

案例分析：《北京市养老服务行业诚信自律公约》全文共十八条，主要包括基本规定、养老机构自律、从业人员自律、奖励与惩戒等四个方面的内容。行业公约、工作守则、服务承诺等是职业道德常见的体现形式，用以督促和加强组织和个人的自律。

4. 约束调节的纪律性

虽然道德不具有强制性，但道德的约束作用是显而易见的。违反职业道德同样会造成不同程度的后果。轻则会受到谴责、批评教育和警告，重则将会被处理、纪律处分或处罚。如果超越了道德底线甚至违反相关法律，将视情节进行制裁并追究法律责任。

案例：媒体人违反新闻职业道德

2013 年中国记协通报，2010—2012 年期间，某报记者王某某兼职任某报记者工作期间，以建立“中国是睥睨安全保质量监督跟踪单位”为名，违规向山东地区多家食品企业收取所谓“质量监督跟踪单位公告费”；2012 年初，王某某违规收取山东省某医院 8 万元“宣传费”，经调查，王某某的行为严重违反了新闻媒体职业道德，王某某本人被原单位除名处理并吊销记者证。

案例分析：各行各业都有其职业道德准则和操守。作为媒体记者，王某某的以上行为已经严重触犯了新闻工作者职业道德，破坏了新闻媒体和新闻工作者形象，造成了恶劣影响。如果说社会公德所包含的公序良俗只是在道义上和意识层面调节和约束个人行为的话，那么，职业道德则具有约束性，会以一定的措施和手段来确保其效力。

第二节　养老护理服务职业守则

一、养老护理服务从业人员职业服务标准

养老服务行业的直接服务对象是广大的老年人民群众。养老护理是养老服务事业中的重要组成部分之一。为了规范养老服务市场，提升养老服务质量水平，国家、各级地方政府和行业都制定了相关服务标准。如由中华人民共和国人力资源和社会保障部、中华人民共和国民政部联合制定的《养老护理员国家职业技能标准》；由北京市民政局、北京市质量技术监督局联合制定的地方标准《北京市养老服务机构服务质量标准》；由江西省人力资源和社会保障厅、江西省家庭服务业协会联合制定的地方标准《养老护理服务质量规范》等。

养老护理服务从业人员应在入职上岗前和工作过程中参加相关职业服务标准培训。除按照标准规定学习专业所需的理论知识和护理技能外，更应该提前明确自己的岗位职责标准和职业道德要求。

二、养老护理服务职业道德要求

养老护理服务职业道德是指老年服务从业者在其职业活动中必须遵循的、与老年服务活动相适应的行为准则。它是以善恶良莠为评价标准，通过社会舆论、风俗习惯和养老护理人员的内心信念来维系的，调整养老护理人员与老年人之间、养老护理人员与养老护理人员之间以及养老护理人员与社会之间相互关系的行为规范的总和。从事老年服务的工作人员需要有其独特的职业道德要求，特别需要做到尊老敬老，以人为本；孝老爱亲，弘扬美德；遵章守法，自律奉献；服务第一，爱岗敬业这样几个方面：

（一）尊老敬老，以人为本

“尊老敬老，以人为本”是中华民族在漫长历史发展进程中形成的基本

道德，是中华传统美德的重要组成部分，是老年护理服务职业道德的首要规范。老年人因其年龄、经验、身体方面的状况和年轻时相比，都发生了很大变化，所以更需要为老从业人员的关心、帮助、理解和尊重，才能真正使老人做到“老有所为、老有所养、老有所学、老有所乐、老有所医、老有所终”。

1. 基本内涵

“老吾老以及人之老”，要求我们不仅要尊敬自己的老人，还要尊敬社会上所有的老人。尊老敬老，就是要关心老年人，爱护老年人，理解老年人，尊重老年人的合法权利，尊重老年人的价值和尊严，发挥老年人的潜能，帮助老年人自主、自立生活。

以人为本就是“以老年人为本”，即在实际工作中处处为老人着想，一切以老人为中心，从老人的根本利益出发，满足老年人的合理需要，切实保障老年人的权益，让老年人体会到全社会对他们的尊敬和关怀。以人为本的本质在于“以老人为中心”，其思想内涵是“我能为老人做什么”，在老人的身心及社会需求方面提供力所能及的服务，从而使老人得到最佳的照护。

社会养老服务体系的建设，是党和政府、社会各界、广大人民普遍关注的问题，也是当前和今后相当长时期内我国老龄事业的发展重点。关于如何“开展应对人口老龄化行动，加强顶层设计，构建以人口战略、生育政策、就业制度、养老服务、社保体系、健康保障、人才培养、环境支持、社会参与等为支撑的人口老龄化应对体系”已经写进了十三五规划。如何切实保障老年人合法权益，让老年人度过幸福、美满、安详、健康的晚年，共享人类社会发展成果，这是社会文明进步与否的标志。由于老年人在我国的革命和建设事业中做出了重要贡献，他们的经验和智慧也是我们党和国家的宝贵财富，故老年人理应受到社会的尊重和人们的关爱。

2. 养老护理服务人员职业道德要求

做到“尊老敬老、以人为本”，关键在于要把这种服务理念和实践贯穿于整个养老服务工作中，用爱心、耐心、细心和责任心去关怀每一位老人，才能不断提高养老服务质量。为此，我们需要做到以下几点：

（1）能够理解老人，把握老人的真实想法

理解老人就要了解老年人的特点和习惯，并按照老年人的合理要求尽力满足老人。无论是入住家里的老人，还是养老机构的老人，作为子女或者工作人员一般都会注意到，老年人与年轻时会有些不同，常出现多疑、激动、喜欢唠叨、与人争论、情绪控制力差等情况。因而儿女或者从业人员就要注意到老年人的心理变化，并且尽量理解他们的这种心理变化，多多体谅他们。

（2）能够关心老人，设身处地为老人着想

仅仅关心老人的物质生活是远远不够的，还要给予老年人精神上的呵护，要像关心自己的父母一样，充满细心、耐心和信心。养老护理工作人员要学会换位思考，在服务中用心感受和体会老人内心的感受，用我们的护理和服务技能帮助老人解决身、心变化带来的难处和不便。

（3）能够尊重老人，让老人过自主、自立的生活

尊重老人就要尊重他们的生活习惯，尊重他们的选择，比如有的老人喜欢独居，你可以常去探望；有的老人喜欢和儿女住在一起，儿女应该尽量满足条件；有的老人想要再婚，世俗就要摒弃偏见，子女也不要阻挠。而对于那些日常生活存在困难的老人，我们可以通过医疗、护理、康复等专业人员的相互协作，来提高老年人的自主生活能力，并为回归社会和家庭做准备，助其实现老有所为、老有所用，从而提高他们的生活品质和生命质量。

（二）孝老爱亲，弘扬美德

中华民族向来注重文明家风、家庭美德的传承。“孝为德之本，百善孝为先。”孝敬父母、尊敬长辈是家庭成员的重要责任，孝老爱亲是良好家庭美德的重要内容，更是每一个养老服务从业人员应具备的基本品德。在为老服务工作中，护理人员要为老人付出发自内心的关爱，把服务对象当作自己的亲人对待，这些都是“孝老爱亲”的基本体现。

1. 基本内涵

“孝老爱亲”或称“孝老敬亲”，指孝敬老人，爱护和尊敬亲人。尊老爱老敬老是我们中华民族的传统美德，是代代传承下来的宝贵精神和伦理道德。“孝老爱亲”是养老服务行业从业人员必备的基本品德和职业道德，是履行一切养老服务职责的前提条件，是为老人提供优质服务的重要基础。

弘扬美德，要求在公民或组织在提升自身道德水平、践行道德标准的同时，有意识地宣传、弘扬和继承优秀传统美德。中华传统美德是中华文化的精髓，蕴含着丰富的思想道德资源。2019 年，中共中央国务院印发的《新时代公民道德建设实施纲要》倡导自觉传承中华传统美德，全面推进社会公德、职业道德、家庭美德、个人品德建设。新时代全面加强公民道德建设，促进社会全面进步、人的全面发展，必须大力弘扬中华传统美德，立根塑魂，正本清源，培养和造就大批担当民族复兴大任的时代新人。

2. 养老护理服务人员职业道德要求

在养老护理服务中，工作人员首先应秉持“敬老孝亲”的基本道德原则，不断加强思想道德水平建设，积极学习老年服务伦理相关知识，在日常岗位工作中提升职业道德意识。同时，应积极正面地倡导和宣扬“孝老爱亲”理念，引导和影响周围同事和工作人员，营造良好的为老服务环境与氛围。

（1）倾注爱心，角色互换

养老护理工作要求高、难度大，工作人员面对高强度、高难度的工作应坚持“以老人为本”的理念，恪守职业道德标准，践行职业道德要求。在此基础上，更应加强对老年人的理解、尊重和关爱，让“孝老爱亲”在养老机构服务过程中得以体现。在护理服务中，要多换位思考，多用同理心充分理解和体谅老人的需求和意见。我们让老年人体会到的不仅是服务规范和标准，更多的是家人般的尊重和关爱。

（2）积极学习，提升认识

提升“敬老孝亲”道德意识水平，需要机构和工作人员加大学习力度，积极开展不同形式、不同主题的情感态度价值观教育和生命观教育。要认识到“敬老孝亲”美德对个人、家庭、社会的重要意义，要认识到养老服务从业人员具备这一基本职业道德对服务对象和整个养老服务行业的重要意义。

（3）大力倡导，弘扬美德

养老机构管理人员要高度重视养老护理人员的职业道德建设工作，注重提升工作团队的整体道德意识水平，营造优秀的人文关怀氛围。通过养老护理职业道德讲座、优秀道德先进个人表彰、模范事迹宣讲等形式大力倡导和弘扬“敬老孝亲”美德。养老护理服务人员也应以自身的实际行动在自己的岗位以身作则，为周围同事树立“敬老孝亲”榜样，提升整体服务品质，改善老人服务体验。

（三）遵章守法，自律奉献

每位老年从业人员在与服务对象老年人交往的过程中都需要形成一定限制和约束，形成一些规范和条文，作为从业时所必须具备的一种准则。因此，如何做到言行符合行业规范、符合法律要求，这是每个老年从业人员都应该认真对待的问题。与此同时，自律奉献这种道德规范也就显得非常必要。那么，到底什么是遵章守法、自律奉献？怎么做到遵章守法、自律奉献呢？

1. 基本内涵

遵章守法，就是指对国家法律法规、党纪政纪以及社会公约的遵守，要求每个社会成员，尤其是国家机关、企事业单位、社会团体及其工作人员必须严格依法办事。对于为老从业人员来说，遵章守法就是要求为老从业人员必须按照法律、法规以及纪律的有关规定来做事，才能保证养老行业的和谐稳定和健康发展。

自律，是指在没有人现场监督的情况下，通过自己要求自己，变被动为主动，自觉遵循法规，来约束自己的言行。作为老年服务从业人员，应该学会自己要求自己，变被动为主动，自觉遵守老年服务从业人员的职业守则和相关法规，并用以约束自己的行为。奉献是指满怀感情地为他人服务，做出贡献，是不计回报的无偿服务。就老年服务从业人员来说，奉献就是要在对老年人爱的召唤之下，充满热忱地完成为老年人服务的本职工作。

2. 养老护理服务人员职业道德要求

作为老年服务从业人员，法律法规不仅是进行老年服务的依据，也是老年服务从业人员自身行为的准则和维护服务对象及自己有力的工具。老年从业人员所做的工作是有益于国家、有益于社会、有益于人民的，这种工作的本身就需要奉献。那么，究竟如何做到遵纪守法、自律奉献呢？

（1）必须具有法律知识和法律意识，增强法制观念

一个合格的老年服务从业人员必须具有先进的法律意识，掌握相关的法律规定，如《中华人民共和国老年人权益保障法》、《中华人民共和国劳动法》、《中华人民共和国劳动合同法》、《中华人民共和国消防法》等重要法律知识。同时还应正确认识到自己的法律地位、法律权利、法律责任，做到知法、讲法、守法，不仅在养老护理中注意运用法律知识，而且在自己的工作和生活中增强法制观念，遵守法律规定，履行法律义务，杜绝违法犯罪行为。

（2）必须遵守社会公德和国家职业规范，树立规则意识

自觉遵守和维护社会公德是老年服务从业人员无论在养老机构，还是在社区或是在为老服务其他岗位上做好本职工作的基本要求。老年服务从业人员应该遵守社会公德，自觉遵守和维护公共秩序，遵守公共生活准则，遵守公序良俗和有关规章制度，努力做到“爱国守法、明礼诚信、团结友善、勤俭自强、敬业奉献”。

同时，老年从业人员还要遵守国家职业标准提出的从业人员的基本职业守则、职业道德和工作须知，才能保证出色地完成老年服务工作。

（3）不断提高自身素质，树立自尊、自强、自律、奉献的意识

自律奉献要求老年服务从业人员在老年服务中要处处为老人着想，严格要求自己，积极进取，精益求精，不断提高养老护理服务水平。同时，能够正确处理日常学习生活中的人际关系和矛盾冲突。要摒弃一切不利于做好本职工作的思想和行为，自觉主动地在本质岗位上恪尽职守，尽职尽责，把自己的青春和才能奉献到为老年人服务的光荣事业中去。

（四）服务第一，爱岗敬业

从生活到职场，可以说服务无处不在。服务已经成为衡量一个国家经济发达与否的标准，也是衡量一家企业能否持续发展的动力。无论多么成功的个人或企业，都要通过高品质的服务来体现其自身价值。而作为一名老年服务从业人员，在树立服务第一理念的基础上还需要有爱岗敬业的良好品格。那么，到底什么是“服务第一”？什么又是“爱岗敬业”？

1. 基本内涵

服务第一就是把为集体、为他人工作放在首位。老年服务从业人员所从事的护理照顾老人的工作与其他服务业一样，也要把服务对象即老年人，作为工作考虑的第一出发点，把为老人提供优质服务作为第一要务，想老人之所想，急老人之所急，全心全意为老人提供服务。只有树立“服务第一、老人至上”的理念，才能把服务老人的工作做好，才能赢得老年人家属和社会的认可和称赞。

爱岗，就是热爱自己的工作岗位，热爱自己从事的工作；敬业，就是要用一种严肃恭敬的态度来对待自己的工作。今天，我们评价一个人是否受到尊敬和认可，通常并不以他拥有多少财富和从事什么职业为标准，关键要看他在职业岗位上是否忠于职守、兢兢业业为判定标准。爱岗敬业，认真对待自己的岗位，无论在任何时候，都要认真履行自己的岗位职责。这是社会对每个个体成员最基本的道德要求。

2. 养老护理服务人员职业道德要求

老年服务从业人员需要为老从业人员的爱心、细心、耐心和责任心，树立“服务第一、爱岗敬业”的理念，这对于提高老年服务行业的质量和水平是非常必要的。那么如何做到服务第一、爱岗敬业呢?

（1）必须端正服务态度，以平常心对待自己的工作

老年服务工作虽然有些辛苦和劳累，但不能就此产生“老年服务工作社会地位低下，会被人看不起”的想法。其实，老年服务工作人员从事的是帮天下儿女尽孝、给世上父母解难、为党和政府分忧的工作，是一项非常崇高的事业。更何况工作本身并没有高低贵贱之分，只是社会分工和工作内容不同而已。持有这样的心态，才能在平凡的工作中做出不平凡的业绩。

（2）必须认清工作性质，热爱自己的工作岗位

我们既然选择了老年服务这个行业，就要转变自己的思维方式：不仅要做自己喜欢的工作，同时还要喜欢自己所做的工作。我们从事的是一项延续老人生命、带给老人幸福和快乐的工作，我们面对的是鲜活的生命，而不是冰冷的产品。这就需要我们每个从业人员真正热爱自己的工作，培养对自己工作岗位的深厚感情。只要我们保持对职业的激情和敬意，找准自己的定

位，切实立足本职，发挥好自己应有的作用，就一定会赢得老年人和家属的尊重和认可，从而实现自身的人生价值。

（3）必须坚定职业信念，拥有“干一行，爱一行，专一行”的韧性

我国老龄化的发展为老年服务从业人员施展才华和抱负提供广阔的发展空间和平台。我们需要把个人的选择和社会的需要有机结合起来，把简单的事做好就是不简单，把平凡的事做好就是不平凡。所以，老年服务从业人员更需要“干一行，爱一行，专一行”的韧性，立足本职，忠于职守，勤勉敬业，精益求精，才有可能成为为老服务行业的尖兵，实现自己的职业抱负。

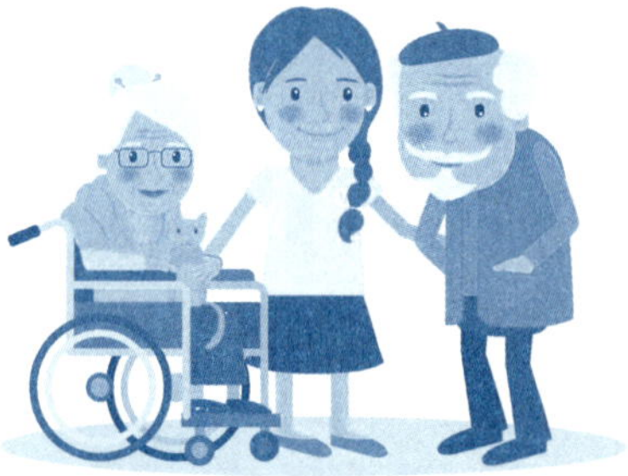

第二章

养老护理人员职业工作须知

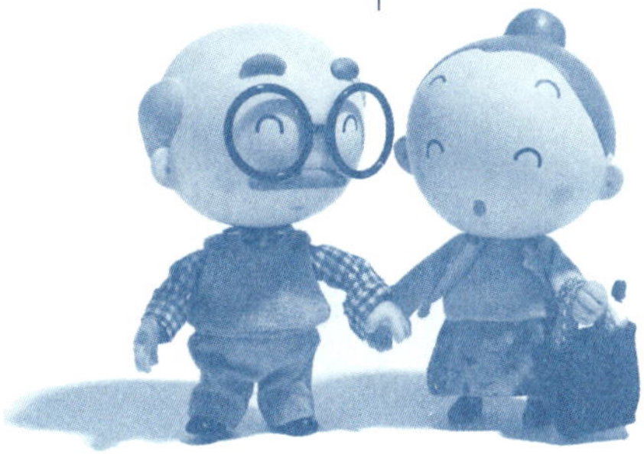

养老护理服务人员不仅是直接承担着照护老年人的养老护理员，而且还包括在养老机构中的管理人员、社工、行政管理等所有工作人员，在全心全意为老年人服务的过程中，让老年人感受到全社会对他们的尊重，感受到党和国家对老年人的关怀，养老护理服务人员需要了解和掌握服务礼仪规范、职业安全、个人防护、自我心理调适以及相关法律法规等知识。

第一节 养老护理服务礼仪规范

养老护理服务工作的服务对象是老年人，为了给老年人提供更加优质的服务，需要我们不断提高自身素质，学习和掌握基本礼仪规范，不仅使老年人得到应有的尊重，而且通过我们自身的努力，也能得到全社会对养老服务从业人员的尊重。

一、仪容要求

仪容是指人的外观、外貌，也就是指人的容貌。主要包括发型、面容及手部等的要求。容貌美是内在美、自然美、修饰美三个方面的统一。得体的服装、发型、妆容，既能表现出对老年人的尊敬，又能体现出自尊自爱。养老护理服务人员往往只重视专业知识和职业技能的培养，却忽视了外在形象，而外在形象恰恰是给老年人留下第一印象的关键所在。所以我们要有培养仪容礼仪、仪表礼仪、仪态礼仪的意识，这样才能在工作中体现出良好的精神面貌和对工作积极、乐观的态度。

（一）发型发式

要养成良好的卫生习惯，注意头发卫生，头发要经常梳洗，保持干净整洁，要做到无头皮屑落下，使头发散发自然光泽。发型要符合朴素、大方、简洁的原则，体现出符合养老服务职业最美、最得体的形象。

女士如果是短发，要定期修剪，保持良好的发型；如果是长发一定要将长发扎起或盘起，不可披散着头发。无论是长发还是短发都要做到发不遮脸，刘海不遮眉。（图 2-1-1）

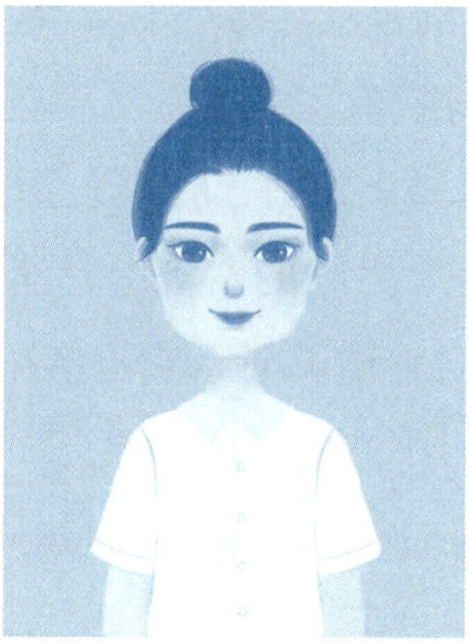

图 2-1-1　女士发型

男士的发型要做到前面的头发不能遮盖额头，侧面的头发不要掩盖耳朵，脑后的头发不能触及衣领的“三不要求”，根据头发的生长规律，定期修剪头发。（图 2-1-2）

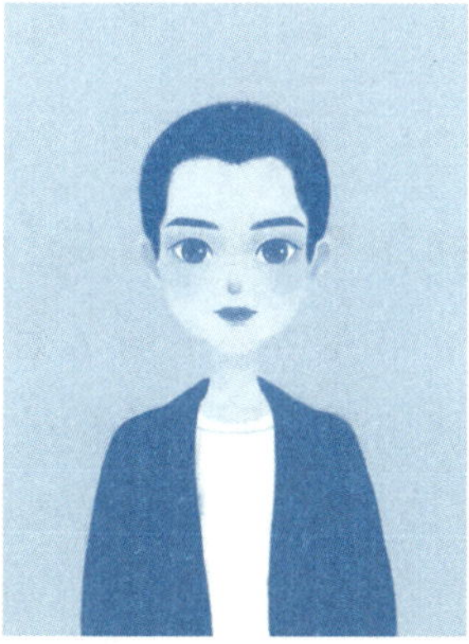

图 2-1-2　男士发型

（二）面部卫生及表情

1. 面部清洁　根据季节变化和肌肤状态使用洁面产品，每日进行清洗，选用适合的护肤品，使自己充满活力，容光焕发。

2. 鼻部护理　要及时清理鼻垢，及时修剪鼻毛，防止鼻毛露出，不抠鼻孔，打喷嚏时需遮挡口鼻。

3. 口腔护理　注意口腔卫生，避免产生口臭等异味。每天至少早晚各刷牙一次，消除口腔内异物，保持牙齿健康。日常要注意对嘴唇的呵护，可使用适宜的口红或润唇膏，特别是秋冬季气候干燥，嘴唇容易爆皮或开裂，经常使用可保持唇部的舒适和滋润。

4. 面部表情　应遵循真诚、友好、谦恭、适度的原则。微笑是精神状态的真实写照，可以拉近人与人之间的距离，是全社会的通用语言。有人说："生活就像一面镜子，当你向它微笑时，它也会用笑容回报你。"所以，我们要学会微笑。

（三）修剪指甲

生活中有些人喜欢留长指甲以满足个人需要，但是作为养老护理服务人员指甲干净整洁是第一位的，必须经常修剪指甲，保持指甲的清洁。不可以留长指甲，指甲内容易残留污垢，还容易造成折损。检验指甲长度的方法是，张开双手，五指并拢，掌心朝向面部，指尖朝上，目光平视，以看不到指甲为宜。养老护理服务人员不要涂染指甲。

二、着装要求

一个人的个性、职业、修养等都能从着装上体现出来，得体的着装会给老年人留下美好的第一印象。培养得体的着装意识，穿出品味，帮助你快速进入工作角色，同时也能反映出养老服务机构的形象和文化内涵。

（一）干净整洁

上岗时要着工作装。着装的干净整洁是第一位的。养老护理人员的工作装要干净平整，朴素大方，保持平整无褶皱，无污垢、油渍、异味等。特别要注意领口、袖口无污渍，扣子齐整不缺，裤子长短以裤脚在鞋跟以上平脚面为宜。

（二）协调得体

工作服整体颜色要淡雅，上衣与裤子色彩搭配要合理，多以淡粉、淡蓝等为宜，避免大红大紫等过度刺激和黑色等过于暗淡的颜色。工作服要合体，避免过小过紧或过大过松。夏季女士着装忌过短、过露、过透，男士忌袒露胸背部。

（三）鞋袜要求

在工作岗位上必须穿袜子，袜子颜色要与肤色相近。鞋子要穿软底、平跟或坡跟的鞋，不可穿高跟和带钉子的硬底鞋，更不宜穿拖鞋。夏季不宜穿凉鞋，冬季不宜穿靴子。

（四）饰物佩戴

养老护理服务人员是为老年人服务的特殊岗位，考虑到对老年人的安全和卫生的要求，不提倡佩戴首饰。爱美之心人皆有之，女士可以点缀少量不会造成伤害的细小饰品，但严禁工作时佩戴戒指、手镯（链）、耳坠等。

三、仪态要求

仪态又称体态，能体现出人的形体美，即体形匀称，线条分明，身体健壮，精神饱满。我国古人很早就提出“站如松，坐如钟，行如风”的行为举止要求。仪态主要包括站姿、坐姿、走姿、蹲姿和手势等。

（一）站姿

站姿是最基本、最常使用的一种静态形体举止，是优雅举止的基础。规范站姿要求如下：

1. 头正，双目平视，嘴角微闭，下颌微收，面容平和自然。

2. 双肩保持水平放松，稍向下沉，人有向上的感觉。

3. 躯干挺直，挺胸，收腹，直腰，提髋向上。

4. 双臂自然下垂于身体两侧，两手自然弯曲，中指轻触裤缝。

5. 双腿与地面垂直，双脚并拢，脚跟相靠，脚尖分开呈“V”字形或“丁”字形站立，身体重心落于两脚正中。(图 2–1–3)

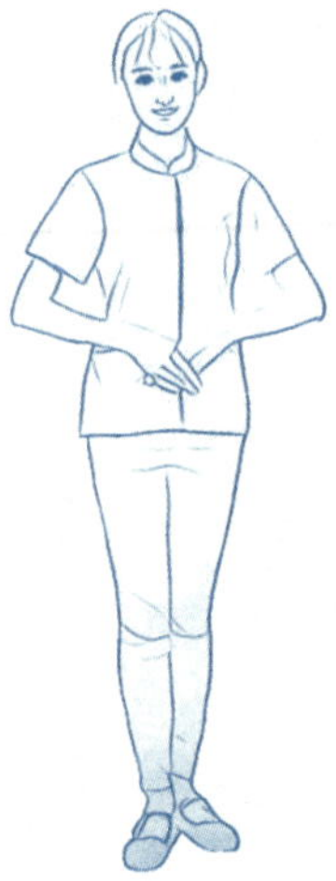

图 2–1–3　规范站姿

（二）坐姿

文雅的坐姿，给人以稳重、端庄的感觉。日常生活、学习、工作中都离不开坐姿。规范坐姿要求如下：

1. 入座要求　走到座位前，背向椅子，右脚向后撤，使腿肚贴到椅子边，轻稳坐下。

2. 落座要求　腰背挺直、两肩齐平、双手心向下，分别自然搭放在双腿上，也可双手相互重叠，自然放在一侧大腿上，双膝并拢，大致弯曲成直角，双脚平放在地面上（图 2–1–4）。当女士坐在较低的座椅上或穿短裙时，可采取双脚斜放式坐姿（图 2–1–5），即将两脚并拢后同时向右侧或左侧斜放，并与地面成 45°左右的夹角。

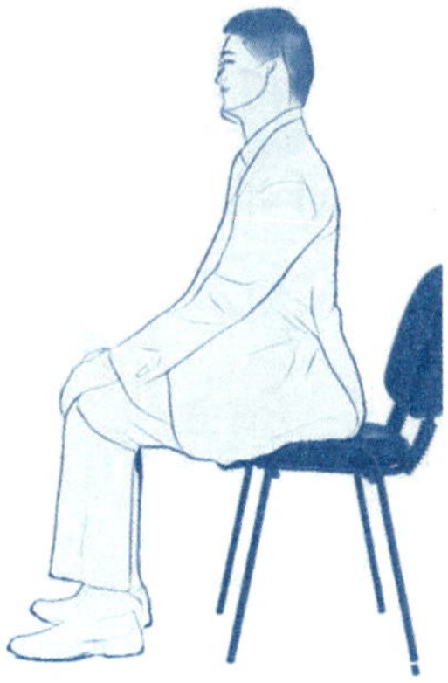

图 2-1-4 双脚平放式坐姿

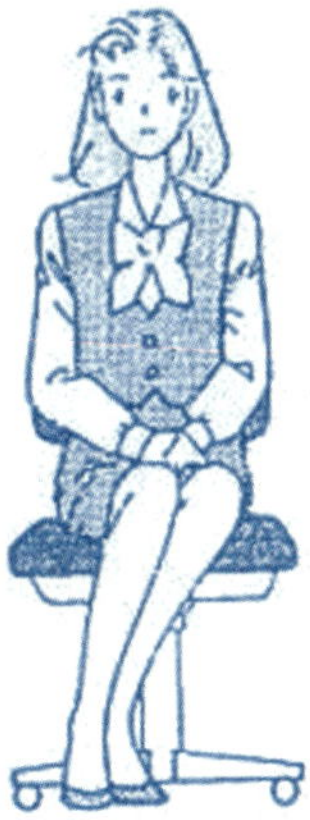

图 2-1-5 双脚斜放式坐姿

（三）走姿

站姿和坐姿是人体的静态姿势，走姿是人体的动态姿势。走姿也是站姿的延续动作。如何走得优雅，走出风度，应做到以下要求（图 2-1-6）：

1. 头部端正，目光平视前方。

2. 双肩齐平放松，双臂自然下垂于身体两侧，掌心向内。

3. 双臂自然前后摆动，手臂与身体之间的夹角，前臂摆幅约为 35°，后臂摆幅约为 15°。

4. 行步时挺胸、收腹、立腰，步伐稳健富有节奏感，精神饱满，面带微笑。

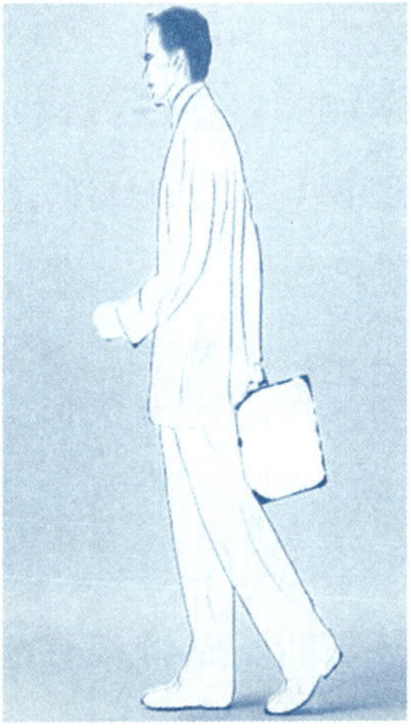

图 2-1-6 规范走姿

5. 脚尖向正前方伸出，双脚交替迈步，两脚之间约一只脚的距离，前脚着地和后脚离地时膝部伸直。

6. 步伐迈出时，身体稍稍向前倾斜，身体重心落于前脚掌。

（四）蹲姿

在工作、生活中有时会用到蹲姿，要做到姿态优美，举止从容。

1. 双腿高低式（图 2-1-7）

（1）下蹲时保持一条腿在前，另一条腿在后。

（2）前脚完全着地，后脚跟提起，后膝低于前膝，后腿内侧可靠于前腿内侧，形成前腿高后腿低的姿势。

（3）臀部向下，上身微微向前倾，基本靠前腿支撑身体，维持平衡。

（4）男士下蹲时，两腿之间可以有适当距离。

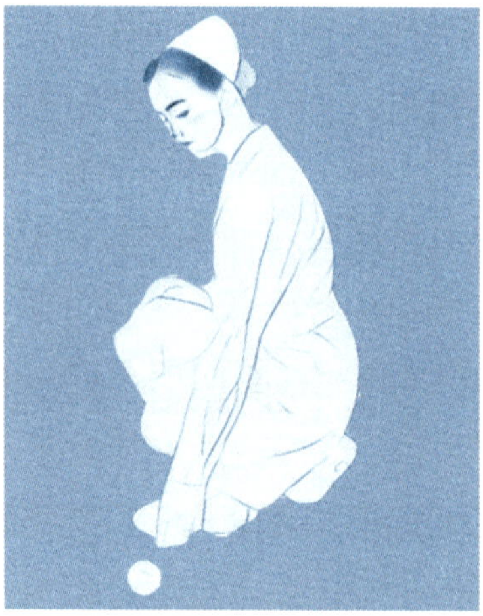

图 2-1-7　双腿高低式

2. 双膝半蹲式（图 2-1-8）

（1）多用于行进中突然发现物品需要捡拾。

（2）身体半立半蹲，下蹲时上身稍微下弯，不能与下肢构成直角或钝角。

（3）臀部向下，双膝微微弯曲，角度根据实际情况稍作调整。

（4）身体的重心应当放在两条腿上，两腿之间不宜过度分开。

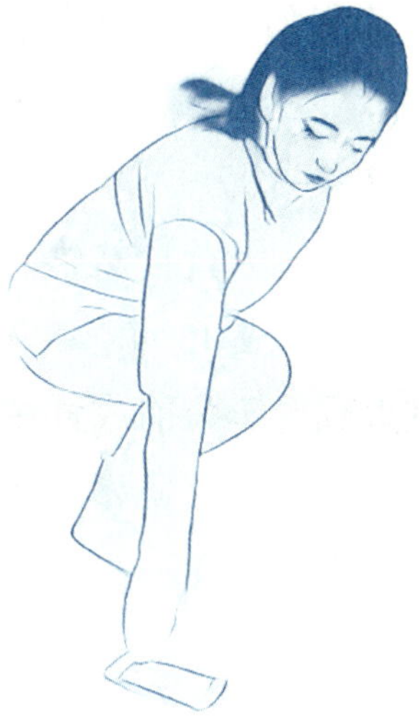

图 2-1-8　双膝半蹲式

（五）手势

手势的正确运用，既可以配合有声语言传情达意，也可以单独表达一些简单的含义。掌握常用的规范手势，有助于更好地与人沟通交流。常用手势如下：

1. 直臂式手势（图 2-1-9）

（1）常用来引领较远的方向。手臂伸出不高过腰间线，身体侧向对方。

（2）眼睛看着手指方向或对方脚前 10cm 左右位置。

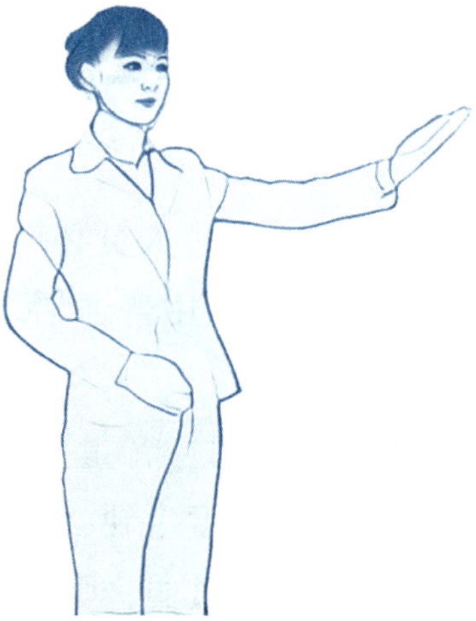

图 2-1-9　直臂式手势

（3）同时说出礼貌性话语，如："您好，请坐""里面请""请往这边走"等。

2. 单臂横摆式手势（图 2–1–10）

（1）多用来指引较近的方向。大臂自然放松，以肘关节为轴，前臂轻缓地向一边摆出并稍微弯曲，与腰间成 45°角。

（2）另一只手可自然下垂或置于腹前或背在身后。

（3）同时面带微笑，使用礼貌用语，如"请进""请坐"等。

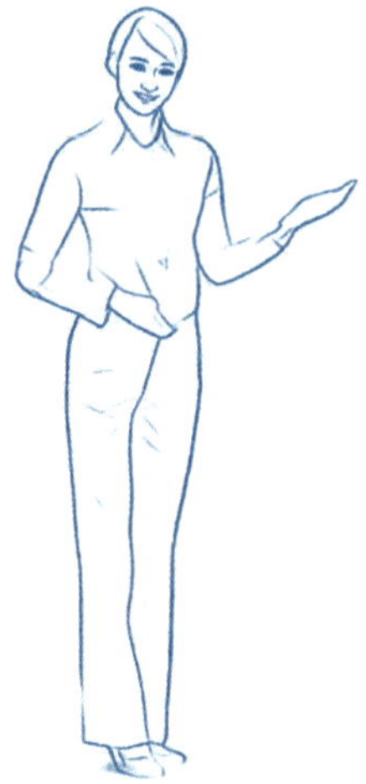

图 2–1–10　单臂横摆式手势

语言是养老护理服务人员的重要工具，也是一门艺术，是为老年人服务过程中体现出个人礼仪的重要组成部分。是每个人都应该了解和掌握的礼仪。

（一）语调平和

1. 语音要标准　说普通话是养老护理人员必须遵守的基本要求。一般情况下老年人如果没有特殊要求，都要使用普通话。要做到吐字清晰、发音准确。

2. 音量要适度　在与老年人交谈时，音量要控制在老年人能听清楚为宜。音量过高或过强不仅会让人感觉态度生硬、粗暴、不耐烦，而且还会让人有震耳欲聋的不舒适感。音量过低或过弱，则会使自己显得有气无力，甚至使老年人产生被怠慢的感觉。所以与老年人交谈时声音的大小、音调的高低、语气的轻重都要遵循一定的规律。

3. 语速要适中　语速适中，平静中带有活力，有节奏感，可以使老年人感到养老护理人员的自信从容。说话的速度不要过快或过慢，语速过快，一方面表示干脆、爽快，但另一方面也表示不耐烦、紧张激动、性情急躁；语速过慢，则给人傲慢、没有诚意或反应迟钝的感觉；一般情况下，语速以每分钟150~180个字为宜。

4. 语气要正确　语气就是日常说话时候的口气。养老护理服务人员在与老年人说话时表现出的语气必须要态度谦虚诚恳、热情、亲切、和蔼、耐心，绝对不能使用急躁、生硬、轻慢、不耐烦的口气。

（二）语言规范

1. 词语得体　与老年人交谈要以朴素自然为准则，最基本的是要能做到浅显易懂，词能达意，便于老年人理解和与老年人交流。对长辈要用“您”“您好”“谢谢”“对不起”“再见”等礼貌用语，切忌语出伤人。

2. 条理清晰　说话前要先思考，说话时力求语言完整、准确，表达出中心思想，不仅要让老年人容易接受，更要让老年人心情舒畅，这就要求我们说话时应根据实际情况言简意赅，该详则详，该简则简，避免过于简陋或过于啰嗦，注意说话的逻辑性和条理性。

第二节　职业安全和个人防护知识

养老护理服务工作是光荣而艰巨的，在服务好老年人的同时必须加强自我安全防护。只有这样，才能以轻松愉快的心情顺利完成各项工作。

一、职业安全的基本知识

（一）职业安全与职业安全卫生

1. 职业安全　指在以防止职工在职业活动过程中发生各种伤亡事故为目

的的工作领域及在法律、技术、设备与设施、组织制度管理机制和宣传教育等方面所采取的相应措施。养老护理服务人员所要求的职业安全行为，具有在工作中保护自己的能力，注重用相应的岗位安全要求规范自己的行为，懂得防火、防爆、防震、防受伤和安全用电知识，自觉维护老年人和本单位的安全。

2. 职业安全卫生　是安全生产、劳动保护和职业卫生的统称。职业安全卫生研究的是人类从事各种职业劳动过程中的卫生问题，它以职工的健康在职业活动过程中免受有害因素侵害为目的，其中包括劳动环境对劳动者健康的影响以及防止职业性危害的对策。

（二）职业安全卫生的常见危害

为顺利完成养老护理服务工作，要注意安全防护，需要防护的主要问题有跌跤、肌肉拉伤、腰部扭伤以及来自老年人或老年人家属的伤害等。

1. 预防跌跤　养老护理服务人员日常要注意膳食营养、充足睡眠和适当运动，保持健康的身体和良好的精神状态；工作中穿防滑软底鞋，鞋子大小要合脚，不能过大或过小；注意观察工作场所地面是否清洁和干燥，如果发现有油渍、水等应立即擦掉，发现障碍物应立即清除，及时排除各种安全隐患；要保证工作场所光线和照明亮度；遇到搬抬重物或照护体重过大的老年人时，要注意与同事共同协作，相互配合完成工作。

2. 预防肌肉拉伤　养老护理服务人员要注意加强身体锻炼，每周应至少安排三次，每次 30 分钟有规律的运动，以锻炼肌肉，预防骨钙丢失，保持机体的平衡性和反应的灵活性；日常应注意加强容易拉伤部位肌肉力量和柔韧性的锻炼，如肩部、腰部和腿部；搬运重物时，要请同事帮忙或利用推车等工具；遇到特殊情况时，不要急转头部或腰背部，要转动整个身体；一旦受伤后感觉疼痛和不适，应立即停止活动，注意休息可避免更严重的伤痛；受伤部位出现肿胀或疼痛，在 48–72 小时内要做冷敷，每间隔两小时冷敷一次，每次冷敷 10 分钟，但 1 次不得超过 30 分钟，这样可以减轻肌肉痉挛和缓解疼痛，还可以起到收缩血管、限制血流、减轻疼痛的作用；在受伤 48–72 小时后要做热敷（为老年人热敷水温不得超过 50 摄氏度），以舒缓紧张的肌肉，还可以加速受伤局部的血液供应，促进康复。

3. 预防腰部扭伤　避免久坐，久坐时人的腰背部挺直，使椎间盘和棘间韧带长时间处于一种紧张僵持状态，长此以往就会产生腰背疼痛僵硬，造成俯仰和转身困难，影响下肢血液循环，使两腿出现麻木，稍一活动就容易发生要扭伤或其他损伤；避免腰部受凉，腰部是最容易受凉的部位之一，如果受凉有时一个轻微的动作都会导致腰部扭伤或腰痛，对身体造成危害；避免劳累过度，日常工作中不要长时间维持在一个姿势不动，因为长时间不变动姿势很容易导致肌肉劳损，要注意劳逸结合，适当变换姿势活动身体，不要过度用力，以免造成腰部软组织损伤或扭伤；发生腰部扭伤后应立即停止工作，卧于硬板床上休息，以保证损伤的组织有充分修复的时间，避免留下慢性腰痛病，同时要及时就医，在医生指导下积极进行相应的治疗，特别要注意受伤早期不宜进行推拿、按摩热疗等处理。

4. 预防来自老年人的伤害　日常要加强防范意识，有些患有老年痴呆症或心理障碍的老年人，在烦躁时有可能会发生摔东西、打人等情况，有上述情况的老年人房间内不得存放热水瓶、玻璃制品、棍棒、金属制品等容易造成自伤或他伤的物品，所以做好评估非常重要，以避免在工作中受到伤害；日常要注意察言观色，每天观察老年人的情绪，如果发现有对抗等异常现象，要避免激惹对方，要和颜悦色，争取得到老年人的配合，如果老年人出现异常烦躁时，可以暂时停止服务，及时报告医生处理，待老年人情绪稳定后再继续完成相应工作；必要时对有打人习惯的老年人，适当进行手脚的安全制动，在制动前需要与家属沟通，征得同意后再进行。

5. 预防来自老年人家属的伤害　有时个别老年人家属对机构工作不满意时，会发生出口伤人或出手伤人的事件，一旦与老年人家属发生冲突，要保持冷静，不要与家属争吵，更不要与家属有肢体接触，应与家属保持一定的距离或暂时离开现场，防止事态扩大或被打伤事件发生；迅速招呼周围同事一起面对，同时尽快报告有关负责人，由领导出面帮助解决；如果家属不听劝阻，有损坏物品、打架斗殴等情况，要及时拨打“110”报警求助，打电话时要注意讲清事故地点和报警人姓名；同时要保护好现场，并维持好现场秩序，阻止其他人围观，等待公安人员的到来；警察到达后，当事人要配合警察的工作，实事求是地回答与案情有关的问题，如实向警察提供自己掌握的情况和线索，配合警方解决冲突。

二、职业个人卫生的防护知识

2020 年突如其来的冠状肺炎疫情在全世界蔓延，做到知礼守礼，掌握健康防护知识可以减少疾病的传播，既保护自己，也保护他人。在疫情期间应提倡拱手不握手，做到咳嗽或打喷嚏时使用纸巾或者肘部遮掩口鼻。不随地吐痰，吐痰时把痰吐在纸巾里包起来，扔入垃圾桶。在公共场所或人员密集的地方，应保持 1 米以上社交安全距离，必要场所需要佩戴口罩等。

（一）洗手

养老护理服务人员要养成饭前便后洗手的好习惯，使用科学方法洗手（图 2-2-1）。

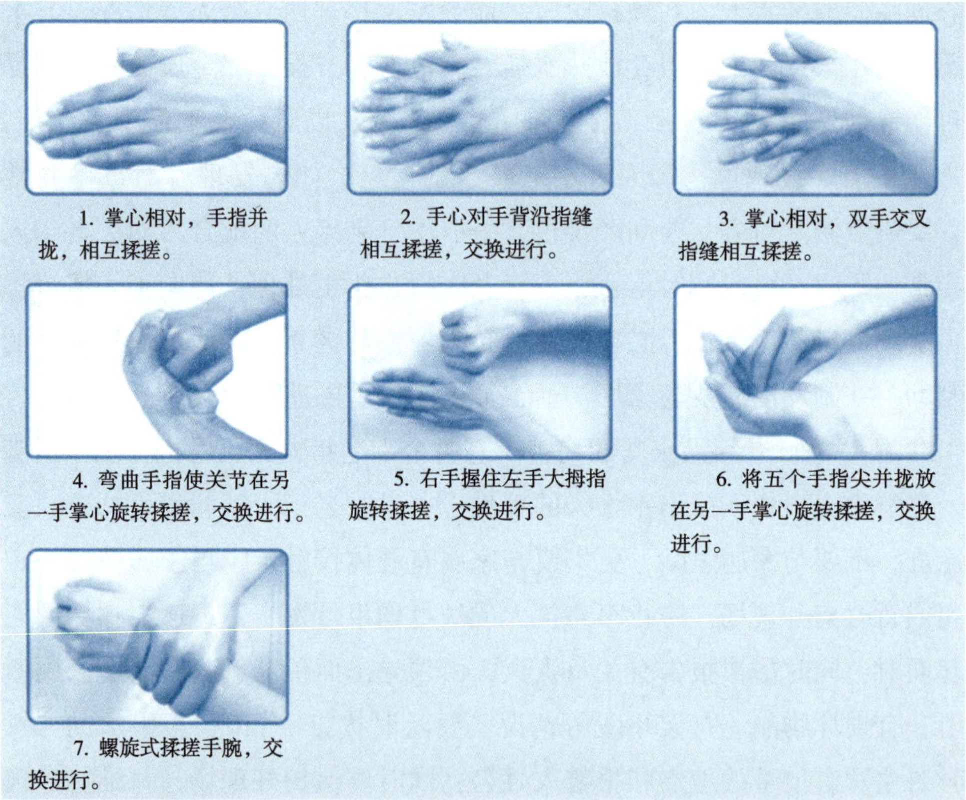

图 2-2-1　七步洗手法

1. “七步洗手法”步骤

（1）掌心相对，手指并拢，相互揉搓；

（2）手心对手背沿指缝相互揉搓，交换进行；

（3）掌心相对，双手交叉沿指缝相互揉搓；

（4）弯曲手指，使关节在另一手掌心旋转揉搓，交换进行；

（5）右手握住左手大拇指旋转揉搓，交换进行；

（6）将五个手指尖并拢在另一手掌心旋转揉搓，交换进行；

（7）螺旋式揉搓手腕，交换进行。

2. 洗手注意事项

（1）在流动水下，将双手充分淋湿；

（2）取适量皂液，均匀涂抹至整个手掌、手背、手指和指缝；

（3）揉搓每一步骤不少于 10 秒钟；

（4）在流动水下彻底冲净双手，擦干，取适量护手霜护肤。

3. 快速手消毒法

在照护患有传染病或有各种细菌感染的老年人后，要注意按要求进行七步洗手法洗手消毒。为避免过度洗手，在一般情况下，可以使用含酒精成分的免洗洗手液搓擦双手或使用消毒湿巾擦手，这种方法既简捷方便又比较安全卫生。

（二）口罩使用

1. 为做好个人防护，防止交叉感染，以下情况应戴口罩

（1）照护患有呼吸道传染病或免疫功能低下的老年人时；

（2）进行无菌操作时；

（3）养老护理服务人员自身患呼吸道传染病时。

2. 当发生突发公共卫生事件时，在疫情防控期间，进入养老机构时工作人员需要全程佩戴口罩

3. 口罩的选择

（1）在疫情中、低风险地区，养老机构工作人员应戴一次性医用口罩或医用外科口罩；

（2）在疫情高风险地区，养老机构工作人员应戴医用外科口罩或符合KN95/N95 及以上级别的防护口罩。

（三）手套的使用

1. 手套的选择

（1）接触老年人体液、分泌物、排泄物、呕吐物及污染物品时，应戴清洁手套；

（2）进行无菌操作，接触老年人破损皮肤、黏膜时，应戴无菌手套。

2. 戴手套的指征

（1）进行无菌操作前；

（2）接触血液或其他体液前；

（3）接触实施隔离措施的老年人和该老年人周围区域前。

（四）隔离衣的使用

照护患传染病或抵抗力极低的老年人时，使用隔离衣以保护老年人及自己，预防传染病的传播。下列情况应穿隔离衣：

（1）接触患有传染病的老年人。

（2）接触实行保护性隔离的老年人，如大面积烧伤、骨髓移植。

（3）可能受到老年人体液、分泌物、排泄物喷溅时。

（五）运用节力原则

照护工作需要耗费体力，利用节力原则，可以使养老护理服务人员维持良好的姿势，减轻疲劳，提高工作效率，还可增进老年人的舒适感和安全感。

1. 利用杠杆作用　操作时，应靠近操作物体；两臂持物时，两肘紧靠身体两侧，上臂下垂，两臂和所持物体靠近身体，使阻力臂缩短，从而省力；提取重物时，把重物分成相等的两部分，分别由两手提拿。若重物由一只手臂提拿，另一手臂应向外伸展，以保持平衡。

2. 扩大支撑面　操作时，根据需要将两脚前后或左右分开，扩大支撑面。例如，养老护理员协助老人移动体位时，两脚应前后分开，扩大支撑面；协助老人侧卧位时，应使老人两臂屈肘，一手放于枕旁，一手放于胸前，两腿前后分开，上腿屈膝屈髋在前，下腿稍伸直，以扩大支撑面，增加老人的稳定性。

3. 降低重心　提取位置较低的物体或进行低平面的操作时，双下肢应随身体动作的方向前后或左右分开，以增加支撑面；同时屈膝屈髋，使身体呈下蹲姿势，降低重心，重力线在支撑面内，保持身体的稳定性。

4. 减少身体重力线的偏移　提取物品时，应尽量将物品靠近身体；抱起或抬起老人移动时，应将老人靠近自己的身体，以使重力线落在支撑面内。

5. 尽量使用大肌肉或多肌群　操作时，能使用整只手时，避免只用手指进行操作；能使用躯干部和下肢肌肉的力量时，尽量避免使用上肢的力量。如端餐盘时，应五指分开，托住盘子并与手臂一起用力，使用多肌群用力，不易疲劳。

6. 使用最小肌力做功　移动重物时，应注意平衡、有节律，并计划好重物移动的位置和方向。应掌握以直线方向移动重物，尽可能遵循推或拉代替提取的原则。

第三节　养老护理服务的自我心理调适相关知识

为老年人提供最佳的养老护理服务，就必须加强自身修养，有一个良好的精神面貌和健康的心理素质。保持积极向上、乐观自信的生活态度，在困难和复杂的环境中能沉着应对，保持稳定的情绪，在工作中不断提高理论知识和操作技能，用爱心、耐心、细心和责任心为老年人提供亲人一样的照护服务。

一、心理健康知识

（一）心理健康概念

心理健康是人在成长和发展过程中，认知合理、情绪稳定、行为适当、人际和谐、适应变化的一种完好状态。心理健康事关个人的幸福，家庭的和睦，社会的和谐。

（二）心理健康的标准

1. 有积极进取的人生态度

热爱自己所从事的工作，献身于某种事业或使命，并能全力以赴。与常人相比工作更刻苦、更专注。认为工作并非真正的劳苦，而是快乐恰恰寓于工作之中。

2. 对自我有恰当认识

能够接受自然、自身及他人的不足与缺陷，而不会为这些缺陷而忧心忡忡。对于可以改造或可以调整的不足与缺陷，会以积极的态度来对待，而对那些不可改变的不足与缺陷，能顺其自然，不会自己跟自己、跟他人和自然过不去。

3. 享有良好的人际关系

善于观察人世间的荒诞和不协调现象，并能够以一种诙谐、风趣的方式将其恰当地表现出来。但绝不把这种本领用之于有缺陷的人。对不幸者总是寄予同情。谦虚待人，尊重别人的权利和个性，善于倾听不同的意见。无论社会阶层、受教育程序、宗教信仰、种族或肤色，都一视同仁，极少有偏见，愿意向一切值得学习的人学习。

4. 乐观的情绪状态

对周围现实保持奇特而经久不衰的欣赏力，充分地体验自然和人生中的一切美好东西。不会因事物的重复出现而习以为常，失去敏感，相反，对每一个新生儿、每一次日出或黄昏，都像第一次见到时那样新鲜，那么美妙。

5. 有健全的人格

行为的动力主要来自自身内部发展和自我实现的需要，而不是来自因缺少某种物质或精神上的东西需要外部的补充，因而更多依赖自己而不是外部环境，能够抵制外部环境和文化的压力，独立自主地发挥思考的能力，自我引导和自我管理。对随意应和他人的观点和行为十分反感，认为人必须具有自己的主见，认定的事情就应坚持去做，而不应顾及传统的力量或舆论的压力，反对盲目遵从的倾向，显然不是对文化传统或舆论的有意轻视，而是自立、自强的人格的反映。

6. 道德健康

以自己的价值和感情指导生活，不依靠别人来求得安全和满足。喜欢安静独处。这样做并不是因为害怕别人，也不是要有意逃避现实，而是为了在减少干扰的条件下，更好地深思，更全面地比较，以便去寻求更为合理的解决问题方案。平静安详，保持冷静，安然地度过或顶住各种灾难和不幸。注重与朋友间的友谊，交友的数目不一定多，同伴圈子不一定大，但友情深切和充实。认为给予爱和得到爱同等重要，能够像关心自己一样，关心所爱者的成长与发展。

7. 具有良好的社会适应能力

所关心的不仅局限于自己的朋友、亲属，而是扩及全人类。把帮助穷困受苦的人视为自己的天职，具有同所有的人同甘苦、共患难的强烈意识，千方百计为他人着想。谦虚待人，尊重别人的权利和个性，善于倾听不同的意见。

8. 智力活动正常

对世界的知觉是客观的、全面的和准确的，在感知世界时，不会掺杂自己的主观愿望和成见，或带有自我防御，而是按照客观世界的本来面貌去反映。与此相反，心理不健康者则是以自己的主观方式去知觉世界的，他们试图使世界与自己的主观愿望、焦虑和担心相吻合。

（三）心理健康与身体健康的关系

一个健康的人，不仅在身体方面是健康的，在心理方面也是健康的。心理健康与身体健康之间存在着密切的关联。一方面，心理健康会影响身体健康。例如，消极情绪会导致个体的免疫水平下降。癌症、冠心病、消化系统溃疡等是与消极情绪有关的身心疾病。另一方面，心理健康也受到身体健康的影响。例如，慢性疾病患者的抑郁焦虑等心理疾病发病率比普通人群更高。长期处在较大的压力下而无法得到有效疏解，对心理健康和身体健康都会带来不良影响。心理健康是健康的重要组成部分，身心健康密切关联、相互影响。

二、自我心理调适方法

我国有16%~17%的人饱受各类精神心理问题的困扰，精神心理问题所致疾病负担占非传染性疾病负担的13%，已然成为影响我国经济社会发展的公共卫生问题、社会问题和民生问题。《国务院关于实施健康中国行动的意见》中也将心理健康促进行动列为15个重大专项行动之一。2020年突如其来的新冠肺炎疫情的全球大流行，导致轻型精神障碍和心理亚健康群体的规模不断扩大，作为养老护理服务人员，做好自我心理调适尤为重要，应掌握以下方法：

（一）适量运动有益于情绪健康，可预防、缓解焦虑抑郁

运动是健康生活方式的核心内容之一，对于心理健康也有帮助和益处。当进行有氧运动时，大脑释放的化学物质内啡肽又称快乐激素，不仅具有止痛的效果，还是天然的抗抑郁药。太极拳、瑜伽等注重调整呼吸的运动有助于平静情绪、缓解焦虑。运动还可以提升自信、促进社会交往。坚持每周三到五天，每天30分钟以上的中等强度的运动，对于预防和缓解焦虑抑郁更为有效。当自我调适不能缓解时，要及时寻求医生和专业人员的帮助，根据自身情况制订运动方案。

（二）用科学的方法缓解压力，不逃避、不消极

面对生活工作中的各种压力，可以采取不同的方式进行缓解。通过学习科学有效的减压方式可以更好地应对压力，维护身心健康。

1. 调整自己的想法。找出导致不良情绪的消极想法；根据客观现实，减少偏激歪曲的认识。

2. 积极寻求人际支持。选择合适的倾诉对象，获得情感支持和实际支持。

（三）培养健康生活方式，自我调节情绪

1. 合理膳食，营养搭配。多种食物组成的平衡膳食是人体活动适宜能量

和充足营养素的基础，平均每天摄入 12 种以上食物，每周 25 种以上。日常饮食要注重巧妙搭配、合理烹调，注重主食粗细搭配，副食荤素搭配。培养清淡口味，减盐减油减糖，少吃高盐和油炸食品，少喝或不喝含糖饮料，多喝白开水和淡茶水。

2. 规律作息，睡眠充足。充足的睡眠能够提高注意力、记忆力和免疫力，睡眠不足会影响新陈代谢，加速人体的衰老。注意起居有常，保证每天时间在 7~8 小时。

3. 控烟限酒，减少危害。吸烟和二手烟会导致癌症、心血管疾病、呼吸系统疾病等多种疾病。遵守《北京市控制吸烟条例》，不在禁烟场所吸烟，远离二手烟，提倡戒烟。经常过量饮酒会伤害肝、胃等器官，导致肝硬化、肥胖等多种疾病，增加交通事故和暴力事件的发生。饮酒应适量，切勿过量。

4. 心理平衡，包容乐观。保持乐观、开朗、豁达的生活态度和积极的情绪，学会换位思考和理解包容，用科学的方法缓解压力。家庭成员之间应平等沟通交流，邻里间、同事间、朋友间应和睦相处。

5. 劳逸结合，休闲娱乐。合理安排工作、休息和娱乐的时间。身心健康是有效工作的保障，不要超负荷工作，工作之余多与家人、朋友交流，听音乐，欣赏歌曲、舞蹈、绘画，还可以领养宠物、种植花草等。

6. 注重预防，定期体检。疾病的预防远重于治疗，采取科学有效的预防措施可以使人不得病、少得病、晚得病。定期体检，及时掌握自己的身体状况；若体检发现问题或出现不适，应及时就医。就医时应选择正规医疗机构，小病去社区，大病去医院。

需要注意的是，有些所谓减压方式，例如：吸烟、饮酒、过度购物、沉迷游戏等方式，虽然可能带来一时的心情缓解，但也会带来更多的身心健康和生活适应的问题。

第四节　养老护理服务相关法律、法规知识

法律法规具有指引、评价、教育、预测和强制等方面的规范作用，法律

法规在社会经济、政治、思想文化生活等领域具有社会作用、政治职能和社会职能。作为一名合格的养老护理服务人员，要做到学法、知法、守法，学习和了解与养老护理服务相关的法律法规，包括《中华人民共和国老年人权益保障法》、《中华人民共和国劳动法》、《中华人民共和国劳动合同法》、《中华人民共和国消防法》、《中华人民共和国食品安全法》等相关知识，运用法律维护老年人和自身权利和利益。

一、《中华人民共和国老年人权益保障法》相关知识

（一）《中华人民共和国老年人权益保障法》概述

《中华人民共和国老年人权益保障法》是为保障老年人合法权益，发展老龄事业，弘扬中华民族敬老、养老、助老的美德而制定的法律。

《中华人民共和国老年人权益保障法》（以下简称《老年法》）是 1996 年 8 月 29 日第八届全国人民代表大会常务委员会第二十一次会议审议通过，2018 年 12 月 29 日第十三届全国人民代表大会常务委员会第七次会议修正。

《老年法》共八十五条，分为总则、家庭赡养与扶养、社会保障、社会服务、社会优待、宜居环境、参与社会发展、法律责任和附则九章。

（二）《老年法》内容解析

1. 国家保障老年人依法享有的权益　老年人有从国家和社会获得物质帮助的权利，有享受社会服务和社会优待的权利，有参与社会发展和共享发展成果的权利。禁止歧视、侮辱、虐待或者遗弃老年人。

2. 积极应对人口老龄化是国家的一项长期战略任务　国家和社会应当采取措施，健全保障老年人权益的各项制度，逐步改善保障老年人生活、健康、安全以及参与社会发展的条件，实现老有所养、老有所医、老有所为、老有所学、老有所乐。

3. 国家建立多层次的社会保障体系，逐步提高对老年人的保障水平　建立和完善以居家为基础、社区为依托、机构为支撑的社会养老服务体系。倡导全社会优待老年人。保障老年人合法权益是全社会的共同责任。开展老龄

化宣传教育，增强全社会积极应对人口老龄化意识，广泛开展敬老、养老、助老宣传教育活动，树立尊重、关心、帮助老年人的社会风尚。

4. 国家鼓励老年人自尊、自信、自立、自强　老年人应当遵纪守法，履行法律规定的义务。将每年农历九月初九定为“老年节”。

5. 老年人的赡养　老年人养老以居家为基础，家庭成员应当尊重、关心和照料老年人。

赡养人应当履行对老年人经济上供养、生活上照料和精神上慰藉的义务，照顾老年人的特殊需要。赡养人是指老年人的子女以及其他依法负有赡养义务的人。赡养人的配偶应当协助赡养人履行赡养义务。

赡养人应当使患病的老年人及时得到治疗和护理；对经济困难的老年人，应当提供医疗费用。对生活不能自理的老年人，赡养人应当承担照料责任；不能亲自照料的，可以按照老年人的意愿，委托他人或者养老机构照料。

赡养人应当妥善安排老年人的住房，不得强迫老年人居住或者迁居到条件低劣的房屋。老年人自有的或者承租的住房，子女或者其他亲属不得侵占，不得擅自改变产权关系或者租赁关系。老年人的自有住房，赡养人有维修的义务。

家庭成员应当关心老年人的精神需求，不得忽视、冷落老年人。与老年人分开居住的赡养人，应当经常看望或者问候老年人。

赡养人不得以放弃继承权或者其他理由，拒绝履行赡养义务。赡养人不履行赡养义务，老年人有要求赡养人付给赡养费等权利。赡养人不得要求老年人承担力所不能及的劳动。

6. 老年人的婚姻、财产　老年人的婚姻自由受法律保护。子女或者其他亲属不得干涉老年人离婚、再婚及婚后的生活。赡养人的赡养义务不因老年人的婚姻关系变化而消除。

老年人对个人的财产，依法享有占有、使用、收益和处分的权利，子女或者其他亲属不得干涉，不得以骗取、盗取、强行索取等方式侵犯老年人的财产权益。老年人有依法继承父母、配偶、子女或者其他亲属遗产的权利，有接受赠予的权利。子女或者其他亲属不得侵占、抢夺、转移、隐匿或者损毁应当由老年人继承或者接受赠予的财产。老年人以遗嘱形式处分财产，应当依法为老年配偶保留必要的份额。

老年人与配偶有相互扶养的义务。由兄、姐扶养的弟、妹成年后，有负担能力的，对年老无赡养人的兄、姐有扶养的义务。

7. 禁止对老年人实施家庭暴力　家庭暴力简称“家暴”，是指发生在家庭成员之间的，以殴打、捆绑、禁闭、残害或者其他手段对老年人从身体、精神、性等方面进行伤害和摧残的行为。对构成犯罪的依法追究其刑事责任。

8. 监护人及家庭养老政策　具备完全民事行为能力的老年人，可以在近亲属或者其他与自己关系密切、愿意承担监护责任的个人、组织中协商确定自己的监护人。监护人在老年人丧失或者部分丧失民事行为能力时，依法承担监护责任。

国家建立健全家庭养老支持政策，鼓励家庭成员与老年人共同生活或者就近居住，为老年人随配偶或者赡养人迁徙提供条件，为家庭成员照料老年人提供帮助。

9. 老年人的社会保障　国家建立多层次的社会保障体系，逐步提高老年人保障水平。

国家通过基本养老保险制度，保障老年人的基本生活。鼓励个人参加储蓄性养老保险。国家建立基本医疗保险制度，保障老年人的基本医疗需要。国家逐步开展长期护理保障工作，保障老年人的护理需求。对生活长期不能自理、经济困难的老年人，地方各级人民政府应当根据其失能程度等情况给予护理补贴。

国家对经济困难的老年人给予生活、医疗、居住或者其他救助。对无劳动能力、无生活来源、无赡养人和扶养人，或者其赡养人和扶养人确无赡养能力或者扶养能力的老年人，依照有关规定予以供养或者其他救助。对流浪乞讨、遭受遗弃等生活无着的老年人，由地方各级人民政府依照有关规定予以救助。

建立和完善老年人福利制度，根据经济社会发展水平和老年人的实际需要，增加老年人的社会福利。国家鼓励地方建立 80 周岁以上低收入老年人高龄津贴制度。

10. 社会养老服务　国家建立和完善以居家为基础、社区为依托、机构为支撑的社会养老服务体系。

为居住在家中的老年人提供生活照料、紧急救援、医疗护理、精神慰藉、心理咨询等多种形式的服务。发展社区服务，将养老服务设施纳入社区配套建设规划，逐步建立适应老年人需要的生活服务、文化体育活动、疾病护理与康复等服务设施和网点。

发扬邻里互助的传统，提倡邻里间关心、帮助有困难的老年人，倡导老年人互助服务。鼓励和支持志愿者为老年人服务。设立为老年人提供住宿照料服务的养老机构。养老机构及其工作人员不得以任何方式侵害老年人的权益。

11. 老年人的医疗保障　将老年人健康管理和常见病预防等纳入国家基本公共卫生服务项目，保障老年人依法享受基本公共卫生服务。

加强老年人的健康服务和疾病防治工作。国家采取措施，加强老年医学的研究和人才培养，提高老年病的预防、治疗、科研水平，促进老年病的早期发现、诊断和治疗。开展各种形式的健康教育，普及老年保健知识，增强老年人自我保健意识。

12. 老年人权益保障　老年人合法权益受到侵害的，被侵害人或者其代理人有权要求有关部门处理，或者依法向人民法院提起诉讼。

老年人与家庭成员因赡养、扶养或者住房、财产等发生纠纷，可以要求人民调解委员会或者其他有关组织进行调解，也可以直接向人民法院提起诉讼。

干涉老年人婚姻自由或者对老年人负有赡养义务、扶养义务而拒绝赡养、扶养的，由有关组织给予批评教育；构成违反治安管理行为的，依法给予行政处罚；构成犯罪的，依法追究刑事责任。

【案例分析】

案例：因财产继承引发的侵害老年人权益

86 岁的李爷爷有 2 个儿子、一个女儿。5 年前老伴过世后，李爷爷因年老体衰就轮流在几个子女家生活，将名下的一套房子出租用作生活费。随着年龄不断的增高，李爷爷不想居无定所，再“轮转”下去了，经过商议决定，与小儿子一家安度晚年，把房子留给小儿子。但没想到的是，房子过户给小儿子后，小儿子以种种理由阻止李爷爷继续住在家中，而是要将老父亲送进养老院。

《中华人民共和国老年人权益保障法》中明确指出：“老年人有权依法处分个人的财产，子女或者其他亲属不得干涉，不得强行索取老年人的财务。”现实中有很多老年人为了让子女更好地照顾自己，就把房产馈赠给子女，作为赡养的交换条件。但是有些不孝子女非但不赡养老年人，反而把房产占为己有，让老年人无家可归。本案例中，李爷爷本想在小儿子家安度晚年，因此决定把房子留给小儿子，这是老年人的自由和正当权益，应该得到保护。通常情况下，老年人含辛茹苦奋斗一辈子获得的房产、储蓄等财产，是老年人养老保障的基础。老年人一旦馈赠给子女，老年人将无法掌握自己生活的主动权，而且会将原来平衡、和谐的亲戚关系打破。所以，为了避免因发生家庭矛盾而影响到老年人安享晚年，建议老年人最好不要过早把财产作为遗产进行处理。

二、《中华人民共和国劳动法》相关知识

保护劳动者的合法权益，调整劳动关系，建立和维护适应社会主义市场经济的劳动制度，促进经济发展和社会进步是《中华人民共和国劳动法》的立法宗旨。养老护理服务人员作为社会劳动者一分子，应当学习和了解本法中关于工作、休息、工资以及劳动安全卫生等的要求，以维护自身的合法权益。

（一）《中华人民共和国劳动法》概述

1994 年 7 月 5 日，第八届全国人大常委会第八次会议审议通过《中华人民共和国劳动法》（以下简称《劳动法》）。该法作为我国第一部全面调整劳动关系的基本法和劳动法律体系的母法，自 1995 年 1 月 1 日起实施，《劳动法》是调整劳动关系的法律法规，以及调整与劳动关系密切相关的其他社会关系的法律规范的总称。

（二）《劳动法》内容解析

1. 用人单位必须建立、健全劳动安全卫生制度，严格执行国家劳动安全卫生规程和标准，对劳动者进行劳动安全卫生教育，防止劳动过程中的事故，减少职业危害。

2. 劳动安全卫生设施必须符合国家规定的标准。新建、改建、扩建工程的劳动安全卫生设施必须与主体工程同时设计、同时施工、同时投入生产和使用。

3. 用人单位必须为劳动者提供符合国家规定的劳动安全卫生条件和必要的劳动防护用品，对从事有职业危害作业的劳动者应当定期进行健康检查。

4. 用人单位应当依法对劳动者在劳动过程中发生的伤亡事故和职业病状况进行统计、报告和处理。

5. 国家对女职工和未成年工实行特殊劳动保护。由于女性的身体结构和生理机能与男性不同，有些工作会给女性的身体健康带来危害，从保护女职工生命安全、身体健康的角度出发，法律规定了女职工禁止从事的劳动范围，这并不是对女职工的性别歧视，而是对女职工的保护。同时，对于女职工在特殊生理期间要进行保护，包括经期、孕期、产期和哺乳期的保护。

未成年工特殊保护。未成年工是指年满十六周岁未满十八周岁的劳动者。未成年工劳动过程中的保护包括：用人单位不得安排未成年工从事的劳动范围，如：不得安排未成年工从事矿山井下、有毒有害、国家规定的第四级体力劳动强度的劳动和其他禁忌从事的劳动；用人单位应对未成年工定期进行健康体检；对未成年工进行上岗前的安全卫生教育。

6. 工作时间和休息休假。工作时间是指劳动者根据国家的法律规定，在一个昼夜或在一周之内从事本职工作的时间。《劳动法》规定的每日工作时间不超过 8 小时，平均每周工作时间不超过 44 个小时。

休息时间是指劳动者工作日内的休息时间、工作日间的休息时间和工作周之间的休息时间；法定节假日休息时间、探亲假休息时间和年休假休息时间称为休假。用人单位应在元旦、春节、五一劳动节、国庆节以及法律法规规定的其他休假节日中安排劳动者进行休假。用人单位应当保证劳动者每周至少休息一天。

延长工作时间是指根据法律，在标准工作时间之外延长劳动者的工作时间，一般分为加班和加点。对于延长工作时间的劳动者范围、延长工作时间的长度、延长工作时间的条件都要有具体的限制。延长工作时间的劳动者有权获得相应的报酬。

7. 劳动者的工资。工资分配的原则必须遵循：按劳分配、同工同酬的原则；工资水平在社会经济发展的基础上逐步提高的原则；工资总量宏观调控的原则；用人单位自主决定工资分配方式和工资水平的原则。

最低工资是指劳动者在法定工作时间内或依法签订的劳动合同约定的工作时间内提供了正常工作的前提下，用人单位依法应支付的最低劳动报酬。在劳动合同中，双方约定的劳动者在未完成劳动定额或承包任务的情况下，用人单位可低于最低工资标准支付劳动者工资的条款不具有法律效力。

8. 劳动合同。劳动合同是劳动关系建立、变更、解除和终止的一种法律形式，劳动合同法律制度是《劳动法》的重要组成部分。劳动合同的订立必须遵循平等自愿原则、协商一致原则、合法原则。劳动合同条款涉及劳动合同期限、工作内容、劳动保护和劳动条件、劳动报酬、劳动纪律、劳动合同终止的条件、违反劳动合同的责任共 7 项。

劳动合同的变更是指劳动合同依法订立后，在合同尚未履行或者尚未履行完毕以前，双方当事人依法对劳动合同约定的内容进行修改或者补充的法律行为。只要用人单位和劳动者协商一致，即可变更劳动合同的内容；但一方当事人未经对方当事人同意擅自更改合同内容的，变更后的内容对另一方没有约束力；劳动者患病或者非因公负伤，在规定的医疗期满后不能从事原来工作，用人单位可以与劳动者协商变更劳动合同，调整劳动者的工作岗位；劳动者不能胜任工作，用人单位可与劳动者协商变更劳动合同，调整劳动者的工作岗位；劳动合同订立时所依据的客观情况发生重大变化，致使劳动合同无法履行，用人单位可以与劳动者协商变更劳动合同。以下四种情形下，用人单位不得依据劳动法解除劳动合同：劳动者患职业病或者因工负伤并被确认丧失劳动能力的；劳动者患病或者负伤，在规定的医疗期内的；女职工在孕期、产假、哺乳期内的；法律、行政法规规定的其他情形。

【案例分析】

案例：在没解除合同情况下突然离职是否合法?

赵某与某养老院签订了3年的劳动合同。合同执行到第2年时，赵某提出涨薪要求，养老院以“乙方涨薪的要求超出合同约定和公司支付能力”为由而拒绝。赵某在要求未被满足情况下，于一周后跳槽到另一家养老集团公司。赵某在跳槽前未向养老院提出解除劳动合同申请。请问：赵某这么做是否合法?

赵某与养老院签订的劳动合同为有效合同。养老院没有出现违反《劳动法》的行为。《劳动法》中规定用人单位与劳动者协商一致，可以解除劳动合同；劳动者需提前30日以书面形式通知用人单位，可以解除劳动合同。

赵某在未与签订合同的甲方协商一致、未提前30日以书面形式通知甲方的情况下，单方终止劳动合同，属违法行为。赵某应按照合同约定向甲方赔偿相应的损失。本案也提示劳动者，当用人单位与员工解除劳动合同时，员工一定要知道解除是否合法，不要让自己合法的权益受到侵害。

三、《中华人民共和国劳动合同法》相关知识

（一）《中华人民共和国劳动合同法》概述

自1998年劳动和社会保障部成立后，将《中华人民共和国劳动合同法》（以下简称《劳动合同法》）列入21世纪前十年中期的劳动保障立法规划。在2005年10月28日，国务院原则通过了《劳动合同法（草案）》，并于2005年11月26日正式提请全国人大常委会审议。经过为期两年的讨论修改，《劳动合同法》于2007年6月29日，第十届全国人民代表大会常务委员会第二十八次会议四审通过，自2008年1月1日起施行。

《劳动合同法》的制定充分考虑了我国劳动关系双方当事人的情况，针对“强资本、弱劳工”的现实，内容侧重于对劳动者权益的维护，使劳动者能够与用人单位的地位达到一个相对平衡的水平。同时，《劳动合同法》也

并没有忽视用人单位的权益维护，它既规定了劳动者的权利义务，也规定了用人单位的权利义务；既规定了用人单位的违法责任，也规定了劳动者违法应承担的法律责任。通过这种权利义务的对应性，构建和发展和谐稳定的劳动关系。

《劳动合同法》共包括八章，九十八项条款，涉及劳动合同的订立、劳动合同的履行和变更、劳动合同的解除和终止等内容。

（二）《劳动合同法》内容解析

1. 要以书面形式签订劳动合同。劳动合同不仅是明确双方权利和义务的法律文书，也是今后双方产生劳动争议时主张权利的重要依据，员工应聘进入单位工作，首先应该记得与单位签订书面劳动合同。

《劳动合同法》中将劳动合同分为固定期限、无固定期限和以完成一定工作任务为期限的劳动合同，以及劳务派遣和非全日制用工两种用工形式。其中，除了非全日制用工外，其他用工形式均需订立书面合同。

用人单位自用工之日起超过一个月不满一年未与劳动者签订劳动合同的，应当向劳动者每月支付两倍工资作为赔偿；应当签订而未签订劳动合同的情况满一年后，将视为“用人单位与该劳动者间已订立无固定期限劳动合同”。

2. 用人单位不得向员工收取押金。有些用工单位要求员工统一着装上岗，应当视为企业给员工提供的工作服，不得以此为由向员工收取服装押金。用人单位违反规定，以担保或其他名义向劳动者收取财物的，由劳动行政部门责令限期退还劳动者本人，并以每人500元以上2000元以下的标准处以罚款；给劳动者造成损害的，应当承担赔偿责任。

3. 试用期的相关条款。同一用人单位与同一劳动者只能约定一次试用期，试用期包含在劳动合同期限内。其中劳动合同期限在三个月以上不满一年的，试用期不得超过一个月；劳动合同期限在一年以上不满三年的，试用期不得超过两个月；三年以上固定期限和无固定期限的劳动合同，试用期不得超过六个月。违法约定的试用期已经履行的，由用人单位以劳动者试用期满月工资为标准，按已经履行的超过法定试用期的期间向劳动者支付赔偿金。

试用期工作的标准，不得低于本单位相同岗位最低档工资或者劳动合同约定工资的百分之八十，并不得低于用人单位所在地的最低工资标准。

4. 违约金的相关条款。除以下两种特殊情况外，用人单位不得与劳动者约定由劳动者承担违约金。第一，用人单位为劳动者提供专项培训费用，对其进行专业技术培训并约定了服务期后，员工违反服务期约定的，应对按照约定向用人单位支付违约金；第二，负有保密义务的劳动者违反竞业限制责任或保密协议时，员工也应承担违约金责任。

【案例分析】

案例：试用期内患病可以解除劳动合同吗?

2018 年 3 月，张某到某养老院应聘，经过体检、考核合格后，与该养老院签订了两年的劳动合同。合同规定试用期为 6 个月。2019 年 4 月，张某因患急性阑尾炎住院手术治疗两周，出院后在家休息一个月后痊愈。回到单位上班时，单位以张某在试用期内患病，不符合录用条件为由，作出了解除与张某劳动合同的决定。张某遂向当地的劳动争议仲裁委员会提出申诉。

这是一起违反劳动合同法规的案件，养老院的违反行为具有一定的隐蔽性。从表面上看养老院是对的，但实际上是不正确的。首先，养老院约定的试用期违反了规定；其次，张某入职前是经过体检合格后签订的劳动合同，其所患疾病不是原来就有的，而是由于阑尾管腔阻塞和细菌入侵等原因导致的急性阑尾炎；第三，急性阑尾炎是可以治愈的，而且张某已痊愈，对其从事的工作没有影响。因此，养老院不应该以试用期内患病为由，而解除张某的劳动合同。

四、《中华人民共和国消防法》相关知识

（一）《中华人民共和国消防法》概述

《中华人民共和国消防法》（以下简称《消防法》）由第十一届全国人民

代表大会常务委员会第五次会议于2008年10月28日修订通过，自2009年5月1日起实施。

《消防法》是以我国的根本大法《宪法》为依据的，是我国第一部消防安全方面的专门法律。《消防法》是预防火灾和减少火灾危害，加强应急救援工作，维护公共安全的重要法律。《消防法》的修订和颁布实施，对加强我国消防法治建设，推进消防事业科学发展，维护公共安全，促进社会和谐，具有十分重要的意义。

《消防法》分为总则、分则、附则三部分。总则部分对法律的地位、监督管理、消防宣传教育、消防义务等方面做了明确规定。分则部分对火灾预防、消防组织、灭火救援、监督检查、法律责任都提出了具体要求。

（二）《消防法》内容解析

1. 消防工作贯彻“预防为主、防消结合”的方针，按照政府统一领导，部门依法监管、单位全面负责、公民积极参与的原则，实行消防安全责任制，建立健全社会化的消防工作网络，确立了消防工作的方针、原则和责任制。

2. 消防宣传教育。提高公民的消防安全意识，机关、团体、企业、事业等单位，应当加强对本单位人员的消防宣传教育。

3. 单位消防安全职责。落实消防安全责任制，制定本单位的消防安全制度、消防安全操作规程，制订灭火和应急疏散预案；按照国家标准、行业标准配置消防设施、器材，设置消防安全标志，并定期组织检验、维修，确保完好有效；对建筑消防设施每年至少进行一次全面检测，确保完好有效，检测记录应当完整准确，存档备查；保障疏散通道、安全出口、消防车通道畅通，保证防火防烟分区、防火间距符合消防技术标准；组织防火检查，及时消除火灾隐患；组织进行有针对性的消防演练；单位的主要负责人是本单位的消防安全责任人。

4. 灭火救援。任何人发现火灾都应当立即报警，任何单位、个人都应当无偿为报警提供便利，不得阻拦报警。严禁谎报火警。人员密集场所发生火灾，该场所的现场工作人员应立即组织、引导在场人员疏散；任何单位发生火灾，必须立即组织力量扑救。邻近单位应当给予支援。消防队接到火警，必须立即赶赴火灾现场，救助遇险人员，排除险情，扑灭火灾；公安机关消防机构统一组织和指挥火灾现场扑救，应当优先保障遇险人员的生命安全。

5. 公民的消防权利和义务。任何人都有维护消防安全、保护消防设施、预防火灾、报告火警的义务。任何人发现火警都有义务迅速向消防队报警，拨打报警电话119，要讲清起火地点、单位。任何单位或者个人必须给报警人员提供方便，不允许收取费用；任何成年人都有参加有组织的灭火工作的义务；任何人不得损坏、挪用或者擅自拆除、停用消防设施、器材，不得埋压、圈占、遮挡消火栓或者占用防火间距，不得占用、堵塞、封闭疏散通道、安全出口、消防车通道。

【案例分析】

案例：不该发生的养老院火灾

2010年5月2日，某养老院发生火灾，造成5人死亡。火灾过火面积达340平方米，直接财产损失19.4万元。火灾原因是入住养老院的一名住户，因卧床吸烟过程中睡着，燃烧着的烟头将床上被褥引燃导致火灾的发生。

老年人入住养老院，本应该幸福地安度晚年，却不料葬身于火海之中。养老院消防安全管理失责，致使住户卧床吸烟导致火灾，惨烈的代价令人痛惜。为了给老年人营造一个温馨、舒适、安全的生活环境，养老院应加强消防宣传教育，养老院工作人员应督促老年人不要卧床吸烟，加强组织安全巡查，发现火灾隐患及时采取措施。

五、《中华人民共和国食品安全法》相关知识

（一）《中华人民共和国食品安全法》概述

《中华人民共和国食品卫生法》是为保证食品卫生，防止食品污染和有害因素对人体的危害，保障人民身体健康，增强人民体质而制定的法律。由

第八届全国人民代表大会常务委员会第十六次会议修订通过，自 1995 年 10 月 30 日起施行。根据《中华人民共和国食品安全法》第 104 条，《中华人民共和国食品卫生法》自 2009 年 6 月 1 日起废止。取而代之的是《中华人民共和国食品安全法》，是为保证食品安全，保障公众身体健康和生命安全制定本法，2009 年 2 月 28 日第十一届全国人民代表大会常务委员会第七次会议通过了《中华人民共和国食品安全法》；第十二届全国人民代表大会常务委员会第十四次会议于 2015 年 4 月 24 日对《中华人民共和国食品安全法》通过修订，修订后的《中华人民共和国食品安全法》（以下简称《食品安全法》）自 2015 年 10 月 1 日起施行。

（二）《食品安全法》内容解析

1. 食品生产经营者　食品生产经营者应当依照法律法规和食品安全标准从事生产经营活动，建立健全食品安全管理制度，采取有效措施预防和控制食品安全风险，保证食品安全。对其生产经营的食品安全负责，对社会和公众负责，并承担社会责任。

2. 有关疾病信息报告　医疗机构发现其接收的患者属于食源性疾病、食物中毒，或者疑似食源性疾病的病人、疑似食物中毒的病人时，应当及时向当地卫生行政部门报告有关疾病信息。

3. 食品安全风险监测　工作人员采集样品、收集相关数据时，可以进入相关食用农产品种植养殖、食品生产、食品流通或者餐饮服务场所，监测数据和分析结果向相关部门通报。

4. 餐饮服务提供者　应当制定并实施原料采购控制要求，确保所购原料符合食品安全标准；在制作加工过程中应当检查待加工的食品及原料，发现有腐败变质或者其他感官性状异常的，不得加工或者使用；应当定期维护食品加工、贮存、陈列等设施、设备，定期清洗、校验保温设施及冷藏、冷冻设施；应当按照要求对餐具、饮具进行清洗、消毒，不得使用未经清洗和消毒的餐具、饮具。

5. 食品安全事故处置　发生食品安全事故的单位对导致或者可能导致食品安全事故的食品及原料、工具、设备等，应当立即采取封存等控制措施，并自事故发生时起2小时内向当地人民政府卫生行政部门报告。

调查食品安全事故，应当坚持实事求是、尊重科学的原则，及时、准确查清事故性质和原因，认定事故责任，提出整改措施；有关单位和个人应当配合食品安全事故调查处理工作，按照要求提供相关资料和样品，不得拒绝；任何单位和个人不得阻挠、干涉食品安全事故的调查处理。

6. 相关名词含义　食品，指各种供人食用或者饮用的成品和原料以及按照传统既是食品又是中药材的物品，但是不包括以治疗为目的的物品。食品安全，指食品无毒、无害，符合应当有的营养要求，对人体健康不造成任何急性、亚急性或者慢性危害。预包装食品，指预先定量包装或者制作在包装材料、容器中的食品。食品添加剂，是指为改善食品的色、香、味，以及为防腐、保鲜和加工工艺的需要而加入食品中的人工合成或者天然物质，包括营养强化剂。食品的包装材料和容器，指包装、盛放食品或者食品添加剂用的纸、竹、木、金属、搪瓷、陶瓷、塑料、橡胶、天然纤维、化学纤维、玻璃等制品和直接接触食品或者食品添加剂的涂料。食品保质期，指食品在标明的贮存条件下保持品质的期限。食源性疾病，指食品中的致病源进入人体引起的感染性、中毒性等疾病，包括食物中毒。食品安全事故，指食源性疾病、食品污染等源于食品，对人体健康有危害或者可能有危害的事故。

【案例分析】

案例：养老院中疑似发生食物中毒怎么办?

在某养老院中居住的2名老年人，在午餐后1小时同时出现腹痛、腹泻、恶心、呕吐等症状，经检查发现，出现症状的2名老年人午餐均食用了肉片炒扁豆，而未食用此菜品的老年人均无上述症状，所以，高度怀疑胃肠型食物中毒。

养老院是老年人生活居住、安度晚年的场所，食品安全具有重要的意义。养老院要严把采购关、贮存关、加工关和卫生消毒关。食物中毒事件发生后，要沉着冷静，有序处置。首先应停止食用高度怀疑食物，并将患病老年人就近送往医疗机构就治，同时上报相关部门，保存现场，食品留样不少于 100 克，等待卫生监督检查工作人员到场后配合调查。烹饪扁豆等食品时，必须煮熟煮透；做到生、熟食品分开，不食用过期、变质食品，当发现或被告知所提供食品有可疑变质时，应立即撤换；该养老院必须进行整改防范，认真学习并落实《食品安全法》，落实岗位责任制，建立食品安全管理自查制度，定期做好自查工作，食堂工作人员需持证上岗并定期进行体检。

第三章

养老护理服务人际关系与沟通

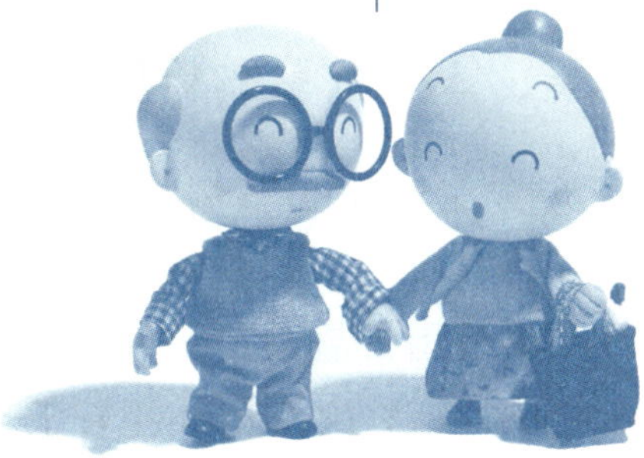

沟通存在于养老护理服务工作的方方面面，贯穿于工作的始终。在养老服务的实践中，良好的沟通技能是养老护理服务人员与老年人双方获取信息、实现良好交流的工具，熟练掌握这一技能能够更好地满足老年人的身体、心理和社会需求，并且使养老护理服务人员与老年人及家属之间建立起一种平等合作、共同参与的模式，使老年人获得满意的服务体验。

第一节　人际关系的处理原则

一、人际关系的价值观念

（一）人际关系的概念

关系是指人与人之间，人与事物之间，事物与事物之间的相互联系。人与人之间、事物之间都存在着千丝万缕的联系。

那么，什么是人际关系呢？人际关系是指在社会人群中，因交往而构成的相互依存和相互联系的社会关系，属于社会学的范畴，常指除亲属关系以外的人与人交往关系的总称。

人际关系反映了个人或群体不断探索和寻求，努力使自己达到人们的认可，以融入社会群体之中的心理状态，其变化与发展取决于双方社会需要满足的程度。

（二）人际关系的分类

1. 按人际关系范围分为：

（1）人与人之间的关系：如朋友关系、同事关系、养老护理服务人员与老年人、护理员与老年人之间的关系等。

（2）人与团体之间的关系：如学生与学校、职员与公司、老年人与养老机构之间的关系。

（3）团体与团体之间的关系：如两个单位、两个机构、两个班组之间的关系。

（4）代际关系：即两代人之间的关系，如父母与子女之间的关系、年轻职员与中老年职员之间的关系等。

2. 按照人际关系的连带正式属性分为

（1）正式关系：经法律或合同等正式确认的关系是正式关系，如领导与下属关系、夫妻关系、师生关系。

（2）非正式关系：社会中存在的比较松散的关系，如售货员与顾客的关系、司机与乘客之间的关系、邻里之间关系等。

非正式关系较正式关系更为古老和普遍，两种关系的模式常常相互转化。

3. 按照好坏性质分为

（1）好的人际关系：和谐、友好、亲密的人际关系。

（2）坏的人际关系：不和谐、紧张、对立的人际关系。

（三）人际关系的要素

人际关系具备以下几方面要素：

1. 人际关系的主动性：在人际交往过程中，每一方都是积极活动着的主体，所不同的是所处地位有主次之分而已。即使是处于次要地位的一方，也不是被动地接受信息和机械地做出反应，而是根据自己的兴趣去理解对方的信息并做出反应，进而调整自己的言行，达到信息与情感交流的目的。也就是说，人们在交流沟通的过程中，不是一方附属在另一方，而是双方都是活动的参与者。

2. 人际关系的互益性：人际交往必须是在两个以上的个体之间进行的相互作用的活动。一方发出信息会引起另一方在心理和行为上的反应，这种反应反过来成为新的信息作用于前者。我们通常看到的每个个体的各种活动，虽然与外界也有着密切的关系，但不能称为人际关系。

3. 人际关系的条件性：在人际交往中，首要的条件是双方所使用的符号必须相同或相通，这是交往发生的必备条件。符号可以是语言、表情、眼神、手势，即“符号”有语言符号和非语言符号之分。如符号不同可能闹出许多笑话。例：外国人与中国人交往时，必须使用同一种或彼此都能理解的语言才能达到沟通，如用手比画，则易产生歪曲、误解，甚至使人感到不愉快。

（四）人际关系的重要性

人在社会中不是孤立的，人的存在是各种关系发生作用的结果，人正是通过和别人发生作用而发展自己，实现自己的价值。失去了人际关系，也就没有了人生的价值和意义，犹如一个人被抛弃到一个荒岛，无法交流，无法沟通，这是不可想象的。

养老护理服务人员的特殊性决定了他（她）要和方方面面的人打交道，所以，养老护理服务人员要充分认识到人际沟通的重要性，为构建良好的工作氛围提供基础。

1. 良好的人际关系是人们身心健康的需要

（1）良好的人际关系有利于心理健康

心理疾病往往由情绪过度紧张所引起，而良好的人际关系可以消除负面情绪。

研究表明，良好的社会支持可减少心理紧张所造成的心理伤害。良好的人际关系对心理健康起到了积极的推进作用。在绝大多数场合下，社会支持和高度的自我尊重可以促使人们有一个健康的心理境界，人的许多需要都是在人际交往中得到满足的。如果人际关系不顺利，就意味着心理需要被剥夺，或满足需要的愿望受挫折，因而会产生孤立无援或被社会抛弃的感觉。

也就是说，良好的人际关系能使人保持心境轻松平稳，态度乐观。不良的人际关系，可干扰人的情绪，使人产生焦虑、不安和抑郁。个人如果身处在相互关心爱护、关系密切融洽的人际关系中，会感到心情舒畅，促进身心健康。

（2）良好的人际关系有利于身体健康

良好的人际关系有利于身体健康，尤其是在人的老化出现之后，更需要周围人们的关心。人在患病的时候，亲人的陪伴可以促进疾病的好转，加快康复的进程。

2. 良好的人际关系满足自我实现的需要

根据马斯洛的需要层次理论，人际关系对人的事业影响很大，是人们取得成功的重要条件之一。如果一个人有良好的人际关系基础和正确的处世技巧，将有助于他个人在事业上的成功。良好的人际关系能为个人事业的成功创造优良的环境。

3. 良好的人际关系是人生幸福的体验

人生的幸福是构建在物质生活和精神生活的基础上的。首先，人生幸福必然包含有物质生活的内容，良好的人际关系可使人们在物质生产过程中充分发挥创造力，人的积极性、创造性的发挥，能增加物质财富的生产，促进财富的积累，丰富人们的物质生活。同时，良好的人际关系也使得人与人之间的物质交往渠道畅通，人与人之间互通有无，互利互惠，得到更多的幸福体验。

人生幸福还必然要求精神生活的满足。精神生活的状况与人际关系密切联系，人需要有思想感情上的交流。一个志同道合又积极向上的人际关系群体中，和谐健康的人际关系形成的是和谐、信任、友爱、团结、理解、互相关心的氛围。在这种环境中，人与人之间思想感情上的交流，能使人们从中汲取力量和勇气，使人在碰到挫折时得到别人及时的帮助，通过交流达到互相理解，容易形成乐观、自信、积极的人生态度，人们的道德情操、心理环境得到净化，思想境界得到升华，得到幸福感的体验。

（五）人际关系的价值观念

1. 人际关系的价值观体现在交往过程中要把握自己正确行为

人际关系的价值观表现在个体对人与人之间关系的价值判断，也就是一个人在错综复杂的关系中，不断观察和分析，形成自己的价值体系，从而指导自身行为。

古往今来，任何一个社会都有一个教育体系，同时也形成一个价值体系，以约束人们的行为。

人际沟通在社会交往中占有十分重要的地位。人们只有在不断的沟通中，才能获得各种各样的有利于工作、生活的信息。根据变化的环境和变化的人际关系，及时调整自己的行为，才能适应社会生活的要求。

在社会化过程中，人们受父母、老师、他人的教育以及社会组织等环境的影响而逐渐形成自己的具有相对的稳定性和持久性的世界观和价值观。它直接影响一个人对人际关系的态度和人际交往中的行为规范，甚至会影响他对职业的选择。

2. 人际关系的价值观体现在与人交往时展现的沟通方法和能力

人们运用语言或非语言符号，交换意见，传送思想，表达感情和需要等交流技能或待人处世的能力。建立良好人际关系价值体系需要先天的智力因素更需要后天的学习而获得，其发展往往受文化、环境、社会期望、社会价值观及个人价值观的综合影响。人际关系的价值观决定个体是否主动调整和发展自己的沟通技巧，展现出良好的沟通方法和能力。

我国的传统价值观，主要有自强不息的奋斗精神，知行合一的价值观，爱国主义精神，勇于奉献的精神，团结互助、尊老爱幼的伦理规范等。这些价值观的形成与人际关系的价值观念密不可分。

二、各类人际关系的处理原则

1. 平等原则

在人际交往中总要有一定的付出或投入，交往两个方面的需要和这种需要的满足程度必须是平等的，平等是建立人际关系的前提。人际交往作为人们之间的心理沟通，是主动的、相互的、有来有往的。人都有友爱和受人尊敬的需要，都希望得到别人的平等对待，人的这种需要，就是平等的需要。

养老护理服务人员与老年人之间是照顾与被照顾的关系，同时也是平等的关系。让老年人做什么事，一定要建立在平等协商的基础上，以取得老年人的信任和配合。

2. 相容原则

相容是指人际交往中的心理相容，即指人与人之间的融洽关系，与人相处时的容纳、包涵、宽容及忍让。要做到心理相容，应注意增加交往频率，寻找共同点。

养老护理服务人员要以谦虚和宽容的心态对待服务对象，做到心胸开阔，宽以待人。要体谅老年人和家属的苦衷，遇事多为老年人着想，即使老年人犯了错误，或冒犯了自己，也不要斤斤计较，充分理解老年人的举动可能与老化或疾病有关，要时刻提醒自己，做出一些让步是值得的。

3. 互利原则

建立良好的人际关系离不开互助互利，这种互助互利表现为人际关系的相互依存，通过对物质、精神、感情的交换而使各自的需要得到满足。这是社会进步的要求，也是人本能的追求。

在养老服务工作中，老年人和养老护理工作人员是相互依存的关系，老年人得到满意的服务，工作人员获得工作报酬和自我实现的精神体验，共同努力换来养老事业的蓬勃发展。

4. 信用原则

诚信是一种美德，信用是一切成功的基石。信用即指一个人诚实、不欺骗、遵守诺言，从而取得他人的信任的良好品质。人离不开交往，交往离不开信用。要做到说话算数，不轻许诺言。

养老护理服务人员与老年人相处时要热情友好，遵守承诺，以诚相待，不可轻许诺言，做到不卑不亢，端庄而不过于矜持。

5. 自信原则

一个有自信的人，才可能取得别人的信赖。充满自信的人更容易激发别人与之交往的主动性。

养老护理服务人员要充分显示自己的自信心，处事果断、富有主见，以取得老年人的信任，产生使人乐于与你交往的魅力。

6. 主动原则

主动表达善意，主动传递友好，会使得对方感觉被尊重，更容易搭建起良好的人际关系平台。主动的人往往机会更多，更容易取得成功。

养老护理服务人员在工作中要积极、主动，遇到老年人和老年人家属时要主动打招呼问候，展现出积极、阳光、快乐的精神风貌。

上述这些人际交往的基本原则，是处理人际关系不可或缺的几个方面。运用和掌握这些原则，是处理好与老年人相处的基本条件。

第二节　沟通的方法

沟通是人们在社会生活中一项不可缺少的手段，在社会生活中，要保持与不同个体与群体人群之间正向的、有效的沟通，才能在工作中要处理好上下级、同事间、服务者与服务对象的关系。同时也能在家庭中处理好夫妻、婆媳、子女之间的关系。

在养老服务工作中，正确的沟通方式至关重要。养老护理服务工作人员要掌握一定的沟通方法，合理运用沟通技巧，从而尽量降低沟通的误差，进行有效的沟通。

一、沟通的概念

（一）沟通的基本概念

沟通是指人与人之间信息的传递、交流的过程。它具有双向互动的作用，所以称其为“沟通”。

沟通中的双向互动，是指一个信息传递到另一个人后，必然引起接受者的反馈。同时接受者也将反馈的信息传达到另一方，这才构成真正的“沟通”。这种反馈可能是语言的，可能是非语言的，非语言的沟通包括表情、眼神、手势、体态等，还可以是无声语言，如文字、图画、符号等。总之，有反馈的沟通才是真正的沟通。如果一方发出的信息另一方没有听懂，就不能称为有效沟通。

（二）沟通的基本要素

沟通过程由以下五个要素组成，即：信息发出者、信息本身、通道、信息接收者、反馈。(图 3-2-1)

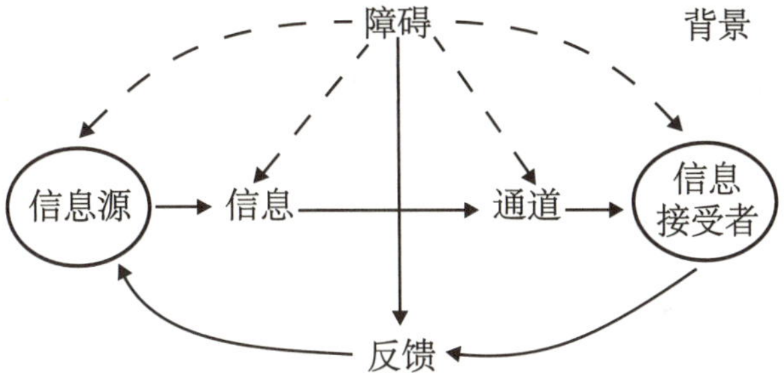

图 3-2-1　沟通的基本要素

1. 信息发出者

信息发出者是指拥有信息并试图进行沟通的人，即沟通者。沟通的目的各有不同，可能只是为了提供信息，也可能是为了影响别人，或为了与人建立某种联系等。沟通者的概念是相对的，在整个沟通过程中，沟通双方往往互为信息发出者和信息接收者。

2. 信息本身

信息本身是指沟通者试图传达给别人的具体内容，这种内容往往附加有沟通者的观念、态度和情感。沟通者附加的态度和情感主要通过声调、语气、语速、附加词、语句结构以及表情、神态、动作等方式加以传递。这种信息可能是直接明确的，即内容通俗易懂，直截了当，无须思索和逻辑推理，这种信息也可能是间接隐晦的，需要深刻理解和推理才能弄懂其内容。

3. 通道

通道是指沟通信息传递的方式。人的五官如视觉、听觉、味觉、嗅觉、触觉都可以接收信息，但在日常生活中最主要和运用最为广泛的沟通是视觉通道和听觉通道。人们常用的沟通方式既包括面对面的直接沟通方式，也包括网络沟通、电话、书信、托人转告等间接沟通方式。

心理学研究发现，在所有的沟通通道中，影响最大的仍然是原始的面对面的沟通方式，这是因为在面对面沟通方式中，信息发出者除语言信息外，还可以通过眼神、表情、姿态、动作等向信息接收者传达更为全面的信息内容，对接收者具有更强烈的感染作用，同时，信息发出者还可观察到接收者完整的反馈信号，全面了解接收者对信息的反应，并可根据对方的反馈及时调整自己的沟通方式，如果对方表现出的是积极的反应，则可以继续进行沟通，如果对方表现出消极的反应，则应随时对沟通方式和沟通内容加以调整，从而有助于提高沟通效果，最大限度地对接收者产生影响。

近年来，出现的网络沟通主要包括电子文字沟通（微信、微博）以及视听沟通（视频）等形式，我们会发现这些网络沟通方式比起面对面沟通仍有许多不足。首先，视频沟通者和接收者必须通过观看视频画面才能实现沟通，这就容易给接收者造成一定的注意力转移。其次，和最直接的面对面沟通相比，视频沟通仍有一定的间隔感和距离感，而且无法实现直接沟通中的一些感情及信息传递功能，如拍肩膀、握手、拥抱等肢体接触的沟通效果。

在微信、QQ 等通道沟通时，人们常常词不达意，会闹出误会，就是信息通道不畅造成的。因此会有人迫不及待地想打电话，甚至想见面沟通，也就不难理解了。

4. 信息接收者

信息接收者是指接收信息的人。信息接受是一个复杂的过程，包括一系列注意、知觉、转译和储存等心理活动。信息接收者有可能是多人，如正在听课的学生、听取演讲的听众、听健康宣教的老年人等。信息的接受者也可能仅仅是自己，这就是自我沟通，例如，写日记就是自我沟通的一种形式。

5. 反馈

反馈是指信息接收者对信息的反应。反馈可以反映出信息接收者对信息的理解和接受状态。根据信息接收者对信息的理解、接受状态，反馈可分为正反馈、负反馈和模糊反馈。如果反馈显示出信息接收者理解并接受了信息，如当事人对养老护理服务人员所说话题饶有兴趣或者点头称是，则这种反馈为正反馈；如果反馈显示出信息没有被理解和接受，如老年人一脸的茫然或直接打断说“我不懂你的意思”，说明老年人并没有理解信息的内容，有时老年人表现出很不耐烦的神态，示意你不要再说下去。此时，信息发出者就要及时调整自己的沟通方式。

当信息接收者不同意对方见解时，则这种反馈为负反馈。如果信息接收者对信息的反应处于不确定状态时，即信息不够充分，接收者无法决定接受与否，这种反馈则为模糊反馈。

沟通属于一种交互作用，在实际的沟通过程中，沟通的双方都在不断地将反馈信息回传给对方，始终处于一种双方互相传递和反馈信息的过程，任何一方既是沟通者也是反馈者，如果一方缺乏反馈或者出现负反馈，则会造成沟通的阻断，导致沟通无法继续进行，比如对方面对沟通者的说辞无动于衷甚至反感，沟通者的沟通则会以失败而告终。

（三）沟通的类型

根据是否具有专业性质来分类，沟通可分为社交性人际沟通和专业性人际沟通。

1. 社交性人际沟通

社交性人际沟通广泛存在于社会交往中，包括在一些非正式场合，如偶然相遇时互致问候、打招呼或嘘寒问暖等，沟通双方出于礼节和尊重而进行的沟通，称为一般性沟通。还有一种就是双方的社会关系确立，为了工作、学习和生活而必须进行的沟通，也称为关系性沟通。

2. 专业性人际沟通

专业性人际沟通存在于服务者（专业人员）和被服务者（服务对象）之间，体现在被服务者对服务者所阐述的信息不够了解，要求其作出解释，或服务者要求被服务者做出相应的配合，此时就需要互通信息，这种情况称为专业性人际沟通。

在养老护理服务工作中，这种专业性的人际沟通，主要涉及的是养老护理服务人员和老年人或家属之间的沟通。另外，养老机构专业人员向老年人家属介绍养老机构服务特点和照护级别等，也属于专业性人际沟通。

二、沟通的方式

（一）正式沟通和非正式沟通

1. 正式沟通

正式沟通指在组织系统内，依据组织明文规定的原则进行的信息传递与交流。例如组织与组织之间的公函来往、组织内部的文件传达、召开会议、上下级之间的定期情报交换等。

2. 非正式沟通

非正式沟通是指通过正式沟通渠道以外的信息交流和传达方式。非正式沟通一般以口头方式传递，其沟通对象、时间及内容等各方面，都是未经计划和难以辨别的。优点是沟通形式灵活，直接明了，省略许多烦琐的程序，及时了解到正式沟通难以提供的信息。能够发挥作用的基础，建立良好的人际关系。缺点是难以控制，传递的信息不确切，容易失真、被曲解。

（二）语言沟通和非语言沟通

1. 语言沟通

语言是一种神奇的工具，语言沟通是指我们通过话语传递信息，主要是指以语词符号为载体实现的沟通，包括口头沟通、书面沟通和电子沟通等。“良言一句三冬暖，恶语伤人六月寒”，作为养老护理服务人员要注意审视自己的语言是否恰当，避免使用模棱两可的语言，不可因组织语言不谨慎而对老年人造成伤害。

2. 非语言沟通

非语言沟通指的是使用除语言以外的方式，包括形体语言、表情、语音、语速、空间距离以及沟通环境等。多数是习惯性的和无意识的，同样可以传递信息、沟通思想、交流感情。在许多场合非语言要比语言更能发挥作用。如对逝者家属进行安慰时，表情凝重、深深鞠躬更能传达自己的心情，此时非语言沟通比语言沟通更能表达当事人的心情。

非语言沟通和语言沟通互补使沟通得以优化，但它们之间存在着明显的区别。语言沟通在词语发出时开始，它利用声音为渠道来传递信息，它能对词语进行控制，是结构化的。而非语言沟通是连续的，通过声音、视觉、嗅觉、触觉等多种渠道传递信息，绝大多数是习惯性的和无意识的，在很大程度上是无结构的，并且是通过模仿学到的。

（三）书面沟通和口头沟通

1. 口头沟通

口头沟通是最灵活、最直接的一种沟通方式，特点是快速、简便，即时能够反馈。如果有错误或者曲解，能够当面澄清，达成共识。另外，口头沟通可以附加手势、表情、体态等非语言因素，达到良好的沟通效果。但多人、多层次传达时容易衰减和失真。口头沟通如果希望达到更好的沟通效果，需要沟通者良好的语言组织能力和表达能力。

2. 书面沟通

书面沟通是以文字为媒体的信息传递，形式主要包括文件、报告、信件、书面合同等。书面沟通的优点是词语可以经过仔细推敲，较为准确地表达出个人感受。书面材料是准确而可信的证据。所谓“白纸黑字”，信息不易失真。但书面沟通传播速度较慢，不易即时反馈。另外，在信息系统普遍应用的今天，纸质的书面沟通大幅减少，但不能不说：纸质版的手写的书信在特定场合更能引起共鸣的感受。很多老年人更喜欢书信沟通，例如，老年人手写给养老机构的感谢信，更能表达出老年人的感激之情。

三、沟通的注意事项

1. 避免不恰当的言辞。如：话语冗长，主题不突出使其他人不知你谈话的重点和主题，形成了拖沓的局面。谈话时主题不清，使他人不知重点而产生误解。

2. 多体察对方情感。遵循双向共感相容的原则，交谈的内容中心是双方都感兴趣的，不要忽略对方的存在，在交流中只顾自己而不顾对方的做法是错误的。如果我们能够多体察老年人的感受，在充分了解老年人所要表达的信息的同时，做到求同存异，那么就很容易在良好的沟通氛围下达成共识。

3. 在沟通中留有余地。在沟通中遇事不得强求，要留有余地，要对他人及所接触的事物进行全面的估计。因此以“谦语当先”为上策。比如，当遇到激烈争论或棘手的问题时，可以“按下暂停键”，告知对方：我考虑一下再回复你，或者说这个问题我解决不了，要提交部门讨论或汇报给领导，这样留有一定余地可以避免沟通陷入僵局。

4. 注意聆听他人意见。如果缺少有效的聆听，良好的沟通就无法形成。在与老年人进行交流的过程中，我们如果一味地向老年人阐述自己的意见，并且要求他们接受这种意见，就很容易引起老年人的反感，反而造成了彼此之间的沟通障碍。

5. 注意不要使用命令式。不要用命令式的言语迫使对方必须这样或那样做，以势压人是不可取的。

6. 重视非语言沟通的作用。神情应关注对方，使用您的眼睛、面部表情和肢体语言等，合理控制交流时的氛围。

第三节　养老护理服务人际关系与沟通的技巧

一、与老年人沟通的技巧

（一）与老年人沟通的意义

每个人老年人所承担的角色不同、性格不同，在沟通中采取的方法也不尽相同。在与老年人进行沟通过程中，由于服务双方所面临的需求不同，关注的事项和焦点存在着差异，所以，很多时候沟通并不一定很成功。因此，养老护理服务人员要懂得沟通的技巧，在实践中积累经验，面对沟通中的不定因素做出快速分析，积极应对，真正获得沟通的成功。

（二）影响老年人沟通的因素

1. 身体对刺激的反应迟钝

由于老年人的感知觉、注意力下降，从而对外界的刺激反应变得迟钝；

很容易发生精力不集中的情况。

2. 人格特征发生改变

老年人工作与生活的阅历广泛，处理各种事物的经验比较丰富，因此，大多数老年人心境比较平和、安静，但也有些老年人会出现固执、保守、急躁、孤僻等人格特征的改变。

3. 心理承受能力减弱

随着衰老的发展，有些老年人对生活失去热情，不再对穿衣打扮感兴趣，甚至有些老年人不愿意出门，与外界交往明显减少，长此下去老年人容易造成心理上的孤独和肢体上的功能减退，心理承受能力也会减弱。养老护理服务人员必须了解老年人的心理特点，尊重老年人、重视与老年人的交流，使得老年人的身心得到抚慰。

（三）养老护理服务人员与老年人的交往特点

1. 老年人退休后，由于体力、精力有限，与人交往的范围变小。老年人大多经历过社会的动荡，他们对生活看法、对人的态度与年轻人不尽相同。因此，两代人之间常存在着“代沟”。养老护理服务人员要理解老年人的心理状态，多与老年人交谈，消除隔阂。

2. 年轻人对问题的看法大多比较激进，而老年人对问题的看法多趋于保守。并且不愿意接受新生事物。加之老年人具有丰富的阅历和社会经验，他们对现实生活中发生的问题有着自己的看法，这种固有的看法很难改变。因此，养老护理服务人员要尊重老年人的决定，注意倾听老年人的心声。

3. 年轻人做事一般比较大胆，而老年人容易瞻前顾后，犹豫不决，在沟通时，养老护理服务人员要给老年人充分考虑的时间，不要催促老年人作出决定，也不要匆忙下结论。

（四）老年人之间的交往特点

1. 老年人更愿意与他们经历相似的同学、同事或多年的邻居交往。老年人在一起的活动以聊天、打牌为常见。

2. 大多数老年人不愿与自己社会处境相差悬殊的人有更多的交往。因为两者地位相差悬殊，交往中的共同语言就较少，人际间的交流也会出现不同程度的障碍。

3. 在交往过程中，老年人之间有着共同的话题。可以交流养生的经验，分享人生的乐趣，探讨和子女相处的一些看法，同时也会向老朋友宣泄他们心中不满的情绪。

4. 老年人之间也容易产生矛盾。俗话说“老小孩”，是有一定的道理的。在养老机构，老年人每天生活在一个群体里，生活习惯、性格爱好、以往职业特点等各不相同，很容易产生某些矛盾和不快。有时甚至因为活动中比赛的名次先后而愤愤不平或悲伤哭泣。养老护理服务人员要善于调整和把握老年人生活中的氛围，考虑到老年人的心理状态，避免不和谐因素，防止矛盾的发生。当矛盾发生时，养老护理服务人员善于调和矛盾，充当“润滑剂”和“调和剂”的作用，使老年人之间能够愉快地相处。

（五）老年人交往中常见的问题

1. 老年人有很多固有的心理矛盾状况，有专家将其称为：“矛盾的夕阳心态”，他们有丰富的社会生活经验，也掌握相当的知识，因此自尊心很强，凡事容易“先入为主”。

2. 随着社会的进步、知识更新速度的加快，会使老年人产生自卑心理，有时又认为自己的看法非常正确，在人际交往中容易固执己见。

3. 老年人对社会发展的现状既满意又不满意。这种矛盾的心理常常导致老年人烦恼增加。

4. 对自己生活的改善有肯定的看法，同时对社会上一些不尽如人意的地方大多有不满，而这种不满又无处发泄的时候，很容易唠叨，以此宣泄自己心中的不快。

5. 对自己的子女，既想依赖又想独立。当身体状况较好时，想“独立”的念头比较多，一旦生病，处于生活不能自理状态时，又必须依赖子女。例如，原来与子女分开居住的，当身体不好时，很想搬到子女居住地共同生活，一旦病情好转，立即就想分开居住。这样会使部分子女感到老年人不好“侍候”。彼此间容易形成隔阂。如果与子女分居两地者，这种矛盾和冲突就会变得更加明显。

6. 养老护理员在工作中，要尊重老年人的看法。如果老年人因某些问题而想不通时，应让他们尽可能地宣泄出来，以减轻他们的心理负担和压力。

（六）与老年人沟通的技巧

1. 学会倾听

首先要学会“倾听”。倾听是交谈技巧中的重要内容。一个善于沟通的人，首先要善于倾听，因为倾听表达了你对讲话人的尊重，而只有认真的倾听，才能正确地理解别人说话的真正含义。倾听包括用耳朵去听，也包括认真观察讲话人一些“非语言信号”传达出来的意思，养老护理服务人员还应该用心去体会老年人用副语言（如语气、语调、感叹词等）表现出来的真实含义。

“用心”是人际关系中最重要的一部分，它是人与人之间传递情感、态度、事实、信念和想法的过程，所以良好的沟通指的就是一种双向的沟通过程，是用心去听对方在说什么，去了解对方在想什么，在对方向你诉说时不要急于回答，而是关注对方的表述，然后再把自己的想法反馈给对方。

2. 学会“提问”

如果在沟通中适时而准确地向老年人提出一些问题，来核实你听到的内容是不是准确，那么则有助于沟通的进行。特别对一些老年人没有理解或尚未听清楚的内容，更应该通过提问，将交谈的内容明确，以利进一步沟通。

提问技巧包括封闭型问题、开放型问题和试探型问题。封闭型问题是指限制答案，对方能做出简短准确的答复。比如：“您有几个孩子？”回答：“2个。”开放型提问的问题，其答案不确定，可以任对方发挥。如：“您觉得住在养老院怎么样啊？”试探型提问是指通过提出试探型的问题来确认对方对交流的态度。如：“王大妈，我现在没事，陪您聊聊天儿吧？”

3. 要善解人意

对待老年人提出的意见、建议、要求等，养老护理服务人员要充分给予关注，逐条做好记录。要设身处地地为老年人着想，为老年人提供解决问题的方法，尽可能地帮助老年人解决实际问题。

4. 要耐心等待

沟通应有一个结果。这个结果，可能是双方满意的，也可能是双方不满意的，我们希望沟通的结果双方都能满意，但这在实际生活中是不太可能的。如果沟通的结果双方不满意，养老护理员一定要耐心地劝说老年人，对待暂时不能达成双方满意的，允许有一个等待的时间，适时、逐步地达成一致的意见。

5. 信息要准确、诚实

向老年人传达信息时，要适时、适量、适度、准确，严格禁止采用欺骗手段、夸大事实、缩小危害等方式向老年人提供虚假信息，使老年人在不知情的情况下同意你的意见，这对以后的沟通会造成更大的障碍，导致刚刚建立的与老年人之间的良好关系发生恶化。

6. 态度诚恳、乐于助人

俗话说，精诚所至，金石为开。诚恳的态度是保持良好沟通的“金钥匙”，真诚可使老年人产生安全感，消除防备心理，使得彼此的关系达到融洽的境界，相反，完全把自己包装起来是无法获得对方信任的。

7. 乐于助人、积极向上

经常帮助老年人，让老年人感到你的关爱是发自内心的，是不计较回报的。要把正能量传递给老年人，保持积极向上的乐观态度。多看到对方的闪光点，和人相处起来会更开心，相信用不了多久，你就会发现自己的人缘变得特别好。

8. 关注老年人、增进感情

凡事要多看积极的一面，对别人身上的缺点要包容，把别人身上的优点放在心中，把别人往好的地方想，人际关系就会更融洽。

经常见面和聊天会增加感情，不忙的时候多和朋友、同事聚一聚，联络一下感情，这样你有困难的时候大家才会第一时间跑出来解围。维系感情不要有临时抱佛脚的想法。

养老护理服务人员要记住老年人的名字，用合适的称呼和老年人打招呼，这是沟通中的重要环节。记住老年人的名字会使老年人感到他在你心目中非常重要，你从心里是重视他、尊重他的。称呼老年人的方式有很多，要根据老年人自己称呼的喜爱和认可而定。比如一般百姓人家的老年人喜欢被称为“李叔叔、张阿姨”等。

9. 保持合理的空间距离

空间距离的远近是影响交往的重要因素。人员在空间位置上越接近，越容易形成彼此间的亲密关系。空间距离的接近使双方相互交往、相互接触的频率不断增加，彼此间变得更熟悉。

10. 合理应用非语言的技巧

非语言技巧包括表情、肢体动作（抚摸、拥抱）、语气、语速等。与老年人沟通时，养老护理服务人员要面带微笑，这样不仅会让自己心情变好，而且会给人亲切的感觉。

按我国传统文化背景和风俗，除了握手之外，我们认为在和老年人交流时，搀扶老年人、轻拍老年人肩背部都能表示出对老年人的关心。但这种沟通技巧要选择性地应用，特别要视年龄和性别应用，如果应用得当，可收到良好的沟通效果。比如，对动作不便者轻轻搀扶其坐下或起立，对情绪激动的老年人或家属轻拍肩部，这些含有善意的接触沟通，可使病人情绪稳定，改变态度。

语气和语速也属于非语言沟通技巧，讲话时的语气在沟通中起着举足轻重的作用，同样的句子换一个语气给人的感觉就会完全不同，比如，汉语说“你真行”时，如果语气里含有赞赏和感叹，给对方的感觉是在表扬，如果说这三个字是带有轻蔑的语气，则成了责怪对方的意思，对方感受是完全不同的。

二、与老年人家属的沟通技巧

（一）接待老年人家属时的沟通技巧

1. 接待咨询和参观的家属

首先向家属问好，礼貌称呼，做简单的自我介绍。请家属坐下来，给他们递上一杯水，也可以递上一些文字资料，接待人员与老年人家属面对面坐好，身体稍前倾，表现出积极倾听和关注的姿态。保持合理的沟通距离（一般为 1.5~2 米)。让家属边看资料边休息片刻，继而逐步切入话题。

前来咨询入住的家属一般关心的是机构的硬件情况，比如，院区绿化情况、居住环境、安全防护设施、医疗保障情况等，所以在简单地介绍完养老机构设施后可以带领家属参观院内设施。在关心硬件设施的同时，也非常关心软件设施，如职工的精神风貌、仪容仪表、行为居住、微笑服务等，也会关注居住的老年人情况，如老年人的仪表是否干净得体等。

2. 接待探视的家属

与探视家属沟通时要注意场合，老年人本人在场和不在场沟通的方法是不同的。老年人在场的情况下与家属沟通要充分考虑老年人感受。接待人员与老年人家属单独在场的情况下，应如实介绍老年人情况，不得隐瞒和欺骗家属，但可以采取一些策略和技巧，这样更有利于展开交流，如先将老年人的点滴进步告知家属，如老年人食欲比以前好转，失眠的次数比以前减少了，愿意参加群体活动了，等等。然后把老年人存在的一些具体问题告知家属，而不是家属一到就把老年人的不是全盘托出。这样会使得沟通更加顺畅。

与家属沟通时，尽量少用专业术语，当遇到专业术语时可以用通俗易懂的词再向家属讲解一下，不能模棱两可，使他们容易理解。

3. 接待投诉的家属

对养老机构服务有不满情绪的家属大都是处于着急状态，这个时候养老护理服务人员要耐心接待，请家属冷静，不要激动，接待人员应请家属先坐下，随后自己再坐下，保持积极倾听和关注的姿态。在和老年人家属沟通的时候需要保持足够的耐心。

营造融洽的服务关系还需要掌握的另一种非语言性沟通技巧就是倾听。日常生活中两个人交谈时，我们可能一边谈话一边兼顾其他事情，但在接待投诉时要专注于家属的反应，先倾听，不要着急做解释，待家属把意见、建议或不满叙述完毕后，再去解答他们的问题，并对事情的是非缘由作出快速而准确的判断。

4. 接待临终老年人的家属

接待临终老年人家属时，接待人员要做好一定准备，了解老年人情况和家庭情况，做到心中有数。在与家属沟通过程中注意多倾听，并将非语言性沟通技巧融入到交流中，如对家属报以关注的目光和表情，说话时语速不要过快，声音不要过大，语调尽量平和等。

向临终老年人家属提供心理、社会等方面的需求，如创造安静的探视环境，增加探视的次数，多让家属陪伴老年人，使临终老年人生命质量得到提高，家属的身心健康得到维护和增强。

如果老年人已经去世，则应抚慰家属，安抚家属节哀顺变，此时不需要有太多的话语，只需递上一片纸巾或一杯温水，就可能会使家属内心得到平复。这也是一种非语言沟通的方式。

（二）与老年人家属沟通时的注意事项

1. 具有良好的仪表和姿态

稳重大方的仪表给人以良好的第一印象。因此，接待老年人家属的服务人员要时刻注意自己的服饰仪表，给人以安全感、信任感。浓妆艳抹，头发蓬乱，不当的饰物，不整洁的工作服无疑都会成为视觉上的恶性刺激，给人以不良印象。姿态也是一种无声的体态语言，服务人员要保持良好的走、坐、站、立姿势，避免不良习惯动作。

2. 与老年人家属保持适当的空间距离

目光接触有助于双方谈话同步，思路一致。当与老年人家属沟通时，服务人员应选择和家属同样的坐位或站位，以保持视线水平的一致。此外，适当的空间距离也很重要，太近使人感觉不自然，太远使人感到疏远。1.5~2.5 米的距离最适合与家属进行沟通。

3. 应注意自己的表情

面部表情一般不是随意的，可通过自我意识加以控制。工作人员从容自信、和蔼亲切的表情会给老年人以良好的感觉，这种好的视觉感会增加人们的信任。在听家属谈话时，我们还注意回应，用点头、手势、表情等非语言手段达到有效沟通的目的。

4. 合理应用语音、语调的技巧

我们说话时所用的语音、语调、语速等会起到帮助表达语意的效果。这些因素称为“超语词性提示”。语言直接沟通信息，而“超语词性提示”可以辅以生动而又深刻的含义，起到帮助表达语意的效果。如：“我给你提点意见”这句话，如果说的声音低一些，语气很亲切，就被人理解为恳切的帮助；如果声响很高，语气又急又粗，就会被人理解为发泄情绪；如果加重“你”这个词，就突出对“你”一个人的不满。所以，我们与老年人交谈时，应特别注意语音、语调、语速等因素对沟通的影响。

第四章

老年人生理、心理及照护特点

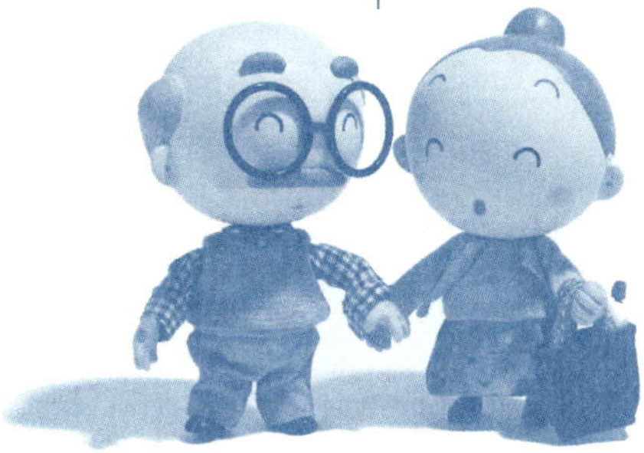

人体的衰老是不可避免的自然规律。随着增龄，身体各器官组织自然老化，功能逐渐衰退，新陈代谢变慢，机体呈现出一系列退化过程。人体进入老年期后，随着生理功能的改变，心理上也逐渐表现出老年特征。老年人心理状况对身心健康影响很大，良好的心态可促进健康，不良心理则会危害健康。

第一节 老年人的生理特点

一、感觉器官的老化与改变

人体的感觉器官是指感知周围事物变化的一类器官，主要包括眼、耳、鼻、舌和皮肤。

（一）眼

眼又称视器，包括眼球和眼副器，能感受光线的刺激。

1. 眼球　位于眼眶内，由眼球壁和内容物组成。眼球壁分纤维膜（角膜和巩膜）、血管膜（虹膜和睫状体）和视网膜三层（图 4-1-1）。

2. 眼球内容物　有晶状体、玻璃体和房水，这些结构透明、无血管，有折光作用。

3. 眼副器　包括眼睑、结膜、泪器和眼球外肌等。

4. 视觉变化　随着年龄的增长，眼睛结构开始老化，晶状体的弹性下降，导致视力减退，近距离阅读或作业出现困难，俗称“老花眼”，交替看

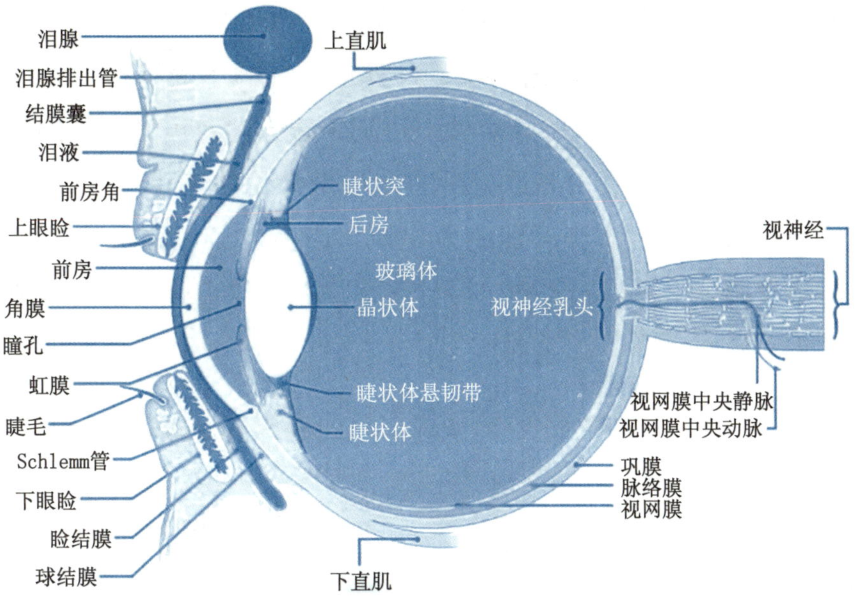

图 4-1-1　眼球

远、近物时不能进行快速调节。由于眼底血管硬化等原因，使视力所能看到的范围缩小。光线明暗改变的适应速度慢，暗适应能力明显下降。老年人辨别空间物体远近、大小或相对位置的能力有不同程度的下降，会导致动作上的失误，如上、下台阶时易摔倒。

黄斑是视网膜的一个重要区域，老年性黄斑变性是多发生于老年人、双眼先后或同时发病、导致视力减退或视物变形的一种疾病，影响阅读、驾驶和面部识别等能力，甚至致盲，其患病率随年龄增长而增高。晶状体具有聚光作用，当发生混浊，如白内障等时则影响视力。

（二）耳

包括外耳、中耳和内耳，又称位听器。外耳和中耳是传导声波的装置，内耳有感受声波和位置觉刺激的感受器。本部分主要介绍外耳和听觉改变。外耳包括耳郭、外耳道和鼓膜（图 4-1-2）。

1. 耳郭　耳郭的上 4/5 部以弹性软骨为基础，表面覆以皮肤；下 1/5 部皮肤内无软骨，是结缔组织和脂肪，称为耳垂。

2. 外耳道　外耳道皮肤内除含有毛囊和皮脂腺外，还含有汗腺，能分泌黏稠物，称为耵聍，干燥后成痂可脱落出外耳门。

3. 鼓膜　位于外耳道与中耳之间，是半透明的薄膜。

4. 听觉变化　因机体老化，老年人听觉系统的生理结构发生退行性变化，听神经功能逐渐减退，收集声波、辨别声音方向及声音由耳到脑传导的能力下降，造成老年性听力障碍。听力减退最常见的变化是重听，即耳聋，严重时可致听力丧失。语言识别能力变差，许多老年人常出现“打岔”现象。外耳道皮脂腺、耵聍腺萎缩，耵聍干而固结，难以排出，可造成老年人暂时性听力下降。

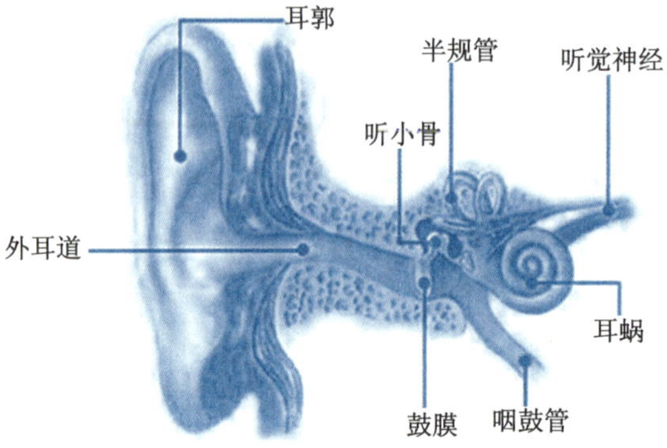

图 4-1-2　耳

（三）鼻

鼻分为外鼻、鼻腔和鼻旁窦三部分。鼻是嗅觉器官（图 4-1-3）。

1. 外鼻　由骨和软骨构成支架，外被皮肤。外鼻的下方有一对鼻孔，鼻腔经此通外界。

2. 鼻腔　由骨和软骨作为基础，内面覆以黏膜和皮肤，向前以鼻孔通外界，向后以鼻后孔通咽腔鼻部。长有鼻毛，有过滤灰尘的作用。此部由于缺乏皮下组织，发生疖肿时，疼痛较为明显。

3. 鼻旁窦　又称副鼻窦，开口于鼻腔。当鼻腔黏膜有炎症时，可蔓延至鼻旁窦引起鼻旁窦炎。鼻旁窦可调节吸入空气的温度和湿度，同时对发音起共鸣作用。

4. 嗅觉变化　嗅觉感受器位于鼻腔上方的鼻黏膜处，能感受嗅觉的刺激，可探查被吸进鼻孔的有气味的物质，具有远距离感受器的功能。人辨别各种气味的能力随年龄的增长而衰退。老年人由于嗅神经数量逐渐减少或萎缩，分辨气味的能力下降，表现为嗅觉迟钝。

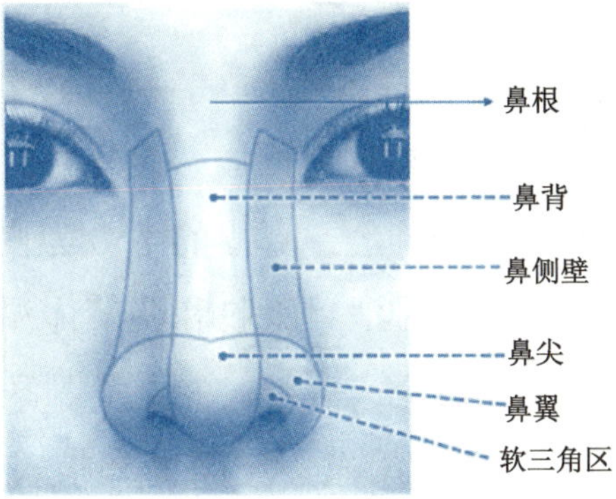

图 4-1-3　鼻

（四）舌

1. 形态与构造　舌位于口腔底，分上、下两面，是进食和言语的重要器官。舌表面被以黏膜，覆于舌的上、下面，内有舌肌。舌黏膜有味蕾，可感受味觉。舌有助于咀嚼、吞咽、发音（图 4-1-4）。

2. 味觉变化　味觉是引起食欲、刺激消化器官活动的重要感觉。老年人舌黏膜上的舌乳头逐渐消失，味蕾逐渐萎缩，数量减少，对酸、甜、苦、咸的敏感性降低，造成食而无味，影响食欲。同时，长期吸烟、饮酒、维生素 D 缺乏，也可导致味觉减退或改变。由于味觉感受系统结构的变化，老年人辨别味道的种类及味觉的多样性随年龄的增长而下降。

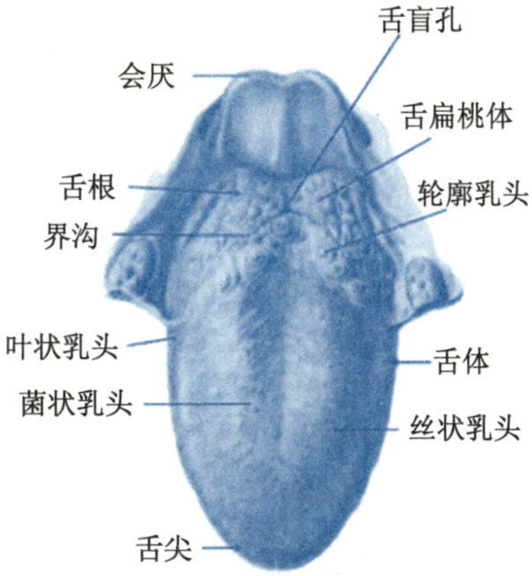

图 4-1-4　舌

（五）皮肤

1. 构造与功能　皮肤被覆在身体表面，直接同外界环境接触，是人身体器官中最大的器官。皮肤由表皮和真皮构成。表皮是皮肤的浅层结构，真皮位于表皮下面，有丰富的血管和神经，真皮的下方为皮下组织，有大量的脂肪细胞。皮肤具有保护、分泌、排泄、吸收和调节体温等功能，因分布着丰富的神经末梢，所以还有感受触觉、温度、痛觉等刺激的功能。

2. 皮肤附属器　包括汗腺、毛发、皮脂腺和指（趾）甲，都是由皮肤衍生而来。

3. 老年人皮肤及附属器变化　皮肤的老化是最早观察到的征象。老年人表皮细胞增殖能力下降，角质层变薄，真皮层的弹性纤维及皮下脂肪减少，导致皮肤变薄、松弛，产生皱纹。皮脂腺萎缩，皮脂分泌减少，皮肤表面干燥、粗糙，皮肤中感觉末梢细胞数减少，老年人对冷、热、痛及触觉反应迟钝，容易造成烫伤或冻伤。老年人对作用于皮肤的内、外刺激反应较为敏感，易出现皮肤瘙痒。由于皮肤功能的降低，老年人容易受热中暑，受凉感冒；对细菌、病毒等病原微生物的防御能力减弱，易受损伤。

4. 皮肤感觉变化

（1）触觉　触觉是微弱的机械刺激，是使皮肤浅层触觉感受器兴奋而引起的一种感觉。老年人对触觉的敏感性逐渐减低，触及冷、热物或受压以及对皮肤破损的感觉均缺乏敏锐的反应，易发生冻伤、烫伤或压疮等意外。

（2）温度觉　是指识别各种物体的冷热及判断其冷热程度的能力。老年人对环境温度变化感觉比较迟钝，源于外周动脉硬化，管腔变狭窄，血液循环受到影响，血管对冷热反应不甚敏感。但不能由此说明老年人更加耐受温度变化。

（3）痛觉　痛觉是机体受到损伤时出现的一种身体局部或整体不愉快的感觉和情绪上的感受，是一个人本能的报警系统，也是一种十分重要的保护性感觉，可以帮助人避免伤害。老年人痛觉的退化明显，不能及时躲避一些伤害的刺激，有些老年人对痛的反应不敏感，会较少诉说疼痛感觉及影响疼痛的原因。

（4）位置觉、震动觉　老年人位置觉、震动觉的敏感性也下降，反应变得迟钝。

二、呼吸系统的老化与改变

（一）呼吸系统的组成

呼吸系统包括鼻、咽、喉、气管、主支气管和肺等。肺主要由肺内的各级支气管和肺泡组成。鼻、咽、喉、气管和各级支气管为呼吸道，鼻、咽、喉称为上呼吸道，气管、主支气管及其在肺内的分支称为下呼吸道（图 4-1-5）。

1. 鼻　是呼吸道的起始部分，能净化吸入的空气并调节其温度和湿度，鼻还可辅助发音。

2. 咽　为肌性通道，上端附于颅底，下端于环状软骨弓平面续于食管，咽的前方与鼻腔、口腔和喉腔相通，后方为颈椎。

3. 喉　位于颈前部正中，上方通咽腔喉部，借韧带和肌肉连于舌骨；下方续于气管，借肌肉连于胸骨，故当吞咽时喉可上、下移动。

4. 气管　为圆筒形管道，于胸骨角平面处分为左、右主支气管。

5. 主支气管　左主支气管细长而较水平，右主支气管短粗而较垂直，因而异物容易坠入右主支气管和右肺内。

6. 肺　位于胸腔内，左右各一，两肺之间有心脏及大血管、气管和食管等器官，是进行气体交换的场所。

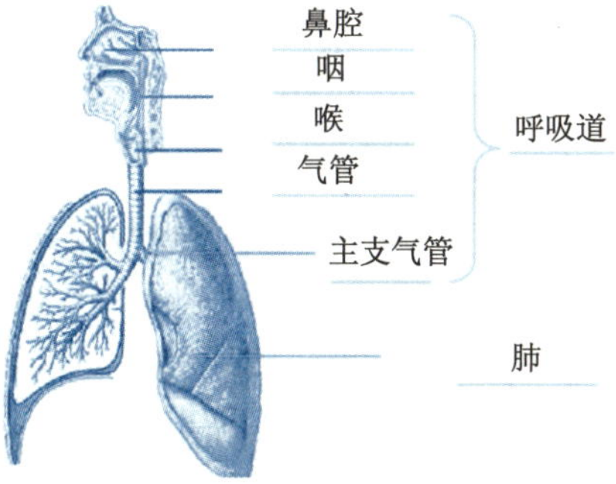

图 4-1-5　呼吸系统结构

（二）呼吸系统的基本功能

人体依靠呼吸系统有规律地与外界进行气体交换，吸进新鲜氧气，呼出二氧化碳，以保证人体新陈代谢的正常进行。鼻有嗅觉功能，喉有发音功能，咽是呼吸和消化共有的通道。

（三）老年人呼吸系统变化

进入老年后呼吸系统老化现象日趋明显，结构出现退行性改变的同时，呼吸系统的功能也出现减退。随着年龄的增长，减退的速度也在加快。

1. 呼吸道　老年人鼻道变宽，鼻黏膜变薄，腺体萎缩，分泌功能减退，加湿和防御功能下降，易患呼吸道感染。咽喉黏膜、肌肉退行性改变，吞咽功能减退，易呛咳，保护性咳嗽反射减弱，气管分泌物或异物不易咳出，易患吸入性肺炎。气管和支气管黏膜萎缩，纤毛运动减弱，防御和清除能力下降，易患支气管炎。

2. 肺脏　老年人肺泡数量减少，肺泡壁变薄，泡腔增大，弹性下降。胸廓骨骼、韧带萎缩使肺通气量明显下降，有效气体交换面积减少，二氧化碳排出效率降低。肺脏是一个开放性器官，老年人肺组织结构发生退行性变化，肺功能降低，长期受内、外环境不良因素的影响，容易引起肺部感染，或伴有慢性炎症。

3. 呼吸肌　呼吸肌萎缩，呼吸运动力量减弱，可致呼吸效能降低，因此，老年人活动后容易引起胸闷、气短。肌张力及耐力下降，咳嗽力量不足，痰液不易咳出，易导致呼吸道阻塞。

4. 呼吸节律　因呼吸道肌肉力量的减弱，有些老年人没有心肺疾病，也易导致下呼吸道塌陷，特别是在熟睡时肌肉完全松弛，容易形成呼吸道狭窄而影响肺通气，故老年人打鼾者较多，甚至发生睡眠呼吸暂停综合征。

三、消化系统的老化与改变

（一）消化系统的组成

消化系统由消化管和消化腺两部分组成。消化管包括口腔、咽、食管、胃、小肠（十二指肠、空肠、回肠）和大肠（盲肠、结肠、直肠）与肛门等。消化腺包括大唾液腺、肝、胰及其他小腺体。消化腺分泌的消化液，通过相应的管道分别排入消化管腔内（图4-1-6）。

1. 消化管

（1）口腔　是消化管的起始部分，向前通外界，向后续咽腔，上壁为腭，下壁为口腔底。腭的前2/3以骨质为基础，称为硬腭；后1/3由黏膜包以肌肉构成，称为软腭。口腔前壁是唇，分为上唇和下唇，上唇外中线有一纵行浅沟，称为人中。颊是口腔的侧壁。

牙嵌于上、下颌骨的牙槽内，排成上、下牙弓，具有咬切、撕裂和磨碎食物的作用，牙齿是人体最坚硬的器官。牙分为牙冠、牙颈和牙根三部分。暴露于口腔内的牙冠色白而有光泽，嵌于牙槽内的称牙根，介于牙冠与牙根之间的部分被牙龈包绕，称为牙颈。牙周组织包括牙龈、牙周膜和牙槽骨，对牙有保护、支持和固定作用。

（2）咽　是食物和空气的共同通道，无消化和吸收能力。

（3）食管　是肌性管道，上端接咽，沿脊柱的前方，气管的后方向下入胸腔，穿过膈的食管裂孔连于胃的贲门。食管全长有3个狭窄，第1个狭窄位于食管的起始部，第2个狭窄位于食管与左主支气管交叉处，第3个狭窄位于穿膈的食管裂孔处，是异物（包括食物）容易受阻的部位。食管是食物进入体内的通道，可以蠕动将食物推入胃。

（4）胃　大部分位于左季肋区，小部分位于腹上部。胃的位置和形态随体型、体位、胃的充盈程度、胃肌的紧张度以及邻近脏器的状况而有很大变化。胃是消化管中最膨大的部分。胃与食管的连接处是胃的入口，称为贲门；胃与十二指肠连接处是胃的出口，称为幽门。胃的功能主要是暂时贮存食物和对入胃的食物进行初步消化，继而输送至十二指肠。

（5）小肠　上接胃的幽门，盘旋于腹腔内，末端开口于盲肠，是消化管最长的一段，分为十二指肠、空肠和回肠三部分。食物的消化过程在小肠内基本完成，经过消化的营养物质大部分在小肠被吸收。小肠是消化和吸收的主要部位。

（6）大肠　居于腹中，上口在右髂窝接小肠，下端连接肛门，分为盲肠、结肠和直肠。盲肠是大肠的起始部，向上续为结肠；结肠分为升结肠（右侧）、横结肠、降结肠（左侧）和乙状结肠；直肠是紧接乙状结肠下面的管腔，止于肛门；肛门是消化管远端的开口，粪便由此排出体外。大肠的功能是接受由小肠传下来的食物残渣，再吸收其中的水分、无机盐等，将糟粕变化成粪便，经肛门排出。

2. 消化腺

（1）大唾液腺　有腮腺、下颌下腺及舌下腺3对，腮腺是唾液腺中最大的一对。唾液腺分泌唾液，唾液的主要作用是湿润口腔黏膜，调和食物及分解淀粉等。

（2）肝　肝主要位于右季肋部和腹上部，小部分可延伸至左季肋部，大部分为左右肋弓所覆盖。肝是人体内最大的腺体，是一个实质性器官。肝脏能分泌胆汁，在蛋白质、糖类和脂肪的代谢中起重要作用，并具有解毒功能。

（3）胰　胰位于胃的后方，在第1、2腰椎处，横贴于腹后壁，是人体第二大腺体。胰细长，分为胰头、胰体和胰尾三部分。胰腺具有外分泌功能和内分泌功能。外分泌功能主要分泌胰蛋白酶、淀粉酶、脂肪酶和糜蛋白酶等多种消化酶，消化蛋白质、碳水化合物和脂肪；内分泌功能主要分泌胰岛素和胰高血糖素，对人体血糖的调节有很重要的作用。

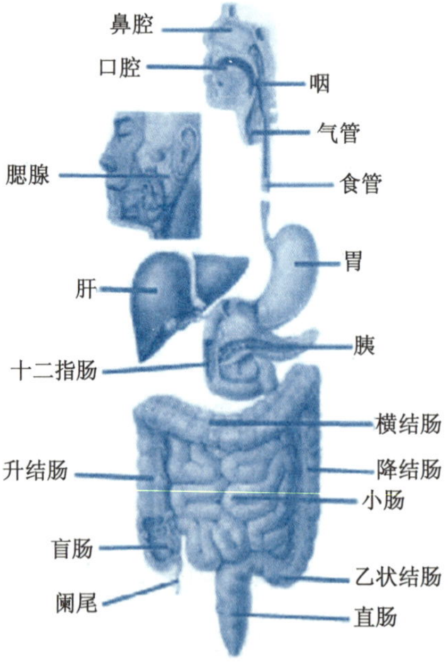

图4-1-6　消化系统结构

（二）消化系统的基本功能

消化系统的基本功能是对食物进行物理性和化学性消化，吸收其中的营养物质，并将食物残渣排出体外，保证人体新陈代谢的正常进行。

（三）老年人消化系统变化

1. 口腔　随着年龄的增长，老年人牙龈逐渐萎缩，牙齿出现松动或脱落，影响食物咀嚼。伴随咀嚼肌的退化，咀嚼能力减弱。由于口腔唾液腺不断萎缩，分泌的唾液减少，老年人会出现口干和说话不畅，影响食物的吞咽。

2. 食管　老年人由于吞咽功能减退，进食时食物可残留在咽喉部而发生吞咽困难。食管蠕动能力减弱，导致食物在食管内残留。因食管清除能力降低，食管黏膜防御屏障作用减弱，食管感觉异常等，可引起老年人发生反流性食管炎。

3. 胃肠道　老年人胃肠道发生的变化有胃黏膜变薄、黏膜萎缩、平滑肌萎缩、胃运动能力降低、胃排空时间延长等。随着机体衰老，胃肠蠕动减慢，排便过程会延缓，容易产生便秘，同时增加了有害物质在肠内停留的时间。消化腺体的萎缩，使消化液分泌量减少，胃酸分泌不足，各种消化酶活性下降，影响对食物的水解和消化，导致各种营养素的吸收率降低。

四、循环系统的老化与改变

（一）循环系统的组成

循环系统包括心血管系统和淋巴系统两部分，是分布于全身的封闭的管道系统。心血管系统由心脏、动脉、静脉和毛细血管组成；淋巴系统由淋巴管、淋巴器官和淋巴组织组成。

1. 心血管系统

（1）血管的组织机构　血管分动脉、静脉和毛细血管。

①动脉　是指从心脏发出、不断分支成小动脉、将血液运送至身体各处并止于组织内的血管。动脉管壁具有舒缩性和弹性，心室收缩射血时，管壁

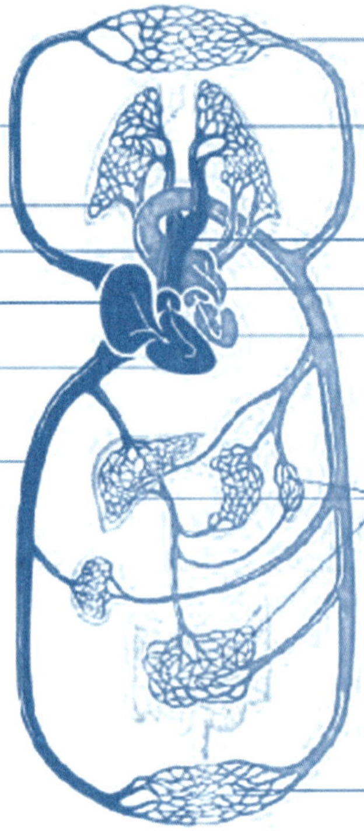

图 4-1-7　血液循环模式

扩张；心室舒张时，管壁回缩，促使血液持续向前流动。动脉血含氧较多，含二氧化碳较少，呈鲜红色。

②静脉　静脉是收集回流血液入心脏的血管，常同相应的动脉伴行，起于毛细血管，止于心房。静脉管壁比动脉管壁薄，缺乏收缩性和弹性。体静脉中的血液含有较多的二氧化碳，血色暗红，肺静脉中的血液含有较多的氧，血色鲜红。

③毛细血管　毛细血管指连通小动脉和小静脉间的细小血管，广泛分布于各器官的组织和细胞间。毛细血管在各组织和器官的功能不同，有些主要是供应营养和排出代谢产物，有些主要起调节作用或维持局部环境的恒定。

（2）体循环和肺循环　体循环和肺循环是血液循环的途径（图 4-1-7）。

①体循环　又称大循环。主动脉是体循环的动脉主干，是全身最粗大的动脉。血液由左心室射出，经主动脉及各级动脉分支流到全身各部的毛细血管，在毛细血管与组织间进行物质交换，供给组织细胞氧和营养物质，把组织的代谢产物和二氧化碳收纳到血液中，由此，动脉血变成静脉血，再经各

级静脉汇合，最后通过上、下腔静脉流回右心房。静脉是导血回心的血管。

②肺循环　又称小循环。血液自右心房入右心室，从右心室射出，经肺动脉及肺动脉的分支到肺泡周围毛细血管网，在此与肺泡内的空气进行气体交换，吸收氧并排出二氧化碳，使静脉血变成含氧丰富的动脉血，再经肺静脉流回左心房。

（3）心脏　心脏位于胸腔的纵隔内，外面包裹有心包，约 2/3 在正中线的左侧，1/3 在正中线的右侧。心脏是中空的肌性器官，是心血管系统的中枢。心脏不断地有节律地搏动，推动血液循环的正常运行。

心脏有 4 个腔，即左、右心房和左、右心室。上、下腔静脉口分别位于右心房上、下方。右心室入口即右房室口，口周缘附有三尖瓣，当右心室舒张时，三尖瓣打开，血液由右心房流向右心室；右心室收缩时，三尖瓣相互对合，将右房室口关闭。右心室的出口称为肺动脉口，口的周缘附有肺动脉瓣。当右心室收缩时，肺动脉瓣打开，血液由右心室流向肺动脉管；右心室舒张时，肺动脉瓣关闭，阻止血液逆流入右心室。左心房后壁有肺静脉口，是左心房的入口；左心房的出口为左房室口，通向左心室。左心室的入口即左房室口，周缘附有二尖瓣，作用与三尖瓣相同。左心室的出口即主动脉口，周缘附有主动脉瓣，其作用与肺动脉瓣相同。当左心室收缩时，主动脉瓣打开，二尖瓣关闭，血液由左心室流向主动脉管，并流向全身（图 4-1-8）。

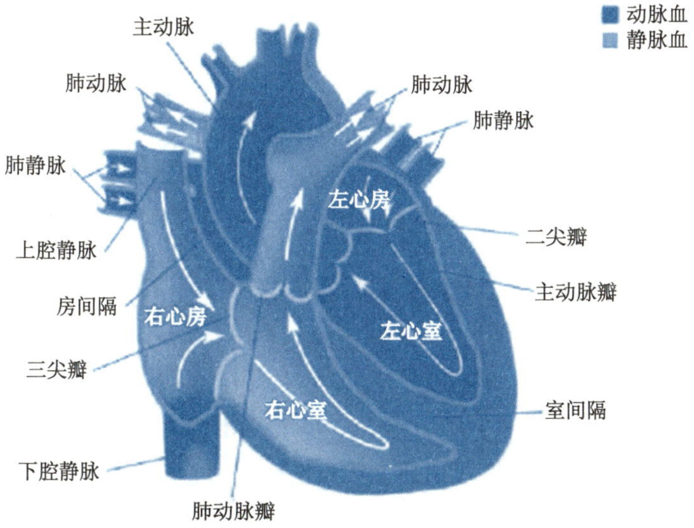

图 4-1-8　心脏解剖图

2. 淋巴系统　淋巴系统是人体重要的防御功能系统，遍布全身各处，由淋巴器官、淋巴组织和淋巴管构成。

（1）淋巴器官　淋巴器官包括淋巴结、脾、胸腺和扁桃体等，具有造血、贮血、清除衰老红细胞等功能，故称免疫器官。

①淋巴结　淋巴结是淋巴组织小体，全身淋巴结数目较多，多成群分布于身体各部位，与淋巴管相连通，收纳一定部位或某一器官的淋巴。淋巴结可以过滤淋巴，清除细菌和异物，产生淋巴细胞和进行免疫应答。

②脾　脾位于左季肋部，在左肋弓下。脾是人体最大的淋巴器官，由淋巴组织构成。脾有造血和贮血功能，当机体生理需要时，可迅速将红细胞释放至血流中。脾产生淋巴细胞，在异己抗原作用下能转变为有排斥能力的细胞，直接抵御异己抗原，进行细胞免疫。

③胸腺　胸腺大部分位于胸腔上纵膈的前部，小部分向下伸入前纵膈，分为不对称的左、右叶。青春期后逐渐退化萎缩，被结缔组织代替。胸腺的主要功能是产生T淋巴细胞和分泌胸腺素。

④扁桃体　扁桃体位于口咽外侧壁的扁桃体窝内、消化道和呼吸道的交会处，是一对淋巴器官，在舌根、咽部周围有多群淋巴组织，按其位置分别称为腭扁桃体、咽扁桃体和舌扁桃体。扁桃体共同对消化道、呼吸道起防御和保护作用。

（2）淋巴组织　又称免疫组织，是淋巴器官的主要组分，充满大量的淋巴细胞和一些巨噬细胞。淋巴组织在人体分布广泛，呼吸道、肠道、泌尿生殖道等黏膜下，含有大量弥散性淋巴组织和淋巴小结，在黏膜局部抗感染免疫中发挥主要作用。淋巴细胞是具有免疫识别功能的细胞系，产生抗体，参与体液免疫，杀伤靶细胞。

（3）淋巴管　淋巴管由毛细淋巴管汇合而成，形态结构与静脉相似，但管径较细，是淋巴液回归血液循环的闭锁管道。

（二）循环系统的基本功能

血液在心脏有节律收缩和舒张的作用下射入动脉，流经毛细血管，再经各级静脉流回心脏，血液周而复始地循环流动，形成血液循环。人体通过血液循环，将消化系统吸收的营养物质和肺吸入的氧气运送到全身各组织，供其新陈代谢之用。同时将全身各组织的代谢产物，如二氧化碳、废物等运往肺、肾和皮肤，排出体外。

（三）老年人循环系统变化

1. 心脏　心肌萎缩是心脏生理性老化的主要表现，心肌纤维样变化使心肌及心内膜硬化，导致心肌细胞功能减退。这些变化使心肌收缩力减弱，心率减慢，心输出量减少，输送到各器官的血流量减少，氧的供应也减少。心脏冠状动脉的生理性和病理性硬化，引起心肌供血不足，耗氧量下降，进一步影响心功能，甚至出现心绞痛症状。

2. 血管　血管会随着年龄增长发生一系列变化。老年人动脉血管壁生理性硬化渐趋明显，内膜增厚，弹性纤维减少，管壁弹性减退，血管壁脂质沉积，可发生动脉粥样硬化，管腔缩小。由于动脉血管壁硬化，导致外周阻力增加，使老年人血管对血压的调节作用下降，血压升高。静脉血管壁弹性下降，内径缩小，静脉血液回流缓慢，易发生静脉曲张。静脉血管因为失去弹性可出现相应症状，如直肠静脉丛失去弹性扩张时易形成痔疮，故老年人以内痔多见。由于老年人毛细血管脆性增加，轻微挫伤也会引起破裂出血而形成瘀斑。

五、泌尿系统的老化与改变

（一）泌尿系统的组成

泌尿系统由肾、输尿管、膀胱和尿道四部分组成（图 4-1-9）。

1. 肾　肾位于脊柱的两旁，是成对的实质性器官。左肾上端约平第 11 胸椎下缘，下端平第 2 腰椎下缘；右肾上方因有肝脏，位置略低于左肾。肾实质由肾单位和集合小管组成，肾单位是尿液生成和排泄的基本单位；集合小管是直行小管，原尿在集合小管内进一步浓缩，形成终尿。

2. 输尿管　输尿管是一对细长的肌性管道，位于腹膜后，全长约 20-30 厘米。上端起自肾盂，沿腰大肌前面下降，下端开口于膀胱。

3. 膀胱　膀胱位于小骨盆腔内的前部，前方有耻骨联合，后方，男性有精囊腺、输精管末端和直肠；女性，有子宫和阴道。膀胱的下方，男性邻接前列腺，女性邻接尿生殖膈。膀胱是贮尿的肌性囊状器官。膀胱的形状、大小依其充盈程度而不同，空虚时，膀胱略呈锥体形，充盈时呈卵圆形，伸缩性较大。

4. 尿道　尿道上端起于膀胱尿道内口，是向体外排尿的管道。男、女尿道的形态差异较大，男性尿道是排出尿液和精液的共同通道，下端开口止于阴茎头的尿道外口，长约 18 厘米；女性尿道短、宽，而且较直，开口于阴道前庭，长约 5 厘米，仅有排尿功能。

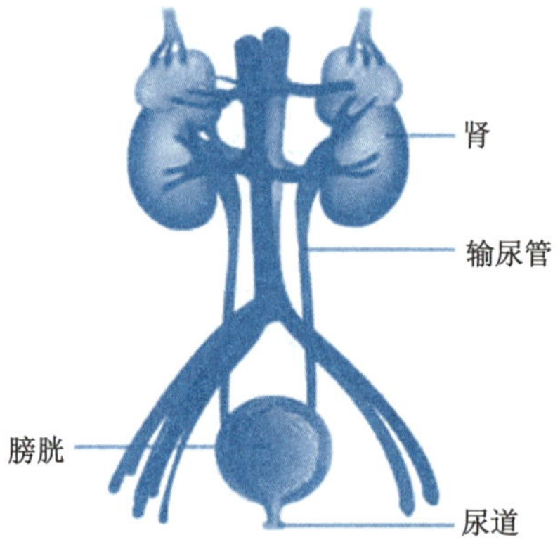

图 4-1-9　泌尿系统图

（二）泌尿系统的基本功能

泌尿系统的基本功能是以尿液的形式排出机体中能溶于水的代谢产物，如尿素、尿酸和多余的水分等。它们经过血液循环被运送到肾，在肾内形成尿液，由输尿管输送到膀胱暂时贮存，当膀胱内的尿液达到一定量时，即经尿道排出体外。泌尿系统是人体代谢产物最主要的排泄途径，排出的废物不仅量大，种类也多。肾的功能如果发生障碍，代谢产物将积存于体液中，破坏内环境的相对恒定，引起新陈代谢紊乱，严重时将危及生命。

（三）老年人泌尿系统变化

1. 肾　老年人肾单位减少，肾脏体积逐渐缩小，重量减轻，皮质变薄。

肾纤维化逐渐加重，肾血管硬化，肾血流量减少。肾小球滤过率及肾小管重吸收能力下降，导致肾功能减退。肾脏生成尿的能力变差，尿量相对减少，易导致水钠潴留，且机体排出代谢产物的能力也较低。肾脏对药物排泄能力降低，易发生药物蓄积。

2. 膀胱　老年人膀胱缩小，容量减少，逼尿肌萎缩，括约肌松弛，排尿无力或排尿不畅，常有多尿现象，且残余尿量增多，夜尿次数增多。支配膀胱的神经系统功能减退，导致排尿反射减弱，常出现尿意延迟或尿频。老年女性可由于盆底肌肉松弛而引起尿失禁。

3. 尿道　老年人尿道平滑肌逐渐纤维化，括约肌萎缩，弹性组织减退，排尿速度减慢，排尿无力，不畅。老年男性前列腺增生可引起尿路梗阻，女性尿道黏液分泌减少，尿道抗菌能力降低，使老年女性易发生泌尿系感染。

六、内分泌系统的老化与改变

（一）内分泌系统的组成

内分泌系统是由内分泌腺、分散存在的内分泌细胞及分泌的激素组成，是神经系统以外的另一重要机能调节系统。依其存在形式，可归为两类：内分泌器官和内分泌组织（图 4-1-10）。

1. 内分泌器官

（1）垂体　垂体位于颅中窝垂体窝内，借垂体柄连于下丘脑。垂体的嗜酸性细胞可分泌催乳素，促进乳腺发育和乳汁分泌；分泌的生长激素，能促进骨骼的生长。嗜碱性细胞分泌促甲状腺激素，能促进甲状腺分泌甲状腺激素；分泌促肾上腺皮质激素，可促进肾上腺皮质分泌激素；分泌的促卵泡激素可促进卵泡发育，在男性可促进精子产生；促黄体激素可促进黄体生成，在男性可促进分泌雄激素，促卵泡激素与促黄体激素协同作用，可促进卵泡分泌雌激素。

（2）甲状腺　甲状腺位于气管上端两侧，甲状软骨的下方，分为左、右两叶，中间有较窄的峡部相连。甲状腺被气管前筋膜覆盖，固定在气管环上，当进行吞咽动作时，甲状腺随食管、气管活动而上、下移动。甲状腺实质主要由甲状腺滤泡组成，合成和分泌甲状腺激素，控制人体的代谢活动，维持机体的正常生长发育，对骨骼和神经系统的发育有较大影响。

（3）肾上腺　肾上腺位于两侧肾脏的上方，肾上腺的实质分为周围表浅的皮质和内部深在的髓质。肾上腺皮质的球状带细胞分泌盐皮质激素，如醛固酮，主要调节体内钠、钾和水的代谢；束状带细胞分泌糖皮质激素，如可的松，主要调节糖和蛋白质的代谢。肾上腺髓质有嗜络细胞，可产生肾上腺素、去甲肾上腺素，使心跳加快、心肌收缩力加强和小动脉收缩，从而升高血压。

2. 内分泌组织　分散存在于其他器官组织中的内分泌细胞团即内分泌组织，如胰腺内的胰岛。胰岛 β 细胞分泌的胰岛素可降低血中糖的水平，胰岛 α 细胞分泌的胰高血糖素作用与胰岛素相反，使血糖升高。

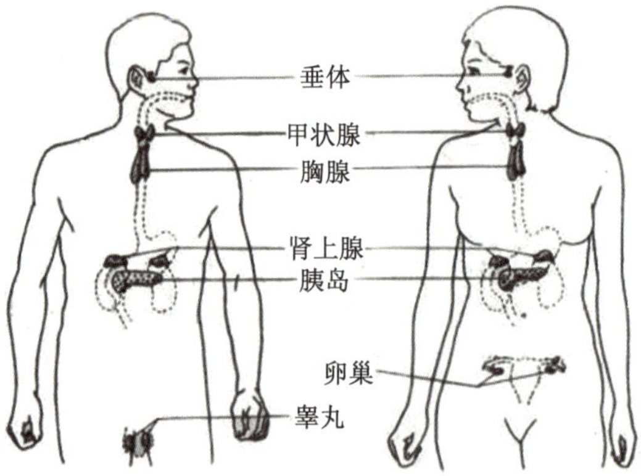

图 4-1-10　人体主要内分泌腺

（二）内分泌系统的基本功能

内分泌腺无排泄管，又称无管腺，其分泌物称为激素，直接释放入血液或淋巴液，经血液循环运送至全身各处，参与调节机体的新陈代谢、生长发育或生殖衰老等生理活动。激素所作用的细胞或器官，称为靶细胞或靶器官。激素是内分泌系统的信息传递者，它经体液传送至靶细胞，通过刺激或抑制作用，调节靶细胞的功能。

（三）老年人内分泌系统变化

1. 垂体　脑垂体是人体最重要的内分泌腺，控制多种对代谢、生长、发育和生殖等有重要作用激素的分泌。老年人垂体的重量减轻，血液供应减少，功能降低，激素分泌减少，可发生内环境失衡，出现更年期症状，表现为头痛、头晕、失眠、出汗等，继而发展为生气、郁闷、猜疑等。男性、女性的雄激素和雌激素分泌减少会引起骨质疏松。

2. 甲状腺　人到老年，甲状腺重量减轻，甲状腺激素分泌减少，基础代谢率下降。甲状腺功能减退时，影响脂代谢，血中胆固醇增加，会促使动脉粥样硬化症的发生。患心脑血管疾病及其他慢性疾病的老年人，如果长期服用一些含碘药物治疗，这些药物可导致甲状腺肿大、甲状腺结节或甲状腺功能异常。

3. 胰腺　老年人胰腺萎缩，胰岛β细胞衰老，功能不足，致胰岛素分泌减少。血浆胰岛素水平下降，肝细胞膜上胰岛素受体对胰岛素的敏感性降低，周围组织对葡萄糖的利用减少，导致空腹血糖升高，糖尿病的发病率升高。

4. 肾上腺　老年人肾上腺皮质和髓质的细胞减少，肾上腺功能减退，肾上腺皮质激素的分泌可随增龄而出现原发性或继发性变化。肾上腺皮质激素分泌失调可引起糖、脂肪、蛋白质代谢紊乱，应急能力下降。

七、神经系统的老化与改变

（一）神经系统的组成

神经组织是构成人体神经系统的主要成分，由神经细胞和神经胶质细胞构成。神经细胞在结构和功能上是神经系统的基本单位，又称神经元，具有感受刺激和传导冲动的功能。神经胶质细胞对神经元有支持和保护等功能。神经系统可分为中枢神经系统和周围神经系统。

1. 中枢神经系统　包括颅腔内的脑和椎管内的脊髓，两者都含有躯体神经中枢和内脏（植物）神经中枢。

（1）脑　位于颅腔内，分为延髓、脑桥、中脑、间脑、小脑和大脑六部分。

①脑干　延髓、脑桥和中脑合称为脑干。在脑干网状结构中，存在心血

管运动中枢、呼吸中枢等，反射地调节机体的正常生命活动。脑干网状结构对维持大脑皮质的觉醒状态起重要作用。

②间脑　间脑主要分为背侧丘脑、后丘脑和下丘脑，下丘脑是重要的皮质下内脏神经中枢，可以接受来自内脏的各种信息，也发出下行纤维到达脑干和脊髓的各级内脏活动中枢，对内脏活动起重要的调节作用。刺激或损坏下丘脑，可使内脏的功能发生改变，如水的平衡、心跳、血压、呼吸、消化、内分泌、糖和脂肪的代谢、体温调节等功能均可改变，正常的睡眠、觉醒，甚至情绪反应也受影响。

③小脑　小脑的功能主要是协调运动、调节肌张力和维持身体平衡。

④大脑　主要包括左、右大脑半球，在人的大脑皮质有许多中枢。

躯体运动中枢是发动躯体随意运动的最高中枢，支配身体对侧骨骼肌的收缩，但对眼、咀嚼、咽、喉、面部表情肌等是双侧支配。躯体感觉中枢接受身体对侧的感觉冲动。视觉中枢接受来自视网膜的传入冲动，感知物像。听觉中枢接受来自两耳的听觉冲动。语言中枢包括运动性语言中枢、听性语言中枢、书写中枢和视性语言中枢（阅读中枢）。运动性语言中枢如果受损，与说话有关的肌肉虽未瘫痪，但会丧失说话能力；听性语言中枢受损，听觉无障碍，也能说话，但失去理解别人说话意思的能力；书写中枢受损，会失去写字和绘画能力；视性语言中枢若受损，人的视觉虽无障碍，但看不懂认识的文字，不能阅读。嗅觉中枢接受嗅觉感受器产生的嗅觉冲动，感知外界的气味。

（2）脊髓　脊髓由灰质和白质构成，灰质在内部，白质在周围。正常时，脊髓的功能是在脑的调节下完成的。脊髓是感觉冲动和运动冲动的传导通路。躯干和四肢的感觉冲动及部分的内脏感觉冲动由脊髓传导到脑，脑对躯干和四肢骨骼肌的传出冲动以及对内脏的一部分传出冲动，通过脊髓传递下来。

2. 周围神经系统　周围神经系统包括与脑相连的 12 对脑（颅）神经和与脊髓相连的 31 对脊神经，两者都含有躯体神经和内脏（植物）神经。

（1）脑神经　各对脑神经所含的纤维成分不尽相同，有的只由感觉纤维组成，有的仅含有运动纤维，有的为混合体。所有脑神经中的纤维成分可总括为：躯体感觉（传入）纤维、内脏感觉（传入）纤维、躯体运动（传出）纤维、内脏运动（传出）纤维。

嗅神经主要负责鼻的嗅觉；视神经主要负责眼的视物功能；动眼神经主管眼球向上、下、内方向的运动，上提上眼睑及瞳孔的缩小；滑车神经主管眼球向外下方的运动；三叉神经一部分负责面部的触、温、痛等感觉，一部分主管咀嚼动作；外展神经主管眼球向外方向的运动；面神经主管面部表情肌的运动、部分唾液腺的分泌及舌前三分之二的味觉感觉；听神经（又称前庭蜗神经、位听神经）分别主管耳对声音的感受和保持人体的平衡；舌咽神经主管咽喉部黏膜的感觉、部分唾液腺的分泌和舌后三分之一的味觉，并与迷走神经一起司理咽、喉部肌肉的运动；迷走神经既负责咽、喉部肌肉的运动，还司理咽、喉的腺体分泌以及心脏、血管、胃肠道平滑肌的运动，是胃液分泌的重要神经；副神经主要负责转颈、耸肩等运动；舌下神经支配舌肌运动。

（2）脊神经　是由脊髓发出的成对神经。人体共有 31 对，包括颈神经 8 对、胸神经 12 对、腰神经 5 对、骶神经 5 对和尾神经 1 对。每对脊神经均由前根和后根在椎间孔处合并而成，前根属运动性，后根属感觉性，故都含有运动纤维和感觉纤维，即躯体运动、躯体感觉、内脏运动、内脏感觉纤维，属于混合性。

脊神经的本干很短，出椎间孔后立即分为前支、后支，每支均含传入、传出纤维，为混合性。脊神经前支中，只有胸神经前支保持明显的节段性，其余各支互相交织成丛，由丛再分支分布于相应的皮肤和肌肉。脊神经前支形成的丛有颈丛、臂丛、腰丛和骶丛。脊神经后支按节段分布于枕、颈、背、腰和骶臀部的皮肤及脊柱部的肌肉。

（二）神经系统的基本功能

神经系统是人类高度发展的系统，它在人体生命活动中起主导作用。神经系统可使人体内各系统器官的功能活动相互协调统一，使人体的功能活动与外界环境相适应。人类的脑，特别是大脑皮质已进化到非常复杂的程度，它可以在实践中产生思维活动。人类不只被动地适应外界环境的变化，还可以认识客观世界并进而改造客观世界。这是人类神经系统功能最主要的方面。

（三）老年人神经系统变化

1. 脑的变化　与身体其他器官和组织一样，脑也会随着年龄的增长而逐渐老化。老年人脑体积逐渐缩小，脑重量逐渐减轻，脑沟变宽、增深，脑回变窄，脑室扩大，出现明显的脑萎缩。脑结构衰老损伤，神经兴奋性差，致使老年人出现运动不协调，步态不稳，动作的准确性不佳，完成精细动作的能力下降。

2. 神经功能的变化　老年人动脉粥样硬化导致脑组织缺血，代谢率降低，脑蛋白质代谢障碍，最终导致脑软化。由于组织结构衰老，神经系统的感觉、运动和高级功能等各方面发生衰退。感觉功能的退化，使机体感受刺激的能力随之下降；运动器官的退化、运动中枢和神经传导功能的退化，导致老年人躯体运动能力明显衰退，静态平衡能力也减退。神经元的变性、老化，使老年人对外界反应变得迟钝，注意力不集中，易疲劳，恢复速度减慢。

第二节　老年人的心理特点

人的心理特点是指人在认识和改造客观事物过程中，不仅有认识、情感、意志等各种心理过程，还表现出心理活动的独特性，即个性心理特征。从中年到老年，个体的心理特征并无本质上的变化。人步入老年期，各项生理功能进入衰退阶段，加之环境的改变，社会角色的转变，老年人心理状况也相应地发生变化。不同心理素质的老年人有其不同的变化特点。

一、感知的特点

感知是心理过程的初始阶段，是最简单的心理活动，人的心理活动是外界刺激通过感觉器官作用于大脑的结果。随着年龄的日增，老年人感知觉器官组织的结构和功能均发生老年退化性改变，导致老年人视、听、嗅、味等感觉功能下降，尤其是视觉和听觉障碍逐渐显现，影响老年人对周围环境信息的接收。感官的老化，功能的衰退，引起反应迟钝、行动迟缓，使老年人对外界刺激反应的敏锐度下降，与周围环境产生隔绝感。

二、记忆的特点

记忆是个体经历的事物在脑中的再现，是将感知过的事物、思考过的问题、体验过的情感、经历过的活动等信息储存在大脑，需要时提取出来的过程。记忆与感知一样，是人脑对客观现实的反映，但记忆是比感知更复杂的心理现象。感知过程是反映当前直接作用于感官的对象，是对事物的感性认识，记忆反映的是过去的经验，兼有感性认识和理性认识的特点。

老年人早年的记忆保持较好，对年轻时、中年期发生的事回忆能力也较好，随着增龄、感知觉功能的退化，信息的储存能力受到一定的影响。信息储存与提取困难的相互作用，使记忆力减退、健忘，对刚刚感知过的事物的记忆保持时间较短，尤其机械性记忆减退明显，难以记住电话号码、人名等。老年人记忆减退出现的时期、速度的快慢、程度的轻重，存在明显的个体差异。患有神经系统疾病的老年人，记忆力的减退更趋明显。当老年人处于情绪紧张、焦虑或抑郁等精神状态下，会对记忆效果产生负性影响。老年人对于刚听过或看过、当时在脑里留有印象的事物记忆较好，是记忆减退较慢的一类记忆。老年人的再认能力比回忆能力强，即对看过、学习过的事物再次出现在眼前时，能辨认出曾经感知过。

三、思维的特点

思维是比感觉、知觉、记忆等心理现象更复杂的过程。思维是人类具有的高级认知活动，是人依据已获得的知识和经验，对客观现实事物概括的、间接的反映。思维探索与发现事物本质的属性及事物内部的联系和规律性，是认知事物特征的过程，包括类比、判断和推理等。思维以感知为基础。老年人由于感知和记忆能力的衰退，抽象思维能力、逻辑推理能力下降，在思维的敏捷度和灵活性等方面较年轻时差，思维活动也有减慢。老年人概念学习的效能减退，形成概念需要的时间和出现的错误随增龄而增加，解决问题等思维能力有所衰退。但老年人思维的广阔性、深刻性较强，在自己熟悉的专业领域，思维能力的减退不明显。

老年人的思维存在明显的个体差异，有的老年人思维明显衰退，有的老年人改变不大。到老年期，一个人的思维是否衰退以及衰退的速度有生理上的原因，与一个人的生活方式和生活态度也有十分密切的关系。经常参加力所能及、有益于身心健康的活动，勤于思考问题，仍能保持较高的思维水平。

四、情绪的特点

情绪是人对客观事物的态度体验及相应的行为反应，有积极与消极之分。老年人积极的情绪包括自尊感、自由感、满足感；消极的情绪包括孤独、空虚、失落、焦虑、抑郁等。随着生理功能的逐渐退化、各种健康问题的出现、负性生活事件的冲击，老年人常会出现消极的情绪反应，且对负性应激事件引发的情绪体验更持久。老年人的情绪一旦被激发，恢复平静的时间较长。老年人由于比较理性，更善于控制情绪表现和情感流露，掩饰自己的真实情感，通过认知调节减弱自己的情绪反应。老年人关心自身健康的情绪活动增强，更关注身体状况的异常改变，对疾病较为重视。

由于受到生理条件的限制，例如短期记忆能力的衰退和思维能力的退化，老年人对新近事物的接受能力比较低，学习和理解一些新事物需要的时间更长，对社会和生活环境的适应能力减弱，容易产生自卑情绪。退休后老年人的生活、社交圈变得越来越窄小，对社会事务的参与度也越来越低，在精神上会感到孤独和空虚，与时代渐渐有了脱节感。

五、智力的特点

智力是人们在获得知识和掌握技能，以及运用知识和技能解决实际问题时应具备的基本条件，智力活动是大脑高级神经活动的某种特征，其活动过程包括了全部的认知过程，如观察力、注意力、想象力、记忆力、思维、判断和适应等能力。

老年人的智力会随年老发生变化。进入老年期后，大脑活动功能仍能维持，老年人的智力有部分而非全面衰退。老年人接受新概念的能力、理解复杂关系的能力、注意力和反应速度、对空间关系的认知与判断方面的能力等，会随年龄的增高而逐渐减退。语言表达能力以及对事物的理解等能力，未明显表现出因年龄增长而降低的态势。

智力是综合的心理特征，由很多因素构成，老年人的智力减退并不不意味着构成因素也以同一速度减退，如词汇方面的变化速度减退并不明显，空间知觉等方面的能力减退则较明显。

六、人格的特点

人格是各种心理特征的总和，是构成一个人的思想、态度、情感及行为的特有模式，使每个人具有异于他人的独特的心理品质，表现出各自独特的风格。人格的形成受遗传、成长环境和学习的影响逐步成熟，具有相对的稳定性。老年人人格特征是影响老年人健康的一个重要因素。

随着年龄的增长，身体、神经系统和感觉系统的衰老，老年人的人格特征在一些方面发生着重要变化：一是不安全感。人到老年，身体各系统和器官逐渐发生功能性和（或）器质性变化，出现各种健康问题或罹患疾病，使老年人对身体功能的变化很敏感，担心疾病的医疗照护保障及生活保障。二是孤独感。老年人心理孤独感较为普遍，有因为失落产生，有因为生活的境遇和人际关系及家庭关系与自己的期望不同所致。对离退休生活的不适应，缺乏沟通，缺少精神寄托，使老年人更加内向，逐渐疏远社会，性情孤僻，离群索居。三是固执。固执是人格偏离群体的一种特殊心理表现。由于时代与社会发展快速，知识结构与观念更新迅速，而老年人接受新观念、新事物的速度缓慢，能力减退，表现出自我封闭和固执守旧的性格改变，加之生活中缺少陪伴，缺乏亲情的照顾，使老年人变得更加固执，而心理活动状态又很难转向，遂成为导致疾病的诱因。四是依赖性。老年人生理功能自然老化，社会地位变更，人际交往的范围变窄和寂寞感等，会使老年人产生依赖感，特别是在患病后，更依赖于他人的关注和关怀。

老年人的人格并非只发生单向改变，有些老年人能保持稳定的心理特征，做事深思熟虑、沉稳，不轻易冲动。老年人人格变化的剧微，取决于周围人对老年人的态度，也与老年人生活的文化环境有关，良性环境会强化老年人的人格活力。

七、老年人常见心理问题

心理问题是由人的精神因素引发的一系列问题，与一定的情境有关，如经历紧张的压力事件后，心绪不宁，困惑自己为什么会遇到这样的问题，如果无法排遣，会感到非常痛苦。随着人生不同阶段的过渡，角色也随之发生改变。步入老年后，老年人如果不能适应退休后的无所事事，存在的价值感降低，感到不再受人尊重和重视，则会出现相应的心理问题。

（一）焦虑

焦虑是个体对不确定事件的防御性身心反映，会因无明确对象或无确定内容而紧张不安，使自信心受挫，内疚感增加，形成带有恐惧性的情绪状态。如老年人担心自己遭到嫌弃，子女离开自己，抛弃自己，出现代际之间的矛盾和冲突，产生分离焦虑。有些老年人因身体有恙，疑心病入膏肓，对日渐衰退的躯体机能极度敏感，会感觉到更多他人体验不到的痛苦。

（二）抑郁

老年人离退休后赋闲在家，会有一段时间的低谷期，一时难以适应。有些老年人心理抗压能力弱，面对衰老的事实既惧怕又无奈，或自卑自责，或自怨自艾。有些老年人会情绪低落，思维变得迟缓，意志活动减退，言语动作减少，冷漠、无助，产生消极自我意识，甚至出现功能性精神障碍。情感脆弱的老年人遇到挫折后，可能会产生悲观失望的情绪。长期持续的消极情绪易引起心境的改变，对日常活动的兴趣减退，主动语言减少、社会交往变得被动，甚至丧失生活兴趣。

（三）偏激

偏激情绪可表现为两个相反的趋向。一种趋向是因为衰老而否定自我，自怜自贬；另一种趋向是因为衰老而过高要求他人，希望得到更多的敬重和关爱。当希望得不到满足时，又会加剧偏激程度而产生自暴自弃。

（四）恐惧

老年人害怕衰老的核心是恐惧死亡。随着机体功能的老化，身体会出现异常表现和感受，疾病也会侵袭老年人的身体。老年人担心患病后自理能力下降，给家人带来麻烦，产生忧虑感和急躁情绪。患了某些疾病的老年人怕疾病不愈，加之病痛的困扰，心理会变得越发脆弱，负担加重，感觉生活无望，担心死亡的临近，害怕与亲人永远分离，惧怕谈论死亡。

第三节　老年人的照护特点

一、老年人照护的原则

（一）区域性原则

老年人的生活区域主要包括家庭、老年护理保健院、老年病院等。随着健康养老服务需求日益强劲，老年人医疗卫生需求和生活照料要求叠加的趋势越加显著，出现了老年人养老驿站、医养结合等养老服务与医疗卫生相结合的形式，以满足老年人多层次、多样化的健康养老需求。区域性原则是以不同区域为基础，为老年人提供专业保健照护和社会服务。

（二）全面性原则

世界卫生组织提出：健康不仅是躯体没有疾病，还要有良好的精神（心理）状态和社会适应能力。人是一个整体，对老年人实施照护不仅关注其身体各系统功能正常与否，还要从老年人心理、精神、社会适应能力、文化、疾病和生活质量等各层面的问题给予必要的关心、帮助、指导和照护，全面维护和促进老年人的身心健康。

（三）参与性原则

老年人的照护服务措施和过程是以多方参与、团队合作的形式完成的。服务于老年人的各方人员，包括医务人员、养老护理服务人员、管理人员、后勤保障服务人员等，需要共同协作，根据不同目标，提供不同形式的服务与管理。通过团队的配合与协作，发挥集体优势，共同承担维护老年群体的健康责任。老年人也应参与到照护的过程中，了解自己的身体状况，积极参加各种社会活动，融入社会。

（四）个体化原则

老化是不可避免、普遍的现象，但老化的速度、表现却因人而异。每个老年人都有自己独特的生活背景、经历、个性特征和健康需求，患同一种疾病或有相同健康问题的不同老年人，可表现出不同的症状和反应。老年人照护是用整体观念，通过询问、观察、检查等措施，全面了解每个老年人的基本情况及心理特点，分析、评估既往与目前的健康状况和心理问题，制定照护目标与计划，提供有针对性的预防、照护措施。

（五）连续性原则

老年人的健康问题及疾病常伴随或困扰老年人终身，需要长时间的照护和康复。连续性的照护管理可随时了解老年人身体状况及各种需要，早期发现躯体、心理、行为等异常改变，满足有各种疾患或健康问题的老年人对照护和日常生活的合理需求，及时解决老年人的问题，消除影响健康的危险因素。

二、老年人日常照护特点

（一）建立健康的生活方式和行为习惯

健康的生活方式和行为习惯对老年人有重要意义，可以补偿老年人抵抗力和适应力的不足。老年人在长期的生活中已经形成自己的习惯，如醒觉与睡眠、作息安排，不同的生活习惯只要对健康无害，则无需改变。老年人应建立、沿袭个人良好的生活方式，做到起居有常、饮食合理、营养均衡、适量运动、戒烟限酒，并保持良好的心态，以增强体质，提高健康水平。老年人还要坚持好的卫生习惯，防止经呼吸道、消化道或接触等方式传播的疾病发生，维持身体相对健康的状态和自理能力。自主和自理的生活既有利于身体活动，还能增强生活的信心，发挥身体的潜能，延缓对他人的依赖，减慢衰老的速度。

（二）合理营养和平衡膳食

随着增龄，老年人的体力活动减少，机体代谢过程减慢，能量消耗降低。老年人体内的代谢过程以分解代谢为主，对蛋白质的吸收能力降低，对脂肪的消化功能减弱。日常饮食照护是指导老年人合理营养和平衡膳食，注意适当控制热量的摄入，多食用含量丰富且质量较高的蛋白质、蔬菜和水果，不宜摄入过多的动物性脂肪，应以富含不饱和脂肪酸的植物油为主，少食含胆固醇较高的动物内脏，适当补充微量元素、维生素等营养素。

（三）运动锻炼

老年人要根据自身健康状况选择合适的活动和锻炼形式，循序渐进，持之以恒。活动强度不宜过大，避免加重心脏负担。在自己健康允许的情况下，做力所能及的家务，坚持散步、慢跑、打太极拳、游泳等有氧运动，随时活动四肢大、小关节，做伸展、屈曲动作。锻炼的强度和活动持续时间应根据自身状况量力而行，以不感到疲劳为原则。在锻炼活动时要注意自我监护，如果出现气短、心慌、眩晕等不适感，应立即停止锻炼。老年人应避免从事剧烈的运动或突然改变运动类型的活动。

（四）安全照护

老年人的衣着质地宜轻软，长短合适，便于穿脱。鞋袜合脚，鞋底宜软，与地面的摩擦力要大，防止滑倒。床铺不宜过软，被子不宜过重，以免使身体过度下陷，不易于翻身和移动体位。进食过程中要注意安全，食物温度不要高，不要被食物中的骨、刺弄伤，防止饮水引起呛咳。浴室、卫生间内要设置防滑垫，安装扶手，洗浴水温不宜过高，时间不宜过长。老年人应避免高处取物及举持重物。老年人使用热水袋、电热器取暖时，要掌握好温度和时间，防止烫伤或发生意外。吸烟的老年人应戒烟，并防止发生火灾等事故。高龄老人外出最好有人陪伴。

（五）关注心理健康

老年人生理功能的老化，社会功能的改变，会直接或间接影响心理功能，出现不同程度的心理障碍。老年人面临着各种现实的压力，如丧偶、体弱多病等老年期常见的生活事件，容易产生疑虑、废用感等，出现身心不适，如能很好解决这些问题，可使心情舒畅。老年人的心理调适不仅有赖于自我心理调整，更需要社会尊老敬老风气的不断强化。借助各方力量的支持，帮助消除心理障碍，树立正确的老年价值观，扩大社会交往，可更快地使老年人走出心理阴霾。

（六）预防常见健康问题

1. 跌倒　跌倒是老年人最常见、最严重的健康问题之一，是我国伤害死亡的第四位原因，在 65 岁以上的老年人中高居首位。跌倒可导致老年人骨折，继之卧床，若照护不当，会出现压疮、肺炎等并发症。跌倒不仅影响老年人的身体健康，跌倒后的恐惧心理可以降低老年人的活动能力，使活动范围受限，生活质量下降。跌倒的危险因素复杂多样，包括老年人自身原因和外在原因。老年人由于机体老化、脑组织萎缩、身体控制平衡能力下降而增加跌倒的危险性；患有关节疾病、视力障碍、直立性低血压，服用安眠药、降压药的老年人也容易跌倒。外在环境原因如地面湿滑不平、居住环境物品摆放杂乱、居室照明不足、浴室没有扶手等，都容易导致老年人发生跌倒、摔伤。

2. 便秘　便秘是老年人常见的健康问题。老年人由于胃肠道蠕动减慢，结肠运动减弱，不足以产生明显的便意，排空时间延长，水分大量吸收，常出现便秘，表现为排便次数减少，粪便干硬，排便困难，每次排便时间较长，失去规律性。

老年人因牙齿脱落，造成咀嚼困难，更喜吃低渣精细的食物，或因饮食结构不合理，缺少膳食纤维摄入，使粪便在肠内运动减慢。由于患某些疾病，使老年人活动减少，特别是因病卧床、长期乘坐轮椅者，因缺少运动性刺激以推动粪便运动，容易发生便秘。

长期便秘不仅会加快衰老，还可导致痔疮、大肠癌等，并诱发心绞痛、脑血管意外，直接威胁老年人的身心健康。

3. 失眠　失眠是老年人中普遍存在的问题，具体可表现为入睡困难、易醒、醒后不能再睡、睡眠时间不足，甚至彻夜不眠。失眠或睡眠不足，使老年人不能通过睡眠休息消除疲劳、恢复精力和体力，造成免疫功能失调，判断力、警觉力下降，心情忧虑，还会导致某些疾病发生，如神经衰弱、胃肠疾病，并增加多种疾病的患病风险，如肿瘤、心脏病、糖尿病等。失眠会降低老年人对自身健康的评价，增加抑郁的风险，引起认知功能减退。

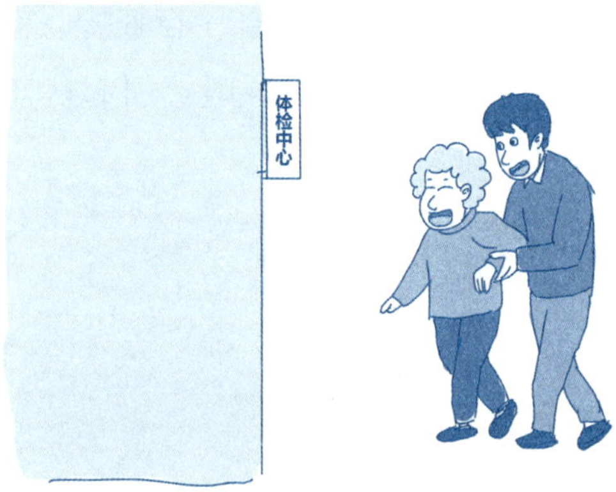
体检中心

第五章

老年人常见病
健康照护相关知识

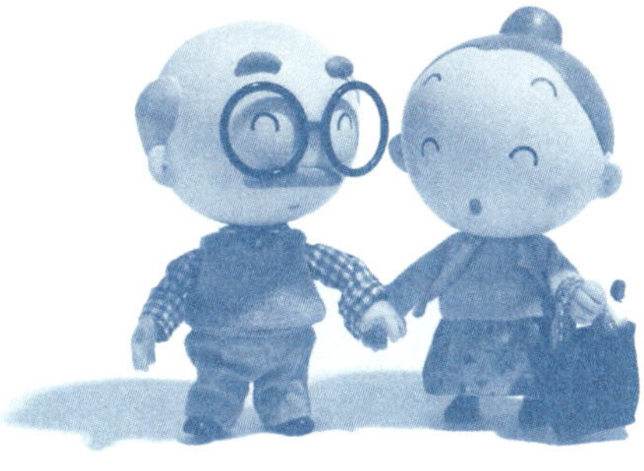

衰老是老年疾病发生和发展的根本因素。由于老年人各种细胞、器官、组织结构与功能随增龄而逐渐老化，身体适应能力减退，抵抗力下降，导致各种疾病的发病率上升。因衰老引发的神经系统退行性疾病及退行性骨关节病，严重损害老年人的健康。老年人所患疾病通常是终身性疾病，损害心、脑、肾等器官，引发老年人失能、疼痛、伤残等，影响生活质量。老年人患病的特点不同于青、中年人，各种慢性疾病的患病率高、症状不典型、多种疾病共存，即使没有发生脏器功能衰竭，也会出现多系统功能障碍。在照护老年人过程中，加强对疾病的干预和预防，对延缓疾病的进展、减轻症状与不适、促进老年人的健康、提高生活质量有积极的作用。

第一节　高血压病老年人健康照护相关知识

高血压是老年人常见的心血管疾病，是心、脑血管疾病的重要危险因素。随着人们生活水平的提高和寿命的延长，老年人原发性高血压的患病率和发病率逐年增加，血压水平也随年龄增加而升高，高血压已成为威胁老年人健康和医疗照护的大问题。老年人高血压患病的特点是患病率高、致残率高、死亡率高；致病原因多、多种代谢紊乱、多脏器损害；发病机制复杂；知晓率、治疗率、控制率处于较低水平。提高人们对高血压病的认识，增强自我保健意识，对减少高血压病并发症的发生具有重要的意义。

一、高血压病概述

（一）高血压概念

高血压是以体循环动脉收缩压和（或）舒张压持续增高为特征的综合征。老年高血压是指年龄 60 岁以上的老年人，在未使用降压药的情况下，血压非同日测量 3 次以上收缩压≥140mmHg 和（或）舒张压≥90mmHg，以收缩期高血压多见。高血压分为原发性高血压和继发性高血压，其中原发性高血压又称高血压病，占所有高血压病人的 90%以上。

（二）高血压病的危险因素

老年高血压的发病机制尚未完全明了。随着年龄的增长，主动脉壁内膜变厚，脂质物质和钙盐沉积，结缔组织生成增加，大动脉弹性降低，动脉血管压力无法得到缓冲，可使血压升高。

原发性高血压是不可改变的遗传因素和可改变的环境因素相互作用的结果，遗传因素决定基础血压，环境因素在发病过程中起着很重要的作用。

1. 与遗传有关的危险因素

（1）家族史　有高血压家族史人群的发病率高于无家族史人群，父母均患有高血压的子女患高血压的概率也较高。

（2）年龄与性别　高血压发病的危险度随年龄的增长而升高，男性发病率高于女性。老年以后性别的差异缩小。

2. 与环境有关的危险因素

（1）肥胖　体内脂肪分布特别是腹部脂肪蓄积，与心血管疾病有很高的相关性。老年人腹部脂肪容易堆积，形成向心性肥胖。腰围作为腹部脂肪的评价指标，在预测心血管疾病的危险性方面有较高的价值。体重指数是与高血压相关的重要因素。

（2）生活习惯　吸烟、过量饮酒、身体活动不足等不良生活习惯和不健康饮食，是高血压病发生、发展的行为危险因素。

（3）高盐饮食　老年人味觉功能减退，喜欢食用钠盐高的食品，钠盐摄入过多，而老年人肾脏排钠能力降低，引起水钠潴留，导致血容量增加，血管细胞肿胀，管腔狭窄，外周血管阻力增大，引起血压升高。

（三）高血压主要表现

大多数高血压老年人起病隐匿，进展缓慢，缺乏典型的表现。早期症状有头痛、头晕、失眠、乏力，紧张或劳累后加重，高血压头痛的典型特点是在血压下降后能自行缓解。随着病情的发展，血压明显升高，多数高血压老年人会突然感到头痛、眩晕、恶心、烦躁、视物模糊、言语不利等。

（四）老年高血压特点

进入老年期后新发生的高血压，多为单纯收缩期高血压，即收缩压升高而舒张压正常。收缩压随年龄的增长而升高，舒张压在 60 岁后则缓慢下降，脉压差增大。老年人血压不稳定，高血压病初期的老年人血压值时高时正常，在精神紧张、情绪波动、劳累时易升高，休息时或去除高血压的危险因素后，血压可降至正常。高血压老年人可出现血压昼夜节律异常，夜间血压下降幅度不足 10%或超过 20%，使心、脑、肾等器官损害的危险增加。老年人体位的改变，如从平卧位、坐位突然改变为直立，或长时间站立发生脑供血不足，压力感受器难以迅速调整，不能耐受急剧及迅速降压，易发生体位性低血压，收缩压和（或）舒张压均下降，出现头晕、目眩、站立不稳、视力模糊、软弱无力等。患高血压的老年人还常伴有其他多种慢性疾病，如糖尿病、血脂异常、动脉粥样硬化等。

二、高血压病老年人的照护要点

（一）评估高血压老年人

询问老年人有无家族史，了解有无吸烟、酗酒的不良嗜好，运动量是否较少。监测血压，了解血压波动情况，有无异常症状表现。询问老年人是否了解对高血压防治的知识，药物治疗依从性是否良好。了解老年人精神、心理状态，是否存在负性情绪，有无对终身药物治疗的担心和忧虑，有无对疾病发展和治疗效果的焦虑。

（二）监测血压变化

血压在一天 24 小时中不稳定，波动大，表现为活动时增高，安静时降低。自发性波动的特点是上午 6~10 时和下午 2~8 时血压较高，测量这两个时间段的血压可以了解血压的高峰，特别是每日清晨睡醒后，监测此时的血压可以反映所服用降压药的降压作用是否能持续到次日凌晨。测量血压要求定体位、定部位、定时间、定血压计，并准确记录。

（三）生活方式干预

1. 舒适环境　提供安静的环境，减少声光刺激，减少引起或加重头痛的相关因素，注意室内温、湿度的调节，避免寒冷刺激导致血管收缩。

2. 合理膳食　在饮食方面，坚持低盐原则，每日摄入量在 6 克以下，尽量不吃盐腌食物，同时还要注意食物中的隐形盐，如酱油、调味料等。以低热量、低脂肪、低胆固醇食物为主，少食动物内脏，少吃或不吃甜食，多吃水果、蔬菜，适当补充蛋白质，如低脂牛奶、鱼类、禽类、瘦肉，保护心脑血管。膳食中钙摄入不足与高血压有关，应注意补钙，选择含钙较多的食物，如奶类、豆类、虾皮、紫菜等。增加粗纤维食物摄入，保持排便通畅，预防便秘。

3. 控制体重　肥胖或超重是血压升高的重要危险因素，减肥可以明显降低高血压的风险。对于肥胖或超重的高血压老年人，即使体重减轻的程度无法达到理想水平，也对降低血压有帮助。较肥胖的高血压老年人须吃低热量、营养丰富的食物，控制每日总热量的摄入；严格限制高脂肪、高糖类、薯类、肥肉以及油脂多的干果等食物的摄入；减少进食量，避免过饱，晚餐应清淡。控制体重的要点除控制总热量摄入、减少体内脂肪含量，还需增加体力活动及运动锻炼。

4. 适度运动　极高危的高血压老年人要绝对卧床休息，高危者以休息为主。危险性不高的老年人应根据自己的年龄和身体状况，选择喜爱和适宜的运动方式和种类，如散步、打太极拳、气功、做操等有氧运动。有氧运动是调节紧张情绪、促进身体健康的最佳运动方式。运动时间每次以30~45分钟为宜，每周3~5次。运动量要适度，从小运动量开始，循序渐进，运动强度因人而异，避免剧烈活动。运动量和运动方式以运动后自我感觉良好为标准，注意不要做动作过猛的低头弯腰、用力屏气以及体位变化幅度过大的动作，在改变体位时动作宜缓慢，从卧位到站位前先活动四肢再慢慢坐起，如果起床活动时自觉头晕，应立即坐下或卧床休息。

5. 戒烟限酒　高血压老年人要充分认识戒烟限酒的重要性，并付诸行动。吸烟对血压升高有一定影响，即使服用降压药，也会影响药物疗效。适量饮酒对血压的降低有一定辅助作用。

6. 指导老年人通过听音乐、做手工、园艺等消遣方式调整情绪，保持良好心态。

（四）常见用药及注意事项

1. 常用药物　如氢氯噻嗪、硝苯地平、阿替洛尔、卡托普利、氯沙坦等应用广泛的抗高血压药物，可单药治疗或联合应用，一般需要长期治疗。

2. 常见用药观察注意事项

（1）药物不良反应的原因　在使用常用剂量的药物治疗疾病过程中，病人可能会出现与用药目的无关且不利于病人的各种反应。发生药物不良反应的原因比较复杂，如病人应用的药物种类多、药物有效成分的分解产物引起不良反应、用药途径不同、长期用药可能发生的蓄积作用、个体差异对药物作用性质的影响、年龄不同对药物代谢速度的影响、饮食不均衡对药物作用的影响，以及疾病原因对药物的吸收、代谢和排泄带来的改变等。

（2）用药观察　高血压老年人在药物治疗期间，照护者要注意监测其脉率是否增快、是否有低血压；观察面部有无潮红、脚踝有无水肿；查看皮肤有无皮疹；询问有无疲乏、胃肠不适等。

第二节　冠心病老年人健康照护相关知识

冠心病是老年人的常见病、多发病，在我国冠心病已成为除高血压和脑卒中以外第三大心脑血管疾病，病死率呈上升趋势。冠心病的发病率随年龄的增长而增加，严重危及老年人的生命。

一、冠心病疾病概述

（一）冠心病概念

冠心病是冠状动脉粥样硬化性心脏病的简称，是因冠状动脉粥样硬化，使血管狭窄或血栓形成并阻塞血管，引起冠状动脉血流和心肌需求之间不平衡而使心肌损害，导致心肌缺血、缺氧和梗死，又称缺血性心脏病。根据冠状动脉病变的位置、范围和心肌缺血的程度，可分为不同的类型，其中，以心绞痛和心肌梗死最常见。

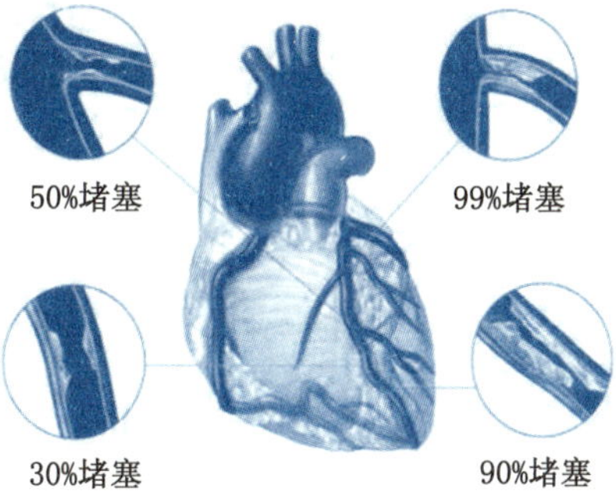

图 5-2-1　冠心病血管变化

（二）冠心病危险因素

1. 年龄　随着年龄的增加，冠心病的发病率也相应增加，老年人动脉老化发生退行性改变是发生冠心病的易感因素。

2. 吸烟　吸烟者患冠心病的机率较高，且危险性随吸烟的数量和时间的延长而增高。吸烟可造成动脉壁氧含量不足，烟草中所含的尼古丁与一氧化碳对心血管系统有损害作用，促进动脉粥样硬化形成。被动吸烟也是冠心病的危险因素。

3. 饮食　饱餐、高胆固醇、高动物脂肪、高热量摄入过多、体力活动较少的老年人，易发生营养过剩，增高冠心病的发病率。

4. 肥胖　体重超过正常，尤其在短时间内体重增加明显的老年人，动脉粥样硬化可加剧。

5. 运动　体重指数≥30、缺乏运动与冠心病发病有关，积极参加活动的人，冠心病的危险性比不积极活动者低。过度劳累和情绪激动也是发病诱因。

6. 血脂异常　脂代谢异常是冠状动脉粥样硬化重要的危险因素，血清胆固醇和甘油三酯异常可促进动脉内壁增厚，脂质沉积，形成粥样斑块，造成管腔狭窄。

7. 高血压　是导致冠心病发生最常见的危险因素，长期高压血流造成动脉内膜损伤，使血脂易于透过损伤的动脉内膜而沉积。高血压老年人动脉粥样硬化程度较血压正常者明显，血压水平越高，动脉硬化程度越重。收缩压和舒张压增高都与冠心病关系密切。

8. 糖尿病　糖尿病并发心肌梗死者较多。糖尿病老年人常伴有高脂血症，可加速动脉粥样硬化的发生，增加再梗死的机会。

（三）冠心病主要表现

发作性心前区痛是冠心病的主要表现，常因体力劳动或情绪激动而诱发，也可以在饱餐、吸烟、排便时发病，疼痛范围约手掌大小。发作时，常不自觉地停止原来的活动，直至症状缓解。疼痛持续3~5分钟，不超过15分钟，休息或舌下含服硝酸甘油1~5分钟之内可缓解，多为心绞痛。胸部不适、活动时心悸、胸痛加重、发作频繁、烦躁不安、持续时间可达数小时或数天、休息和口服硝酸甘油疗效较差，多为急性心肌梗死。

（四）老年冠心病特点

1. 无症状冠心病发生率高　老年人由于长期慢性缺血，引起心肌纤维化，无明显的心绞痛症状，常以气促、胃肠道不适为表现。

2. 心绞痛症状不典型　可表现为胸闷、乏力、上腹不适、上腹痛、左肩痛、咽喉痛、牙痛等。

3. 急性心肌梗死症状不典型　常以发作性呼吸困难、不明原因的低血压、晕厥、突然昏迷等脑血管症状为主要表现。

4. 并发症多　合并低血压、心源性休克、心力衰竭较多，复发性心肌梗死也较多，且病死率高。

老年人未能表现出冠心病典型的胸痛症状与以下因素有关：增龄所致精神意识的老化，使疼痛感觉迟钝、减退；老年冠状动脉狭窄的形成是渐进性的；增龄使感觉神经末梢受体敏感性降低；呼吸困难、心力衰竭等掩盖了胸痛的症状。

二、冠心病老年人的照护要点

（一）评估冠心病老年人

询问老年人是否有冠心病家族史，有无高血压、高脂血症、糖尿病或其他疾病。询问老年人是否有胸痛或其他部位痛，疼痛发作时的部位、范围、持续时间，有无向其他部位放射，是否有头部一侧或双侧跳痛。了解上楼、爬坡是否出现呼吸困难，观察老年人是否有气促、疲倦、面色苍白、皮肤冷或出汗、烦躁不安等。

（二）急性期照护

1. 休息　心绞痛、急性心肌梗死发作时，立即停止一切活动，就地休息，减少心肌耗氧量和心脏负担，避免因发生晕厥而跌倒造成的进一步伤害。休息环境应保持安静，尽量减少干扰。

2. 保持呼吸道通畅　解开衣领，检查口腔内是否有呕吐物，如果有应立即清除，避免误吸造成气道阻塞。

3. 止痛　疼痛发作时，立即舌下含服硝酸甘油 1 片，若症状不缓解可隔 5 分钟再次含服 1 片，含药时最好采取卧位或坐位，以免发生直立性低血压。

如果症状仍未缓解，并伴有大汗淋漓、面色苍白、恶心呕吐、呼吸困难等症状，极有可能发生心肌梗死，立即采取抢救措施，拨打急救电话。切记不可随意搬动老年人。

4. 吸氧　如果有条件可立即吸氧，保持情绪稳定，全身放松。

5. 监测生命体征　监测老年人心率、呼吸、血压的变化。

（三）恢复期照护

1. 合理饮食　以低盐、低脂、低热量、高纤维素饮食为主，减少动物内脏、动物脂肪和胆固醇含量高的食物摄入，如蛋黄、鱼籽等。糖类食品应适当控制，少饮浓茶、咖啡，禁忌辛辣刺激性食品。控制每日总热量的摄入，预防热量过剩，起到控制体重的作用。避免饱餐，特别是晚餐不宜过饱，以免诱发和加重心绞痛，甚至导致心肌梗死。多吃粗粮、杂粮，多吃蔬菜、水果，增加膳食纤维摄入，膳食纤维可抑制胆固醇的吸收，有利于预防动脉硬化的发生，有通便功效，对降低体重有一定帮助。

2. 适量运动　鼓励老年人参加各种活动和运动锻炼，如步行、走楼梯、打太极拳、游泳等有氧运动，提高机体携氧能力和心肺功能。注意老年人运动前后的身体反应，做好运动前的准备、运动结束前的整理。运动前不宜空腹、不宜饱餐，运动后不要立即沐浴。运动时间应适当，不宜过长，可安排在下午进行，每次 30~45 分钟，每周 3~5 次。活动要循序渐进，慢慢增加活动量，根据自我感觉判断活动量的大小，活动时学会自己监测身体感受，有无头晕、疲劳、胸闷、气促、呼吸困难、胸痛等不适反应，活动中出现异常感觉应立即停止活动。肥胖者可通过运动逐步减轻体重。

3. 良好的生活习惯　居住环境舒适、安静，室内温、湿度适宜，空气新鲜，根据气候及时增减衣服，避免寒冷刺激，注意保暖。避免过度体力劳动和屏气用力的动作，如推、拉、抬、举重物。洗浴时水温不宜过高或过低，保证每日充足的睡眠，睡眠不仅可以休息身体和大脑，减慢新陈代谢，也可相对降低心脏负荷，有助于疾病恢复。不吸烟、不饮烈性酒。常备缓解心绞痛的药物，外出时务必携带硝酸甘油类药物，以防心绞痛发作。

4. 预防便秘　便秘是老年人常见的健康问题，发生便秘时，用力排便会导致腹腔压力和心内压力增高，心率增快，心肌收缩力增强，引发心绞痛，诱发急性心肌梗死，甚至死亡。冠心病老年人日常要养成良好的排便习惯，保持排便通畅，早餐后肠道反射强，可每日固定此时如厕。排便困难时，进行腹部按摩，从右下腹至左下腹顺时针按摩，促进肠蠕动。

5. 保持良好心态　疾病的危急症状使老年人产生濒死感，精神极度紧张，焦虑，这些不良心理状态可使心率加快、心脏负担加重，诱发和加重冠心病病情。照护者在救护过程中，应沉着、冷静，给老年人以安全感，消除紧张不安情绪。老年人平时应保持乐观开朗的生活态度，面对事情发生要放平心态，少争执，不因负性事件影响情绪，适当参加娱乐活动，放松心情，改变处世心态。

（四）常见用药及注意事项

1. 常用药物

（1）改善冠状动脉缺血　缓解心绞痛的治疗要点是降低心肌耗氧量及扩张冠状动脉，增加冠状动脉的血流。硝酸甘油是最常用的药物，起效快且效果较好。硝酸异山梨酯（消心痛）的作用与硝酸甘油相似，作用维持时间较长，但起效较慢。美托洛尔（倍他乐克）可降低心肌耗氧量，减少心肌缺血反复发作。

（2）抗血小板治疗　常用药物是阿司匹林，主要作用是抗血小板凝聚，防止血栓的形成。

2. 常见用药观察注意事项　老年人用药后，照护者应观察其有无暂时性的面部皮肤潮红，询问有无头痛、晕厥、失眠、恶心、呕吐、腹泻，监测血压有无下降，心率有无减慢或增快。

第三节　脑卒中老年人健康照护相关知识

脑卒中又称中风、脑血管意外，是多种因素共同作用使脑血管发生病变引起脑部疾病的总称。脑卒中因发病率高、致残率高、致死率高、复发率高，给家庭和社会带来了沉重的负担，是影响老年人健康与生命的主要疾病，随着人口老龄化，脑卒中造成的危害日趋严重。

一、脑卒中疾病概述

（一）脑卒中概念

脑卒中是因脑部血管突然破裂，或因血管阻塞导致血液不能流入脑部，引发局限性或弥漫性脑组织损伤、脑功能缺损的一组器质性脑血管疾病，甚至伴发意识障碍。脑卒中分为出血性卒中（图 5-3-1）和缺血性卒中（图 5-3-2），即脑出血和脑梗死。脑部动脉系统的破损，导致脑出血；脑梗死是因各种原因引起的脑部血液供应障碍，导致脑组织缺血、缺氧性坏死，包括脑血栓形成和脑栓塞。出血性卒中的死亡率较高，缺血性卒中的发病率较高。

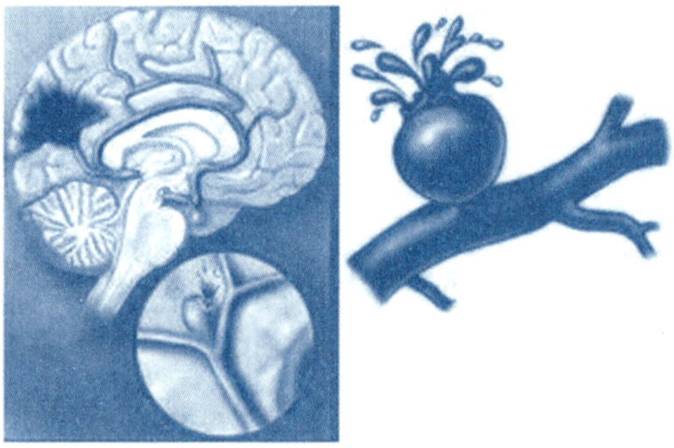

图 5-3-1　出血性脑卒中

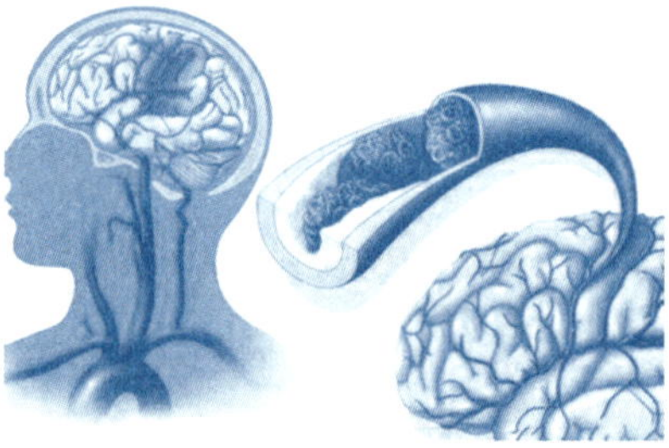

图 5-3-2　缺血性脑卒中

（二）脑卒中危险因素

1. 年龄　脑卒中的发病率和死亡率都与年龄呈正相关关系，年龄越大，发病率和死亡率越高。

2. 遗传因素　亲属中有脑卒中病史的人，患病的危险性增加。

3. 生活方式　日常饮食中摄入高盐、高胆固醇、高脂肪食物，体力活动少，肥胖、吸烟、酗酒、情绪激动等都是诱发脑卒中的因素。肥胖与高血压、高血脂、高血糖密不可分；烟草中的一氧化碳可引起血管壁通透性增加，使脂蛋白沉积于血管壁而形成脑动脉硬化；酗酒能降低脑血流量，血管通透性异常改变，增加脑出血的危险；容易激动、经常生气，会使全身小动脉收缩，心跳加快，血压升高，增加出血的风险。

4. 季节与气候　脑卒中有冬季多发的特点。寒冷环境的刺激使血液黏稠度改变，老年人血管收缩、舒张功能减退，使脑部的血流发生改变，引发脑卒中。

5. 其他疾病　有高血压病史、糖尿病病史、心脏病病史、血脂异常、曾经出现过短暂性脑缺血发作等，都与脑卒中发生有明确的关系。

（三）脑卒中主要表现

1. 出血性脑卒中　起病突然，病情发展迅速。出血量少时，头痛、呕吐症状不明显，当出血量大时，可引起急性颅内压增高，出现头痛、头昏、恶心、喷射状呕吐和不同程度的意识障碍，严重者可有大小便失禁、面色苍白、大汗。出血引起脑损伤时，老年人还可出现失语和三偏综合征，即偏瘫、偏盲和偏身感觉障碍。脑出血好发于高血压老年人，常在情绪激动或过分兴奋、劳累、排便用力时发病。

2. 缺血性脑卒中　突然出现一侧手臂或腿部无力，一侧肢体或舌、口唇麻木，吐字不清或不能讲话，头晕、头痛，多数老年人在安静和睡眠等血流缓慢、血压降低的情况下发生，少数老年人可有不同程度的意识障碍，但持续时间较短。脑梗死多见于患有动脉粥样硬化的老年人，常伴有高血压、冠心病或糖尿病。短暂性脑缺血发作的老年人可有一过性黑蒙、眩晕、运动或感觉障碍等，导致跌倒。

二、脑卒中老年人的照护要点

（一）评估脑卒中老年人

询问老年人有无脑卒中家族史，老年人既往健康状况，发病时间是在白天活动时还是安静休息时，是否在情绪激动、兴奋、用力排便或咳嗽等情况下发病，有无头痛、头晕、语言障碍、肢体麻木无力等，了解老年人的感觉、知觉，日常生活活动能力、饮食习惯、吞咽功能、烟酒嗜好、排便情况。观察老年人的意识状态、肢体活动。询问既往有无高血压、糖尿病、高脂血症等病史。

（二）疾病突发照护

立即拨打急救电话，尽快清除口腔、鼻腔分泌物、呕吐物，保持呼吸道通畅，有条件的情况下给予氧气吸入。观察老年人的呼吸有无异常，测量脉率和血压。过高的血压可能使破裂的小动脉继续出血或再出血，过低的血压又会使脑灌注压降低，加重脑损害。昏迷老年人头偏向一侧，避免呕吐物逆流，防止呕吐物误吸。对没有发生昏迷的老年人给予心理疏导，稳定情绪。运送老年人时保持平卧位，不要随意搬动老年人，避免体位突然改变，处于卧位的老年人忌坐起或站立。避免头低脚高位，以减少脑部充血。

（三）日常生活照护

1. 环境要求　老年人生活的环境应无障碍、安全，房间光线明亮，床周围要留有一定的空间，便于使用轮椅的老年人活动。过道不可散乱放置物品。浴室、浴盆、坐便器旁安装扶手，浴室铺防滑垫。

2. 饮食管理　以低脂、低胆固醇、高维生素食物为宜，增加饮水量和粗纤维食物的摄入。老年人如果有流涎、食物咀嚼障碍、食物在口腔内存积咽下困难等，在避免引起老年人呛咳的情况下，可给予糊状流食或半流质食物小口喂食，速度宜缓慢。为方便老年人进食，可选用适宜的或经改进的匙子。进食后保持坐位或半坐位 30~60 分钟，防止食物反流。白天摄取足够液体，晚间适当减少饮水，以免干扰夜间睡眠。

3. 基础护理

（1）协助卧床的老年人定时翻身，按摩骨突处，瘫痪一侧的皮肤受压时间应短，以免形成压疮。

（2）对有躁动的老年人应安放床档防护，以免坠床。

（3）叩背以帮助老年人及时排痰，防止卧床期间发生呼吸道感染。

（4）偏瘫老年人衣着应适当宽松，选择柔软、棉质、穿脱方便的衣服，衣裤可用尼龙搭扣或松紧带，不宜穿系带的鞋子。穿衣的顺序是先患侧后健侧，脱衣时顺序相反。

(5) 注意口腔卫生，预防感染。

(6) 慎用热水袋或冰袋，以防烫伤或冻伤。每日用温水擦洗发生感觉障碍的身体部位，促进血液循环和感知觉的恢复。

(7) 做好大小便照护，活动有障碍的老年人可利用便器在床上排便，便秘的老年人按摩腹部促进肠蠕动，必要时开塞露直肠给药。保持会阴部清洁、干燥，勤换衣裤。

(四) 肢体活动障碍照护

对有肢体活动障碍的老年人应注意做好床上体位的摆放和体位变换，预防和缓解痉挛。

1. 肢体摆放时要注意保持良好的肢体功能位。

2. 健侧侧卧位是健侧肢体处于下方的侧卧位，可促进老年人的舒适感觉，有利于对抗偏瘫侧的肌肉痉挛。

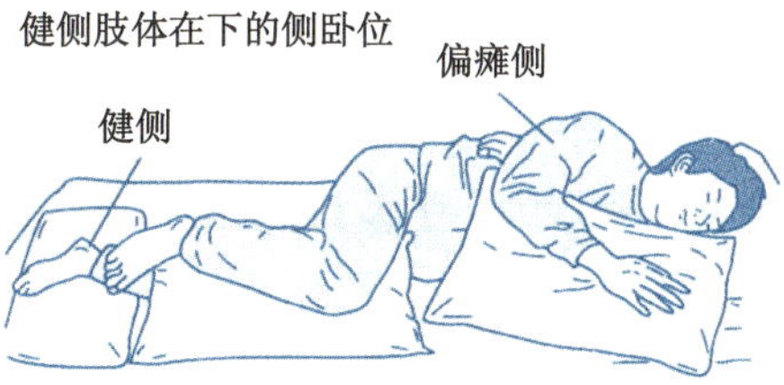

图 5-3-3　健侧侧卧位

3. 患侧侧卧位是患侧肢体处于下方的卧位，是有效的治疗体位，可增加老年人患侧感觉的输入，牵拉偏瘫侧肢体，有助于减轻痉挛。健侧肢体可以自由活动。

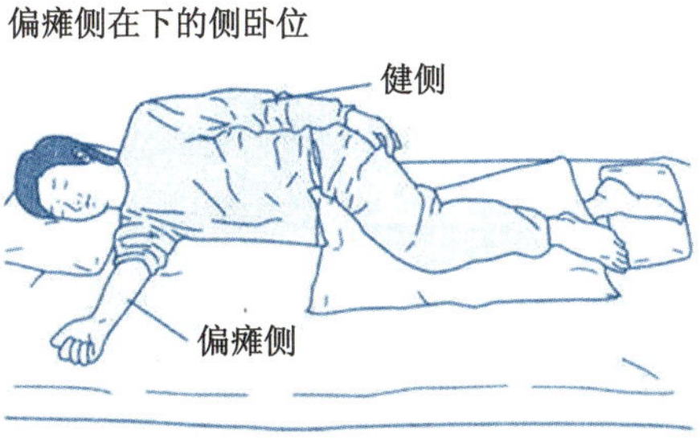

图 5-3-4　患侧侧卧位

4. 帮助老年人被动运动，依照先上肢后下肢、先大关节后小关节、运动量由小到大、运动幅度由弱到强、运动时间由短到长的原则。关节的被动活动可以防止关节挛缩和变形。被动运动应舒缓柔和，避免造成软组织损伤、关节疼痛。

5. 帮助老年人床上翻身、移动、坐起、站立等活动，要注意保护，防止受伤、坠床和跌倒。

6. 鼓励老年人主动锻炼，训练做床上桥式运动，锻炼腰背肌和髋关节控制能力，为坐和站打基础。

7. 按摩肌肉可以防止失用性肌萎缩，按摩动作要轻柔、缓慢。

8. 恢复步行和自行上、下楼梯是偏瘫老年人的基本要求。进行训练时，特别注意患侧髋、膝、踝关节的屈、伸和放松，指导老年人患肢和健肢的交替移动要点和具体方法。

（五）心理疏导

脑卒中老年人多数会发生卒中后功能障碍，并且治疗效果慢，恢复时间长，影响生活，加重经济负担，老年人会出现不同的心理问题，如自卑、焦虑和悲观。照护者应同情、理解老年人感受，多沟通，鼓励表达内心情感，了解心理活动，消除焦虑、紧张情绪，克服自卑心理，尊重老年人人格，避免任何刺激或伤害老年人的言行。鼓励老年人主动锻炼肢体功能，通过自身的努力，尽早开始独立生活，摆脱对他人的依赖，做到残而不废。

（六）常见用药及注意事项

1. 常用药物

（1）预防脑血栓　阿司匹林、氯吡格雷等抗血小板药物，可防止血栓的形成，血小板的凝聚往往是脑血栓形成的开端。

（2）降低血脂　他汀类药物如瑞舒伐他汀、阿托伐他汀、辛伐他汀等，是有效的降脂药物，可降低总胆固醇、甘油三酯和低密度脂蛋白水平。

（3）中成药　主要作用是活血化瘀、改善脑梗死症状，如川穹嗪、银杏叶片、血栓通胶囊等。

2. 常见用药观察注意事项　长期服用抗血小板凝聚药物的老年人可能会发生出血。照护者应留意老年人皮肤是否有瘀斑，告知老年人防止磕碰。对服用他汀类药物的老年人要注意观察是否有头痛、眩晕、恶心、呕吐、皮疹、瘙痒、胃肠胀气、疲乏等症状。

第四节　糖尿病老年人健康照护相关知识

糖尿病是患病率最高的疾病之一，是由遗传和环境因素相互作用引起的一组以高血糖为特征的代谢异常综合征，是一种慢性、终身性疾病。糖尿病患病率随年龄增长而明显上升，老年糖尿病的发病率逐年升高，因糖尿病引起的并发症是老年人致残、致死的主要原因。糖尿病严重影响老年人的生活质量和寿命，给国家的医疗费用带来沉重负担。

一、糖尿病疾病概述

（一）糖尿病概念

糖尿病是一组常见的内分泌代谢疾病，由多种原因导致胰岛素分泌绝对或相对不足或胰岛素作用缺陷，引起糖、蛋白质、脂肪代谢紊乱的全身性疾病，其特征是高血糖、糖尿、葡萄糖耐量降低。持续高血糖与长期代谢紊乱等，可导致全身组织器官特别是眼、肾、心血管和神经系统的损害、功能障碍和衰竭。

（二）糖尿病危险因素

1. 遗传因素　糖尿病有明显的家族性发病倾向，糖尿病发病率在血统亲属中高于非血统亲属。

2. 病毒感染　机体因病毒感染可启动胰岛细胞免疫反应，破坏胰岛 β 细胞，导致胰岛分泌功能下降，血糖逐渐升高，最终发展为糖尿病。

3. 饮食因素　饮食过多、营养过剩，使原已潜在有功能低下的分泌胰岛素的胰岛细胞负担过重，诱发糖尿病。

4. 肥胖　肥胖是诱发糖尿病的重要因素。老年人因基础代谢率低，葡萄糖代谢及在周围组织的利用能力明显下降，若进食过多或运动不足容易发胖。肥胖的程度与糖尿病的发病率呈正比，尤其是腹型肥胖。

5. 体力活动不足　是糖尿病发生风险增加的主要因素，可使具有遗传易感性的个体更容易发生 2 型糖尿病。

6. 精神因素　伴随精神紧张、情绪激动及各种应激状态，会引起各种升高血糖激素的大量分泌。

（三）老年糖尿病特点

1. 老年人所患糖尿病绝大多数为 2 型糖尿病。

2. 新患老年糖尿病大多起病缓慢，糖尿病症状不典型，因出现并发症就诊时被检出糖尿病。

3. 在衰老过程中，基础代谢率逐渐下降，参与人体活动的肌肉组织代谢能力下降，机体对葡萄糖的利用能力也下降。

4. 老年人即使体重不超重，由于体力活动减少，肌肉的废用性萎缩，使其摄取葡萄糖的能力降低。肌肉与脂肪的比例发生改变，脂肪相对增加，导致胰岛素敏感性下降。

5. 老年人机体老化，胰岛也随之老化，分泌胰岛素的能力下降，出现胰岛素抵抗，胰岛素降糖作用减弱。

（四）糖尿病主要表现

1. 代谢紊乱综合征“三多一少”

（1）多尿　由于血糖升高，超过肾糖阈，大量葡萄糖从肾脏排出，尿液渗透压升高，大量水分伴随糖排出，产生多尿。

（2）多饮　因多尿体内水分丢失过多，产生口渴，饮水增多。

（3）多食　葡萄糖大量丢失，体内能量来源减少易饥饿，进食量明显增加。

（4）体重减轻　血糖虽高，但胰岛素水平绝对或相对不足，葡萄糖利用降低，脂肪、蛋白质分解消耗增加以补充能量，加之失水使体重减轻。有些2型糖尿病老年人由于发病前肥胖，患糖尿病后，体重虽有减轻，但仍是超重或肥胖，故常被忽视。

2. 其他症状　部分老年糖尿病病人可首先出现疲劳、乏力，皮肤或外阴瘙痒，血糖升高若过快，老年人可有视物模糊。

老年糖尿病分为老年期起病的糖尿病和青中年起病延续至老年期的糖尿病，由于老年人多为2型糖尿病，常缺少典型的“三多一少”症状。随着机体的老化，老年人的口渴反射敏感性降低，多种疾病症状的交织，可增强或减弱其他疾病的表现。老年人常用的多种药物对疾病症状产生影响，这些因素都可导致老年人无典型的疾病表现。

（五）糖尿病常见并发症

1. 高血糖高渗状态　又称高渗性昏迷，是常见的老年糖尿病急性并发症，以严重的高血糖、脱水为特点。多数老年糖尿病人发病前无糖尿病病史，或仅有轻微症状。感染、脑血管意外、血液透析或腹膜透析、因口渴而摄入大量含糖饮料等，可诱发本病或使病情恶化。起病时老年人先有多尿、多饮，但多食不明显，继而出现反应迟钝、幻觉、定向障碍、偏盲、偏瘫等，晚期尿少，甚至无尿，最后导致昏迷。

2. 低血糖　由于进食量过少、用药剂量大或用法不当、不适当的运动等，可引起低血糖。轻者表现为手抖、出汗、无力、饥饿感、面色苍白、四肢冰凉，严重时发生抽搐、昏迷甚至死亡。老年糖尿病病人感知低血糖的能力、低血糖后的自我调节能力减弱，发生低血糖的风险增高，而且更容易发生未感知性低血糖、夜间低血糖及严重低血糖。

3. 糖尿病足　下肢远端不同程度的周围血管病变、动脉供血不足、神经异常及细菌感染，使老年糖尿病病人发生足部疼痛、溃疡、深层组织破坏和肢端坏疽等病变。早期表现是足部皮肤干燥、肢体发凉、怕冷、间歇性跛行，而后肢体感觉减退，皮肤发生轻微破溃，晚期会出现皮肤发紫、发黑，合并明显的皮肤破溃、感染。糖尿病足是糖尿病严重且治疗费用很高的慢性并发症，是糖尿病非外伤性截肢的最主要原因。

二、糖尿病老年人的照护要点

（一）评估糖尿病老年人

询问老年人有无糖尿病家族史、老年人的既往史，是否同时患有其他慢性疾病，疾病治疗的经过及效果。了解糖尿病老年人血糖控制情况，有无高血糖、低血糖的相关症状，有无糖尿病足，有无皮肤瘙痒，是否经常患感染或伤口愈合不良，有无视力下降或眼前有黑影漂浮等糖尿病视网膜病变症状。了解老年人的饮食习惯和生活习惯，有无口渴、乏力、体重短时间内明显减轻，对糖尿病及其他疾病的认知情况及有无精神、心理压力。

（二）饮食管理与照护

1. 饮食原则与目的　老年糖尿病病人的饮食原则是在控制热量的基础上，合理分配碳水化合物、蛋白质、脂肪的进量，以纠正糖代谢紊乱引起的血糖、血脂异常。目的是降低餐后血糖，减轻胰岛负荷，使血糖、血脂达到或接近正常水平。

2. 饮食的质与量　质是达到全面营养的饮食结构，既保证老年糖尿病病人得到生理需要的各种营养素，又保持营养素之间的平衡。选择的食物以膳食纤维含量较多的粗制米、面和适量杂粮为宜，这些粗粮不易被消化，可以减少饥饿感，减慢吸收的速度，有助于稳定餐后血糖，并促进胃肠蠕动，防止便秘。糖尿病老年人由于蛋白质合成减少，分解代谢增加，因此要适量补充蛋白质，每日摄取的蛋白质中动物蛋白至少应占总量的1/3，如奶类、鱼、禽类、瘦肉等。忌食动物内脏，少食胆固醇含量高的食物如蛋黄、海鲜，烹调时尽量选择植物油，不吃动物油及煎炸食品。增加维生素和矿物质的摄入，多食富含维生素 B 和维生素 C 的食物，以改善由糖尿病引起的神经症状。量是根据年龄、身高、体重、活动量等计算所需的总热量，保证每日从饮食中得到的热量达到生理需要量，以保持标准体重。规律进食，每日至少进食三餐，定时定量，减少血糖的波动，减轻胰腺负担，利于控制血糖。

（三）运动管理与照护

1. 合理计划　运动可增加胰岛素的敏感性，有助于控制血糖，但应制订合理的运动计划。提倡每日三餐后适量运动，缓解餐后高血糖；不宜空腹运动，以免发生低血糖；如果老年人血糖过高、过低或血糖波动大，暂时不宜运动；合并血压高、心悸等不适，应待药物治疗、心功能稳定后再运动。

2. 持之以恒　长期有规律的运动锻炼可以增强肌肉细胞对能量的运用，促进能量消耗，减少脂肪组织的堆积，增加肌肉对血糖的利用，降低血糖及糖尿病并发症的风险，减轻体重，促进血液循环，缓解高血压，改善心、肺功能。特别是耐力运动可加速低密度脂蛋白的降解，有改善血脂代谢的作用，纠正血脂异常。

3. 有氧运动　老年人的运动方式以有氧运动为主。有氧运动是指运动过程中，通过呼吸得到的氧连续不断地供给运动肌肉，如步行、健身操、骑平地自行车、游泳、慢跑等，是有度、有序的运动形式。有度是掌握一定的运动量，活动后不会出现心律不齐或其他不适，可指导老年人计算运动时每分钟脉搏次数，以不超过“170−年龄”的数值（运动后即可摸脉 15 秒×4，一般不宜超过 119 次/分），要循序渐进，由轻度到中度逐渐过渡到强度的活动。

4. 量力而行　老年人的个体差异较大，有些人肌肉及骨骼功能较差，又多有心肺疾患，故应根据自身情况，选择能进行且容易坚持的全身或肢体运动方式，选择合适的运动量及时间，运动前后要有一定的准备和放松活动，如活动关节、按揉肌肉，以提高机体对运动的适应性。运动锻炼贵在坚持，偶尔一次高强度的锻炼会对机体造成伤害，还可诱发低血糖的危险。

（四）血糖监测

糖尿病是一种需要系统、长期、综合、个体化治疗的复杂的慢性疾病，需监测不同时间段的血糖，了解不同阶段血糖控制情况，为指导合理饮食、运动及调整用药提供科学依据。

1. 血糖参考值　血糖监测指标主要是空腹和餐后静脉血糖，以评价糖尿病病情和血糖控制方案的疗效。

（1）空腹血糖　正常成人空腹血糖值为3.9–6.1mmol/L；空腹血糖值≥11.1mmol/L时，提示胰岛素分泌绝对或相对不足。

（2）餐后血糖　正常成人餐后2小时血糖值为≤7.8mmol/L，餐后2小时血糖值≥11.1mmol/L是诊断糖尿病的依据之一。

2. 监测老年人血糖　近期血糖值波动较小的老年人可每周监测5–7次，血糖不稳定的老年人应每日监测5–7次。七次的监测时间为空腹、三餐后2小时、午餐和晚餐前及睡前；五次监测为空腹、三餐后2小时及睡前。监测时间相对固定的目的是查看用药、饮食、运动等因素对血糖的影响。对老年人进行血糖监测时，可使用便携式血糖仪，提倡采中指、无名指指腹两侧的手指末梢毛细血管的血。

（五）日常生活照护

1. 起居有常　合理安排生活起居，作息规律，长期坚持。晨起防晕厥，醒来时先坐于床上，稍后再慢慢下床。连续劳作时中间要适当休息。睡眠充足，糖尿病老年人每天保持10小时的睡眠时间，睡眠姿势以右侧卧位为宜，身体自然屈曲。外出活动或旅行时须携带糖果、饼干等含糖食物以备低血糖时食用；随身携带口服降糖药或胰岛素及注射胰岛素所需的用品；携带记有病情的健康卡片。

2. 皮肤卫生　糖尿病老年人由于体内代谢紊乱，体质弱、抵抗力差，容易合并各种感染，不仅难以愈合，还可加剧糖尿病病情。为预防感染，应注意做好个人清洁卫生，保持全身和局部的清洁，尤其是口腔、皮肤、会阴部清洁，避免皮肤接触锋利、坚硬的物体而受伤。男性老年人修面时要小心，以免刮破皮肤。

3. 足部护理　每日检查足部有无水泡、磨伤、裂口、皮肤破溃等，了解温度的变化，同时检查动脉搏动，细看趾间及足底有无感染征象，如皮肤发红、肿胀等。每晚用温水清洗和按摩足部皮肤，趾甲不要修剪过短，不要刮剪鸡眼，以免发生伤口感染。勿赤脚行走，防止异物刺伤皮肤，穿柔软、透气性好的棉袜，袜口不宜过紧，以免影响血液循环。

（六）心理疏导

糖尿病老年人需要长期口服药物或胰岛素注射治疗，部分糖尿病老年人缺乏疾病及治疗相关知识，用药依从性较差，血糖控制不稳定，常会出现心理问题，如害怕、担忧、悲观、沮丧等。照护者应理解和关心老年人，倾听老年人对情绪的宣泄，了解其对疾病认识的误区，适时做好耐心解释，使老年人从观念上、摄食种类及量、运动、血糖监测的意义等多方面认识和对待糖尿病，积极配合治疗。老年人多到室外活动，沐浴阳光，使心情舒畅，缓解情绪波动。用音乐疗法或安排手工活动，摆脱不良情绪的困扰，愉悦精神。

（七）常见用药及注意事项

1. 常用药物　降糖药可分为口服降糖药物和注射降糖药物。口服降糖药物主要包括促胰岛素分泌类和双胍类；注射制剂主要是胰岛素注射液。

（1）促胰岛素分泌类　磺脲类药物如格列吡嗪、格列喹酮，起效快，可诱导产生适量胰岛素，对降低餐后高血糖效果明显，与二甲双胍联合使用对控制血糖有协同作用。格列奈类药物如瑞格列奈、那格列奈，可通过增加胰岛素分泌发挥降糖作用。

（2）双胍类　常用药物是二甲双胍（格华止），通过促进外周组织摄取葡萄糖、延迟葡萄糖在肠道的吸收，达到降低血糖的作用，对胰岛素分泌无影响。

（3）胰岛素注射液　包括常规胰岛素、速效胰岛素、中效胰岛素、长效胰岛素等不同类别，根据具体的降糖需求，选择不同的胰岛素。

2. 常见用药注意事项　治疗糖尿病的各类药物繁多，通常采用单独用药或联合药物治疗。照护者应重点观察老年人是否有低血糖的症状，有无瘙痒、皮疹等皮肤过敏反应，有无恶心、消化不良、上腹胀满、胃灼热等胃肠道症状。接受长期注射胰岛素的老年人可能会出现注射部位脂肪萎缩、脂肪增生等表现。

第五节　肺部疾病老年人健康照护相关知识

慢性阻塞性肺疾病是呼吸系统疾病中最常见的慢性肺部疾病，尤以老年人多见，患病率随年龄增长而上升，是反复发作、病情不断恶化的慢性疾病，致残率和病死率亦很高。因肺功能进行性减退，严重影响老年人的活动和生活质量，同时给社会带来沉重的经济和医疗负担。

一、老年人常见肺部疾病概述

（一）慢性阻塞性肺疾病概念

慢性阻塞性肺疾病简称慢阻肺，是一种以持续气流受限为特征的肺部疾病，且气流受限呈进行性发展。慢阻肺引起终末细支气管弹性减退，肺泡过度膨胀、充气、肺容积增大，最终导致气道不可逆阻塞。慢性支气管炎和慢性阻塞性肺气肿都有气流受阻的现象，故将具有气流受阻为特征的一类疾病称为慢性阻塞性肺疾病。

（二）慢性阻塞性肺疾病危险因素

1. 吸烟　吸烟和被动吸烟是慢阻肺重要发病因素。吸烟者慢性支气管炎的患病率比不吸烟者高 2–8 倍，且吸烟量越大、吸烟时间越长，慢阻肺发病率越高，戒烟后病情减轻。烟草中的焦油、尼古丁等化学物质，可损伤呼吸道细胞，细胞纤毛脱落，导致感染。

2. 感染　是慢阻肺发生发展的重要因素，主要是病毒感染和细菌感染。病毒感染在损伤气道黏膜的基础上继发细菌感染。

3. 吸入粉尘和化学物质　慢阻肺的发病与接触烟尘、粉尘、油漆、刺激性烟雾有关，浓度过高或长期暴露于这些因素中，对人体呼吸道产生慢性刺激，从而诱发或加重慢阻肺。

4. 空气污染　空气中的有害物质，如一氧化碳和烹调时室内产生的大量油烟等，可对人体支气管黏膜产生刺激，导致纤毛清除功能下降，黏液分泌增多，气道防御功能下降，引发慢阻肺。

5. 气候　气候突然变化、冷空气刺激，使呼吸道黏膜防御能力减弱，易继发感染。

（三）老年人患慢性阻塞性肺疾病特点

慢阻肺发病缓慢，病程时间长。老年慢阻肺病人早期症状轻微，常于吸烟、过度疲劳、寒冷季节、受凉感冒后引起发作。早晨起床及体位变动时常引起排痰。患病早期的老年人在活动时可出现呼吸困难，随着气道阻力的增加，以致在轻度活动甚至卧床休息时，也出现气促和明显的呼吸困难。患病老年人气道屏障功能和免疫功能减退，体质下降，容易反复感染，出现食欲减退、消瘦、腹胀、少尿等症状，导致自发性气胸、肺心病等并发症。

（四）慢性阻塞性肺疾病主要表现

早期在气候寒冷或突变时易发生咳嗽，但比较轻微，病情严重时四季都咳嗽，早晨咳嗽较重，白天咳嗽较轻。清晨排痰较多，咳痰颜色多为白色，发生感染时痰量会增多。劳动时或活动量大可出现呼吸困难。全身症状有疲劳、食欲缺乏、体重减轻等。

二、老年人常见肺部疾病照护要点

（一）评估慢性阻塞性肺疾病老年人

询问老年人的既往史和现病史，吸烟量和吸烟时间，职业史，有无较长时间接触粉尘、烟雾或有害气体，居住环境有无污染。观察有无咳嗽、咳痰、气短，观察痰液的颜色、量和性状，咳痰是否通畅，是否有强迫体位，有无呼吸困难，是否活动后明显加重。呼吸困难的评估：上楼时感到气急，为Ⅰ度；一般速度步行感到气急，为Ⅱ度；维持生存需要的生活活动时感到气急，为Ⅲ度；安静休息时感到气急，为Ⅳ度。对老年人整体评估还包括意识状态、有无认知障碍、心理情况、对疾病的了解程度和态度、生活方式是否合理、自理能力等。

（二）生活方式照护

1. 居住环境　保持室内空气清新，温湿度适宜，每天定时通风，避免刺激性气体、烟尘。

2. 饮食照护　慢阻肺老年人应摄入足够的蛋白质及富含维生素的食物，提高呼吸道黏膜的修复能力，减少感染的机会。以优质蛋白为主，减少奶制品食用量，以免使痰液黏稠不利于排出。避免食用过冷、过热食物，刺激气管引发咳嗽。避免进食辛辣食物，以免刺激咽部引起咳嗽。保持口腔卫生，促进老年人食欲。如果没有特殊饮水限制，每日可适当增加饮水量，以利于分泌物的稀释。

3. 休息与运动　如果病情较重，老年人宜卧床休息，采取舒适体位，极重的患病老年人宜采用坐位，身体前倾。病情较轻的老年人可根据活动的耐受力，选择合适的运动项目，视耐力情况增减活动量，注意自我保护，避免受伤，活动或运动后尽可能休息。

4. 戒烟　吸烟的老年人必须戒烟，并避免被动吸烟，同时避免或减少有害粉尘、烟雾或气体的吸入。

（三）保持呼吸道通畅

1. 有效咳嗽　咳嗽是呼吸系统的一种防御性反应，老年人可因气道受到刺激引起反射性咳嗽，也可在主观控制下产生自主性咳嗽。有效咳嗽对清理呼吸道分泌物、控制感染非常重要。指导老年人晨起时咳嗽，排出夜间积聚的分泌物，就寝前咳嗽排痰，从而有利于睡眠。

2. 协助排痰　卧床的老年人活动量少，咳嗽无力，会影响痰液的排出。应定时翻身，更换体位以利于排痰，也可叩背协助老年人排痰。叩背是利用叩击所产生的机械振动波，通过胸壁传至气道，使气道内的分泌物松动而易于排出。在呼气期给予叩背，禁忌对肋骨骨折、咯血、低血压、肺水肿的老年人使用叩背法。

3. 缩唇呼吸　用嘴呼气时，通过缩唇形成的微弱阻力，徐徐呼气，延长气体呼出的时间，提高气道内压，防止小气道过早闭合，使肺内残气量更易排出，有助于下一次吸气进入较多的新鲜空气，增加肺泡换气量，改善缺氧。方法是闭嘴用鼻腔吸气，呼气时，将双唇缩小，让气体均匀、缓慢地自唇呼出，吸气与呼气的时间之比为1∶2，深吸慢呼。缩唇呼气时，应避免用力呼气。

（四）个人防护

1. 寒冷季节或气候转变时，受寒冷刺激，老年人上呼吸道的防御能力明显减弱，病毒、细菌侵袭机体使人感冒、患病，感冒是引起慢阻肺复发和加重的常见诱因。老年人应避免直接吸入冷空气，预防感冒，注意御寒保暖，随时增减衣物，预防呼吸道感染。

2. 老年人肠胃功能较差，应选择清淡饮食。体质较弱或多病缠身易患感冒的老年人，饮食中应保证有充足的蛋白质，如鱼肉、瘦肉、豆制品等，也可适当补充维生素类，如维生素A、维生素B_2、维生素C，增强上呼吸道的防御功能，维生素C有提高人体免疫力的作用。

3. 积极锻炼能改善人体的生理功能，增强体质和抗病能力。老年人应根据气候变化选择室内或室外的活动。在空气污染严重时期，减少室外活动的时间。

4. 做好个人卫生，勤洗手，避免不洁净的手接触口、眼、鼻。不随地吐痰，打喷嚏或咳嗽时捂住口、鼻。

5. 居室经常开窗通风，必要时进行空气消毒。

6. 在流感和传染性呼吸道疾病流行季节，减少到人员密集的公共场所活动，不与患呼吸道感染的人直接接触，必要时戴口罩。

7. 保持良好心态。人在情绪紧张时，免疫系统的功能会减弱，更易感冒。

（五）心理疏导

老年慢阻肺病人由于疾病的反复发作，病情可逐年加重，自理能力的下降，会使他们失去治疗的信心，减少社交活动，产生孤独心理。照护者应了解患病老年人对疾病的态度，介绍疾病的基本常识，帮助老年人正确认识疾病，解除不必要的思想负担。对悲观者多劝慰，关心体贴老年人，引导老年人以积极的心态对待疾病。让老年人知晓呼吸功能锻炼的重要性，帮助其树立信心。鼓励参加各种娱乐活动，如下棋、做游戏等，以分散注意力，缓解紧张情绪。情绪的改善和社交、娱乐活动的增加，还可提高睡眠质量。

（六）常见用药及注意事项

1. 常用药物　支气管扩张剂是控制慢阻肺症状的主要治疗措施，以吸入性药物治疗为主，如沙美特罗替卡松粉吸入剂（舒利迭）、布地奈德福莫特罗粉吸入剂（信必可）等，可在肺内产生强效的抗炎作用，减轻症状，预防病情恶化。口服和注射类药物如氨茶碱，易于吸收，具有扩张支气管、抗感染、增强膈肌力量的作用。

2. 常见用药观察注意事项　照护接受吸入剂、口服、注射治疗的老年人时，要注意观察老年人是否发生肌肉震颤、暂时性头痛、口咽部念珠菌感染（鹅口疮），有无恶心、食欲下降等胃肠道反应，有无心慌、烦躁不安等症状。

第六节　胃食管反流老年人健康照护相关知识

胃食管反流是老年人常见的消化系统疾病。随着生活水平的提高，饮食结构的改变，发病率有逐年上升趋势，且随年龄增长而增多。胃食管反流病是较易复发的慢性病，症状的反复出现，可影响正常生活。坚持改善生活和饮食习惯，进行规律的治疗，预后良好。

一、胃食管反流疾病概述

（一）胃食管反流病概念

胃食管反流病是指由于食管防御机制减弱或受损，使胃、十二指肠内容物通过松弛的食管下括约肌反流至食管，食管腔过度接触胃液，引起食管黏膜炎症、糜烂、溃疡等病变以及食管狭窄、出血。部分反流物可到达咽喉部、口腔，造成食管外邻近组织损害，出现咽喉炎、肺炎等食管外疾病。老年人食管黏膜修复功能差，易引起食管炎且较严重，但症状不典型，易出现并发症。

（二）胃食管反流病危险因素

1. 食管下括约肌功能障碍　食管下括约肌是指食管与胃交界范围内存在的一个高压区，正常状态下，吞咽时肌肉松弛，使食管内食物和水进入胃内，并防止胃内容物倒流回食管。某些因素如激素（胆囊收缩素）、食物（高脂肪、巧克力）、药物（地西泮）、疾病（糖尿病）等，可引起食管下括约肌一过性松弛，使胃内容物反流到食管。

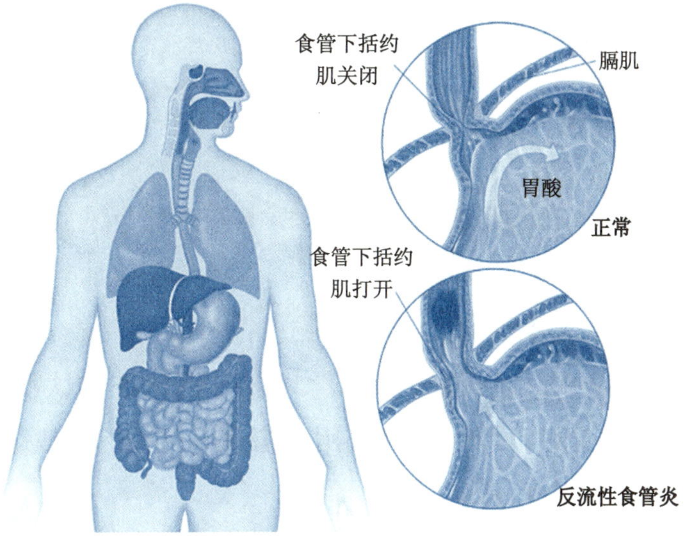

图 5-6-1　胃食管反流图示

2. 进餐急、快或过饱，会造成胃食管反流。

3. 胃排空延迟　正常情况下，食管下括约肌的压力高于胃内压力，胃排空延迟致长期胃内压升高，老年人胃贲门松弛，容易使胃内容物反流回食管。

4. 食管黏膜损伤　长期吸烟、饮酒、刺激性食物可导致食管黏膜受损，使食管抵御能力下降，亦可导致胃食管反流病的发生。

（三）胃食管反流病主要表现

1. 胃灼热　又可称为烧心，是指胸口烧灼感，常由胸骨下段向上伸延，多在餐后出现，尤其在平卧、弯腰或腹压增高如腹部用力时更为严重。

2. 反酸　反流入口腔的胃内容物常呈酸性，称为反酸。吐酸水。反酸常伴胃灼热。

3. 打嗝、恶心、呕吐。

4. 咽下疼痛　有严重食管炎或食管溃疡时，酸性反流物刺激食管，可出现吞咽疼痛或引起食管痉挛性疼痛，疼痛严重时可向肩、背、腰部放射。

5. 吞咽困难　由于食管痉挛或功能紊乱而引发吞咽困难，发生食管狭窄时，吞咽困难可加重。

二、胃食管反流老年人的照护要点

（一）评估胃食管反流老年人

询问老年人有无胃部烧灼感、反酸、咳嗽或疼痛，发生的时间和持续时间，与饮食和体位的关系。询问有无咳嗽、便秘等使腹压增高的情况，日常饮食习惯如何，进餐是否规律，喜好食物的品种及进食量，饮食是否油腻、过饱，对食物有无过敏。有无长期吸烟、饮酒、喝浓茶和饮料的习惯。询问老年人是否服用地西泮，是否经常服用刺激消化道黏膜和影响胃动力的药物，如阿司匹林、硝苯地平等。

（二）日常生活照护

1. 饮食　饮食要有节，应三餐定时，睡前 3 小时不予进食，保持胃处于非充盈状态。以高蛋白、低脂肪、易消化食物为主。饮食宜适量，不宜过饱，过量饮食可加重胃的负担，引起胃的消化功能障碍。食物停留在胃中，胃内压力增高，使食物更容易反流到食管。避免食用过甜和增加胃酸分泌的食物、饮料，尽量减少咖啡、巧克力、浓茶和辛辣食品的摄入量。

2. 体位　清醒状态下，宜采用直立位和坐位，白天进餐后不宜立即卧床；晚上睡眠时，可把床头抬高 10~20cm，以老年人感到舒适为度，利用重力作用促进睡眠时食管的排空和餐后胃的排空，减少夜间反流。以右侧卧位为宜，可促进胃排空，减少反流频率及反流物逆流。

3. 腹压　避免各种引起腹压增高的状态和动作，如肥胖、便秘、紧束裤带。肥胖的老年人应控制或减轻体重；便秘时勿用力排便，可按摩腹部或用缓泻剂；裤带勿束得过紧。

4. 其他　严格戒烟，不饮酒，以免降低下食管括约肌压力。

（三）心理疏导

心理因素对老年人消化系统功能的影响较大。老年人进食及餐后不适，会对进餐产生焦虑、恐惧，害怕引发不良后果，而担忧、抑郁等不良心理状态又会使消化系统出现不良反应，加重疾病的发生、发展，形成恶性循环。为老年人提供心理支持与鼓励，可缓解其心理压力，增强信心。告知老年人疾病发生的原因，使其增加对疾病的了解，纠正对疾病不正确的认知，调控身体反应和情绪，缓解精神紧张。

（四）常见用药及注意事项

1. 常用药物

（1）抑制胃酸分泌　抗酸治疗是胃食管反流病治疗的重要手段之一。雷尼替丁、奥美拉唑等药物对基础胃酸和食物刺激引起的胃酸分泌有很强的抑制作用，用药后随胃酸分泌量的明显下降，可较快地缓解胃灼热和疼痛。

（2）促动力治疗　多潘立酮（吗丁啉）是胃促动力药，可加强食管蠕动和食管下端括约肌的张力，增强胃蠕动，促进胃的排空，防止胃食管反流。

2. 常见用药观察注意事项　药物治疗可能会出现皮肤瘙痒、皮疹，也会有乏力、轻微头痛头晕、恶心、便秘等症状，个别老年人还可能出现关节痛、睡眠紊乱、感觉异常。照护者应细心观察老年人用药后产生的不良反应，及时发现问题。

第七节　退行性骨关节疾病老年人健康照护相关知识

退行性骨关节病又称老年性骨关节炎、退行性骨关节炎、增生性关节炎等，是一类因关节软骨退行性变引起的关节疼痛和关节功能障碍的老年常见疾病，好发于负重关节及活动量较多的关节，如颈椎、腰椎、膝关节、髋关节等。过度负重或使用这些关节，可促进退行性变化的发生。关节活动受限、关节畸形，是老年人致残的主要原因之一。退行性骨关节病的患病率随年龄增长而增加。

一、退行性骨关节疾病概述

（一）退行性骨关节病概念

骨关节病是慢性退行性病变，由于机体老化，关节软骨失去原有的光滑度而变得粗糙不平，关节软骨弹性下降，胶原纤维出现断裂，导致关节软骨不断磨损，引起关节软骨非炎症性退行性变，出现软骨缺损，软骨下骨质暴露，软骨边缘出现骨质增生。

（二）退行性骨关节病危险因素

1. 年龄　关节软骨表面的纤维化与年龄有关。因为增龄，人体逐渐老化，关节软骨中的胶原蛋白成分和钙逐渐流失，纤维成分增加，软骨的韧性减低，抗疲劳能力下降，受力损害而产生退行性改变。

2. 肥胖　退行性骨关节病在肥胖人群中的发病率明显高于正常体重者。体重大会增加关节载荷，姿势及步态不良改变关节的生物力学，导致关节退行性改变。承受更大压力的关节，发生退变也最严重，如下位脊椎、髋关节和膝关节。

3. 关节负重　爬山、上下楼梯、下蹲等运动和动作如果过度，膝关节的弯曲度增加，骨与骨之间的磨损加大，会增加膝关节的负担和损伤。

4. 职业　长期不正常的负载，可以影响关节软骨的抵抗力。从事某些易使软骨发生疲劳的工种的人，因关节长期、反复受力，可致胶原纤维断裂，消耗软骨，关节软骨营养障碍，关节面相对挤压，支持负荷的面积减少，难以经受关节往返运动的压力，使关节发生退行性改变。

（三）老年人患退行性骨关节病特点

老年人普遍存在骨关节退行性改变，尤以承受体重较大的膝关节、髋关节和脊椎最明显。随着年龄的增长，人体结缔组织老化，软骨容易发生退行性改变和消失，关节边缘韧带附着处形成骨赘。骨关节病病程发展缓慢，老年人会逐渐出现活动受限、关节疼痛、僵硬、肿胀、畸形等症状，并伴有关节弹响，甚至关节腔内可能会出现积液。老年人最为常见的脊椎退行性疾病是颈椎病，其次是腰椎间盘突出症。

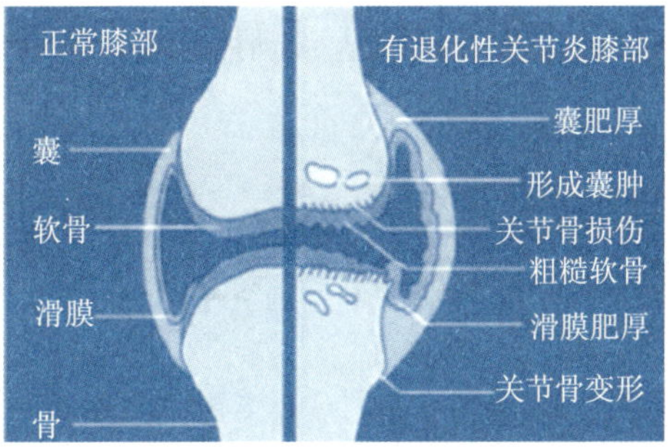

图 5-7-1　膝关节软骨病变

（四）退行性骨关节病主要表现

1. 关节疼痛　疼痛是退行性骨关节病的主要症状，也是导致功能障碍的主要原因。特点是隐匿发作，持续钝痛，多发生在活动以后，活动增加时疼痛加重，休息可以缓解。膝关节发生病变后，在上下楼梯、久坐或下蹲后突然起身，可导致关节剧痛。疼痛与气候变化有关。

2. 关节僵硬　常出现在早晨起床时或白天关节长时间保持一定体位，导致关节活动不灵活。晨起时关节僵硬又称晨僵，病变的关节在静止不动或活动减少后，关节周围组织渗液，肌肉紧张，引起关节僵硬。久坐后关节僵硬可加重，适当活动后逐渐减轻。

3. 关节肿胀　当关节长时间单一动作超量运动之后，或关节长期反复用力活动，滑膜组织充血水肿，可引起关节肿胀。

4. 关节活动弹响　以膝关节多见。受累关节活动时有摩擦感，或手按受累关节同时活动该关节，可感到“咔嗒”声。

5. 活动受限　由于骨质增生、软骨丧失、关节周围肌肉痉挛，导致关节活动受限。行走时失去平衡，下蹲、上下楼困难，不能持重。

二、退行性骨关节病老年人的照护要点

（一）评估退行性骨关节病老年人

询问老年人的病史，从事的职业，是否经常反复使用关节，了解关节疼痛情况，如是否晨起明显；活动后关节酸、胀、痛是否有减轻；询问疼痛与气候变化有无关系。通过询问和观察，了解老年人关节活动是否灵活以及受限程度，是否有变形。

关节的疼痛程度不一定与骨病变一致。有时骨质增生很严重，但疼痛并不严重，对疼痛的感受与老年人自身的痛阈有关。

（二）日常生活照护

1. 活动　关节疼痛时应限制活动，避免上、下楼梯运动，关节肿胀、僵硬时应减少关节活动，甚至停止活动。肿胀明显时可抬高受累关节位置，利用体位作用促进液体回流，消退肿胀。避免频繁使用关节，延缓退变进程。避免加重关节活动的运动，如爬山、跳舞等。下肢关节病变较重、疼痛的老年人，可利用手杖、拐、助行器站立或行走。症状较轻时可适度活动，应选择对关节冲击力小的柔和动作，如散步、打太极拳等。适当的关节运动，可增加关节腔内的压力，有利于关节液向软骨的渗透，减轻关节软骨的退行性改变，最大限度地恢复老年人的生活和劳动能力。

2. 保护关节　指导老年人正确的关节活动姿势，动作幅度不宜过大，不

加重关节的负担和劳损，尽量应用大关节而少用小关节，用屈膝、屈髋、下蹲代替弯腰和弓背，用双脚移动带动身体转动代替突然扭转腰部，选用有靠背和扶手的高脚椅就座。避免久站和长时间行走，走路不要太快。加强关节周围肌力训练，如跪坐、扶物下蹲，提高关节稳定性，减少运动对关节的损害，延缓退变。

3. 控制体重　节制饮食，保持适当的体重，肥胖的老年人应减肥，以减轻关节的负荷。

4. 饮食　合理安排膳食，均衡营养。给予优质蛋白、低脂、易消化饮食。老年人每日需要钙800~1000mg，钙的最佳来源是食物，鼓励老年人多摄入含钙丰富的食物，如牛奶、海产品、深绿色蔬菜、豆制品、坚果等。可适当多食对软骨和结缔组织有益的食物，如芦笋、洋葱、鸡蛋。多食富含维生素的食物，补充维生素D。

5. 加强日常保护　多晒太阳，注意关节防潮保暖，防止关节受凉、受寒。

（三）心理疏导

骨关节病因病程较长，反复或持续的关节疼痛、功能障碍和关节变形，严重影响老年人的日常生活及心理健康。疼痛使老年人不愿过多走动，社会交往减少；发作时走路跛行使形象受到损害；功能障碍使老年人无力感加重，甚至生活不能自理，产生自卑心理；疾病的迁延不愈使老年人对治疗失去信心，产生消极悲观情绪。为减轻老年人的不安心理，应让老年人了解疾病的相关知识，受累关节的不同表现，采用转移注意力的方式缓解疼痛，放松心情，稳定心态。为老年人安排交际活动，增加与外界的互动机会，在病情允许的范围内生活和运动。疾病早期治疗得当，坚持锻炼，预后会较好，让老年人树立同疾病作斗争的信心。

（四）常见用药及注意事项

1. 常用药物

（1）对症治疗　可应用美洛昔康、塞来昔布等抗炎药，进行消炎、止痛、消肿治疗。

（2）保护软骨组织　如盐酸氨基葡萄糖、硫酸氨基葡萄糖等药物，其作用主要是营养软骨、促进软骨修复。

2. 常见用药观察注意事项　老年人在药物治疗中可能会伴有食欲不振、恶心、腹泻等短暂的消化道反应，部分老年人可能出现轻微头晕头痛、皮肤瘙痒、皮疹、疲劳，有些用药的不良反应与自身的体质有关。

第八节　帕金森病老年人健康照护相关知识

帕金森病是一种常见的神经系统变性疾病，老年人多见。起病隐匿，缓慢进展，具有异质性，不同老年人疾病进展的速度有差异。常以动作迟钝或姿势改变为首发症状，发病率和患病率随年龄增长而升高。帕金森病无法治愈，可通过治疗、康复和良好的照护改善症状，提高老年人的生活质量。

一、帕金森病概述

（一）帕金森病概念

帕金森病又称震颤麻痹，是一种常见的老年神经系统慢性退行性疾病，以缓慢进展的运动障碍如静止性震颤、肌强直、运动减少为主要特征。

（二）帕金森病危险因素

1. 年龄　年龄老化是常见的促发因素。人在衰老过程中多巴胺含量逐渐减少，神经元发生退行性改变。

2. 遗传　少数病人有家族史，提示家族遗传因素参与发病，或使患病易感性增加。

3. 环境　某些工业和农业毒素如一氧化碳中毒能产生帕金森病症状，一些除草剂、杀虫剂有可能是帕金森病的致病因素。

（三）帕金森病主要表现

1. 早期症状　常难以察觉，容易被忽略。因活动少，缺乏灵活性，逐渐出现脊椎、四肢不易弯曲，随病情进展表现为行走时步幅变小。

2. 典型症状

（1）静止性震颤　多为首发症状，其次为肌强直和运动障碍。震颤常从一侧上肢远端开始，逐渐发展到同侧下肢及对侧肢体，手指呈现有规律的拇指对掌屈曲的不自主震颤，拇指与屈曲的示指间可呈“搓丸样”动作。随病程进展，下颌、口唇、面部可逐步受累。因具有静止时震颤明显、动作时减轻、睡眠时消失的特点，故称为静止性震颤。

（2）肌强直　多从一侧上肢或下肢近端开始，逐渐蔓延至远端、对侧和全身肌肉。面肌强直时表情呆板，呈“面具脸”，颈部、四肢、躯干肌强直时，头部、躯干呈前驱姿势，肘关节屈曲，行走时上肢摆动动作减少或消失。严重时可出现特殊的屈曲体位或姿势，甚至生活不能自理。

（3）运动障碍　即运动不能或运动减少，是帕金森病致残的主要原因。如行走时起动和终止动作困难，走步时呈慌张步态，步距变小，步子越走越快，步态不稳，常发生跌倒，转弯和上、下楼时更易发生。手臂摆动幅度减少甚至消失，坐下后不能起立，卧床时不能自行翻身，解、系鞋带和纽扣，

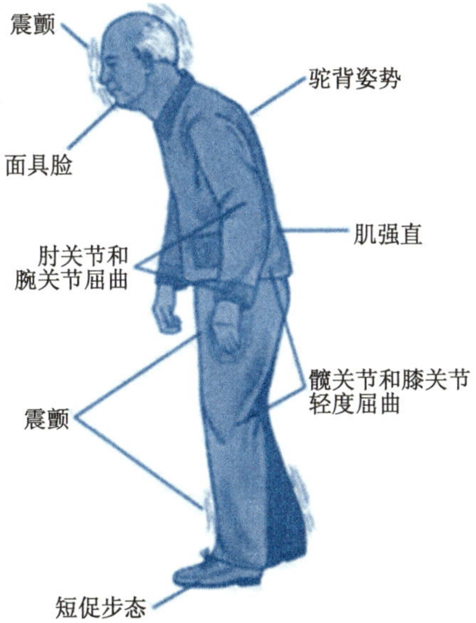

图 5-8-1　帕金森病症状

剃须，刷牙等动作由缓慢到很难完成。严重时咀嚼、咽下困难，出现流涎，进食、饮水可致呛咳。

3. 非运动症状　是常见的征象，可先于运动症状发生。疾病早期老年人可出现嗅觉减退或睡眠障碍、流涎、多汗、便秘，后期常有肢体麻木、疼痛，或伴有不宁腿综合征。

二、帕金森病老年人的照护要点

（一）评估帕金森病老年人

询问起病是突发性还是渐进性，发病持续时间，有无头痛、麻木，观察老年人表情、动作变换以及动作完成情况，关节活动灵活度，有无瘫痪、言语障碍。了解老年人对自己所患疾病的认识，生活是否能自理，卧床老年人有无压疮。仔细了解老年人的吞咽反应是否灵敏，能否吞咽唾液，饮水是否呛咳。观察老年人每日的进食量，评估体重变化情况。评估老年人的精神状态。

（二）日常生活照护

1. 协助进食　将食物切成小块或给予半流食，易于咀嚼和吞咽，让老年人逐渐掌握进食的步骤，进食时不要催促，给予充足的时间，观察老年人的吞咽能力，预防误吸。使用粗大把手的汤匙，便于老年人进食，最好使用不易打碎的不锈钢餐具。注意保持合适的食物温度，以防进食时烫伤。老年人手指颤抖厉害，应协助进食。饮食中应增加热量、蛋白质，多吃高纤维食物、多喝水，预防便秘。

2. 个人卫生　出汗多的老年人要经常清洁皮肤、勤洗澡、勤换衣物。洗澡有困难的老年人应为其提供帮助，如调节适宜水温、将洗浴用具放在老年人容易拿取的地方。鼓励老年人独立更衣、洗漱、修饰，锻炼协调能力，必要时协助完成。将老年人安置在椅子或轮椅上更衣，使老年人有依靠。老年人最好穿柔软、宽松的棉质衣服。

3. 排泄　移除去卫生间通道上的障碍物，方便行走。对如厕有困难的老年人，提供所需的辅助便器，坐便器高度适中，周围有扶手，卫生纸放在伸手可及处。

（三）运动锻炼

运动能避免肌肉萎缩，增强肌肉力量，保持关节的活动度，适当运动对老年人的功能恢复有一定帮助。鼓励老年人尽量参与各种形式的活动，进行有氧运动锻炼以及步态训练，如太极拳、散步、健身操等，动作不要太快。坚持主动肢体功能训练，四肢各关节做最大范围的屈伸、旋转等活动，预防肢体挛缩、关节僵直的发生。指导老年人多做皱眉、鼓腮、露齿和吹哨等动作，对起、坐困难的老年人应协助其反复练习起、坐动作，对步行困难者指导调整重心，鼓励其尽量跨大步，向前走时脚尽量抬高，摆动双臂，眼睛注视前方，思想放松，避免反向行走。协助老年人行走时不可强行拉拽。对行走、活动不便的老年人，可做被动肢体及关节活动和肌肉按摩，促进血液循环。

（四）安全照护

对行动不便的老年人，做好安全防范，移开环境中的障碍物，保持地面平坦、不湿滑，去除门槛，以免绊倒。在门把手附近的墙上安装扶手，增加老年人开、关门时的安全性。常用物品定位放置，锐利器械放在触及不到的地方，不可独自使用热水器或燃气灶，防止发生意外。使用的家具不要有尖角。座椅的高度要合适，方便坐下和起立。为卧床老年人起坐方便，可在床尾处绑粗绳，借助手拉绳子坐起，下床动作须缓慢。卫生间和浴室内放置防滑垫，安装扶手，方便老年人大小便及脱、穿衣服。动作不协调、姿势平衡障碍的老年人，避免发生跌倒等意外伤害。有精神或智力障碍者，外出需有人陪伴，随身携带写有老年人姓名和联系方式的卡片，或让老年人佩戴手腕识别牌，以防走失。

（五）心理疏导

震颤和渐进的运动障碍使帕金森病老年人在社会活动中产生窘迫心理，

因为患病，自体形象发生改变，言语不利，交流障碍，自我价值受到挫伤，自尊心也会有不同程度的受伤，对周围的事物和他人的举动变得更加敏感，情绪低落，消沉，自卑，甚至动摇治疗的信心。因身体功能部分丧失，自理能力变差，常依赖他人的帮助，使老年人失去健康安全感。照护者要与老年人建立信任关系，细心观察老年人的心理反应。鼓励表达并注意倾听老年人的感受，给予安慰和关怀，使老年人感到温暖。促进老年人与他人交往，避免孤立、封闭自我。对老年人因行动不便带来的过失应谅解，不予责怪。让老年人在安全的环境里进行日常活动，提高生活自理能力，增强自我价值感。

（六）常见用药及注意事项

1. 常用药物　左旋多巴、多巴丝肼（美多芭）、苯海索（安坦）是经典的抗帕金森病的主要用药。左旋多巴可治疗各种类型的帕金森病病人，且不受年龄、病程长短的影响。多巴丝肼为复方制剂，内含左旋多巴。药物经口服后吸收快，可明显改善症状。苯海索对缓解震颤和僵直的症状效果明显。

2. 常见用药观察注意事项　胃肠道反应如厌食、恶心、呕吐，是病人治疗早期可出现的不良反应，治疗初期有些病人还可出现直立性低血压、心律不齐。照护者应密切观察病人用药后的反应和症状，监测血压、心率，及早发现异常，采取应对措施。

第九节　阿尔茨海默病老年人健康照护相关知识

阿尔茨海默病是最常见的脑变性疾病，伴随衰老而发生，是因各种原因导致的渐进性大脑认知功能退化性表现。随着人口老龄化，阿尔茨海默病的发病率呈逐年上升趋势，严重危害老年人的身心健康，影响生存质量，给患病老年人造成很大痛苦，给家庭及社会带来沉重负担，已成为严重的社会问题。

一、阿尔茨海默病概述

（一）阿尔茨海默病概念

阿尔茨海默病是指发生于老年和老年前期、在无意识障碍下潜隐型起病、因脑功能障碍所致的认知功能受损，是一种中枢神经系统原发性退行性脑变性疾病。常缓慢起病，病程呈进行性发展。

（二）阿尔茨海默病危险因素

1. 年龄　年龄是阿尔茨海默病的重要危险因素，阿尔茨海默病的患病率随年龄的增加而增长。

2. 遗传　阿尔茨海默病与一级和二级亲属的阿尔茨海默病家族史有关，亲属患该病的危险性明显高于普通人群。

3. 心理社会因素　性格孤僻、兴趣狭窄、经历重大不良生活事件等，与阿尔茨海默病的发生相关。有认知功能损害并伴有抑郁情绪者，更可能发生阿尔茨海默病。

4. 受教育程度　文盲或低文化程度是阿尔茨海默病发病率和患病率高的重要预测因素。早期文化教育可通过增强大脑的功能性储备而延缓阿尔茨海默病的发生。

5. 其他　女性阿尔茨海默病的患病率高于男性。高血压、高胆固醇水平、糖尿病等也可能与该病发生有关。

（三）阿尔茨海默病主要表现

1. 记忆障碍　是阿尔茨海默病的早期突出症状，以短期记忆和记忆保持障碍为主。其特点是记不住新近发生的事情，短时记忆和学习新知识困难。刚说过的话或做过的事转瞬即忘，不能记住熟人的姓名、电话号码，反复说同样的话或问同样的问题。随着病情的进展，远期记忆也受损，不能回忆自己的经历，甚至记不清亲人的姓名、成员之间的关系和称呼。

2. 视空间障碍和定向障碍　是阿尔茨海默病的早期症状之一。如在熟悉的环境或家中迷失方向，走错卧室，找不到卫生间，外出无法找到回家的路。简单的画图测试不能准确临摹立体图。时间定向差，不知道现下的季节和年、月、日。

3. 抽象思维障碍　理解、推理、判断、计算等认知功能受损，不能进行正确计算，思维迟钝、缓慢，不能区分事物的异同。

4. 言语障碍　早期为用词不当，找词困难，阅读、书写困难，进一步发展为错用词类，语句颠倒，词汇贫乏，词不达意，直至仅能发出不可理解的声音，或缄默不语。

5. 失认和失用　失认是不能认识或鉴别物体，以面容失认最常见。不能根据面容辨别人物，不认识亲属和朋友，甚至丧失对自己的辨认能力。失用表现为不能正确做出连续性动作，如刷牙、系鞋带，穿衣时将里外、前后顺序穿错。进食时不会使用筷子，常用手抓食或用嘴舔食。

6. 人格改变　最初表现为孤僻，不主动交往，自私，对人缺乏热情、冷淡，甚至对亲人漠不关心，情绪不稳，易激惹，因小事而暴怒，无故打骂人。进而不讲卫生，捡拾破烂，甚至出现触玩污秽物等异常行为，全然不顾及个人形象。

7. 精神与行为表现　包括错认、幻觉、妄想、徘徊、躯体和言语性攻击等。如把照片或镜子中的人错认为真人而与之对话；白天安静，傍晚则烦躁、坐立不安，喊叫或出现幻觉；认为居室不是自己的家，或有被窃、被害妄想；睡眠倒错，夜间不睡，到处走动，或做些无目的的动作，白天则精神萎靡、瞌睡；身体攻击行为、乱藏东西、不恰当地处理物品等，都是患病者常出现的行为。

二、阿尔茨海默病老年人的照护要点

（一）评估阿尔茨海默病老年人

与患病老年人的家属沟通，收集有关老年人的各种资料信息。评估老年人认知能力、语言能力、情感表达、执行能力、精神、行为等。评估老年人的生活自理程度，轻度阿尔茨海默病老年人生活自理能力保持较好，疾病发展至晚期，老年人逐渐出现自理能力下降，甚至完全丧失。

（二）日常生活照护

1. 环境要求　房间要宽敞、简洁、设施简单，光线充足，室内无门槛等障碍。地面要防滑，床边有护栏，电源开关要有安全装置。刀、剪、药品、杀虫剂等要放置在老年人触碰不到之处。卫生间、浴室安装扶手。

2. 进食照护　选择营养丰富、荤素搭配、易消化、无骨、无刺的食物。尽量保持老年人平时的饮食习惯，控制进食量。多吃新鲜蔬菜、水果，进食富含维生素 B_{12}的食物或补充维生素 B_{12}。餐具最好选择不易破损的不锈钢制品，尽量让老年人自行进食，延缓功能衰退，如果握持困难，应对使用的餐具或其他用物进行改造，以方便使用，允许用手拿取食物，进餐前协助清洁双手。定时进餐，鼓励老年人与他人一起进餐，增进食欲，进食不宜过快，以防噎食或呛咳。盛有过烫食物的器皿要远离老年人，以免烫伤。注意观察老年人是否有异食行为。根据老年人牙齿脱落情况和咀嚼能力，调整饮食种类，如软食、半流食或流食。进食困难的老年人给予喂食，食物要碎，一次喂食量不宜多，进食要慢。每日保证足够的饮水量，以保证需求。

3. 排泄照护　因记忆损害或视空间障碍，患病老年人找不到卫生间，当有排尿、排便需要时，不知道如厕而随地排泄。卫生间应该有明显的标识，照护者应定时引导老年人如厕，及时更换污湿的衣物，并保持会阴部皮肤清洁、干燥。

4. 个人生活照护　督促并协助患病老年人做好个人卫生，协助沐浴，保持皮肤清洁，防止皮肤感染。沐浴时注意水温，防烫伤、防滑倒。及时更换不洁的衣服，衣服要穿脱方便，避免多扣、拉链，协助老年人挑选应季衣物。

5. 睡眠照护　督促老年人按时就寝、按时起床。调整睡眠颠倒的情况，日间适当增加活动时数，减少睡眠时间，午睡不超过 1 小时。下午不饮浓茶、咖啡等饮料，以免兴奋，晚餐不宜过饱。睡前温水泡脚，舒适入睡。患病老年人如果服用降压药，因药物含利尿成分，会导致夜尿增多，要保证老年人夜间如厕安全，预防跌倒和脑外伤的发生。

6. 活动安排　在照护者的监管下给老年人适当安排简单的居室环境清洁和整理个人内务等事情，进行自理能力训练，提高日常生活能力，改善生活质量。如果某种任务超出了老年人的能力，应对困难，不要强制完成，以免因无法达到他人期望产生挫折感，或触发行为变化。

（三）适度运动

选择适合老年人的有氧运动项目，如走路、散步，以促进血液循环，增加循环系统健康，保证氧的供应。做肢体、关节活动训练，保持正常功能，防止关节畸形和肌肉萎缩。常做一些较复杂的手工、绘画，加强手的活动。

（四）安全照护

患阿尔茨海默病的老年人不要单独外出，以免迷路走失。在老年人口袋里放写有老年人和联系人姓名、联系电话等信息的卡片，若发生意外情况方便联系。对有自伤、自杀行为的患病老年人，要密切观察其情绪反应，及时发现暴力倾向和轻生意图，去除危险因素，严禁单独活动，必要时采取保护性约束。

（五）常见异常行为照护

1. 侵犯行为　老年人可能出现说脏话、朝人吐口水或攻击行为，照护者不可训斥、指责，应慢慢走近对方，让老年人完成看到自己，简单与其交流，避免任何的身体接触，以避免让其过度戒备、产生暴怒或再现攻击行为。

2. 藏匿行为　患病老年人会有不恰当的物品放置或藏匿物品的行为。照护者应检查老年人是否有物品丢失，查看物品藏匿的地方，避免出现安全问题，确保老年人熟悉自己生活的环境，以免加剧物品藏匿行为。

3. 重复行为　老年人可能会反复询问一些问题或重复诉说同样的话，无目的地跟随他人。照护者可安排分散其注意力的手工活动，如搭积木、拼图游戏，对一些图片、实物做归纳和分类，进行由易到难的数字概念和计算能力训练，既占用老年人无事可做的时间，又可锻炼智力。回答老年人问题时，要像第一次一样回答重复的问题。

（六）维护自尊

尊重阿尔茨海默病老年人的自尊与人格，不可斥责、讥笑，不指责说错话的老年人，不强迫其做不愿意做的事情。当有激越行为时，可采取转移注意力、有意忽略等技巧，切忌使用刺激性语言，不嘲笑病态表现、不歧视、不伤害老年人的自尊心。对话时要和颜悦色，专心倾听，态度温和，多鼓励，多赞赏，肯定老年人在自理和适应方面做出的努力。如果老年人能适应怀旧治疗方式，可引导其回顾以往的生活，重新体验过去的生活片段，协助了解自我，减轻失落感，增加自尊，增进社会化的治疗过程。

（七）良好沟通

对于阿尔茨海默病老年人和照护者而言，失去交流能力，会使人感到沮丧。老年人的语言表达能力随着病情的进展会逐渐减弱，越来越难以表达自己的意思，也难以理解别人的讲话。照护者与老年人沟通时，要给予充裕的时间，耐心聆听老年人说话，语言表达不清晰时，勿催促。勿在嘈杂的环境里沟通，勿在老年人背后与其讲话。面对面平视交流，有助于老年人明白谈话内容，照护者可借助手势或面部表情帮助老年人理解表达的意思，老年人回答时，给予微笑、赞赏和鼓励。与老年人谈话时，采用简短、易懂的字句，语速适中，咬字清楚。不以命令的方式和老年人讲话，当与老年人意见不合时，不与其争论，以免令老年人难堪。

（八）常见用药及注意事项

1. 常用药物　因阿尔茨海默病的发病机制尚未完全明确，迄今尚无有效的治疗方法。药物治疗策略主要是改善病人的认知功能，延缓病情发展，如多奈哌齐、卡巴拉汀；控制幻觉、妄想、激越等精神症状的药物有帕罗西汀、氟西汀、奥氮平等。

2. 常见用药观察注意事项　服用多奈哌齐、卡巴拉汀等药物的不良反应有恶心、食欲减退、腹部不适、腹泻、眩晕、易怒等。病人在接受药物治疗控制精神症状期间，可能会有失眠、头痛、易激动、精神紧张等症状表现。照护者须密切观察病人用药后的不良反应、异常行为和情绪变化，及时发现问题并制止可能发生的恶性事件。

第十节　肿瘤晚期老年人健康照护相关知识

肿瘤是一种复杂性疾病，肿瘤的发生和发展是一个多阶段、多步骤的过程，往往要经历一段较长的潜隐期，而后慢慢从癌前病变发展为恶性肿瘤。人类生活的环境日益多变，使恶性肿瘤的危险因素更加复杂，恶性肿瘤的发生是人的遗传因素和外部因素相互作用的结果。老龄化是恶性肿瘤形成的另一个因素。恶性肿瘤发病率随年龄增长而显著增高，可能是因生命历程中特定恶性肿瘤危险因素的效应不断积累，加之人逐渐变老，机体细胞修复有效性不断下降所致。

一、肿瘤疾病概述

（一）肿瘤概念

肿瘤是机体正常细胞在内、外致瘤因素的长期作用下，局部组织细胞失去对其生长的正常调控，导致异常增生而形成的新生物，肿瘤一旦形成，不会因为病因的消除而停止增长。一般将肿瘤分为良性和恶性两大类，局限于某一处生长而不侵袭到邻近组织的肿瘤为良性肿瘤，能侵袭到邻近组织或发生转移的称为恶性肿瘤。恶性肿瘤细胞呈浸润性生长，可破坏正常组织与器官而危害生命。起源于上皮细胞的恶性肿瘤称为癌，是恶性肿瘤中最常见的一类，如皮肤癌、食管癌、肺癌、肝癌、胃癌、胰腺癌、结肠癌、膀胱癌等。

（二）恶性肿瘤危险因素

1. 个体内在因素　正常情况下，机体细胞内存在与癌症有关的基因，当基因发生突变时会引起细胞癌变。免疫功能低下的人群，患癌的机会比较高；内分泌紊乱者，患前列腺癌、乳腺癌的概率上升；家族中有恶性肿瘤者，其子女癌症发病率相对升高。精神压力、心理因素对肿瘤发生有重要作用。

2. 吸烟与饮酒　吸烟是导致癌症发生的因素，吸烟年龄越早、吸烟数量越多，发生肺癌的机会越大，烟草中含有多种致癌物质，烟雾被吸入时，焦油会附着在支气管黏膜上，经长期刺激可诱发癌变。酒精对口腔、咽和食管等部位癌的危险性已得到确认，长期饮酒可形成肝硬化继而导致肝癌的发生。吸烟又饮酒者可进一步增加某些恶性肿瘤的危险性。

3. 膳食　恶性肿瘤的发生大多与饮食因素有关。黄曲霉毒素是公认的致癌物，存在于被真菌污染的花生、玉米等粮食作物中，可引起肝癌；高脂饮食和低纤维饮食与肠癌的发生有关；腌制食物具有较强的致癌性，使胃、肠、胰腺等消化器官癌变的概率升高；多盐、多辣的食物会导致胃黏膜屏障受到慢性损伤，长此以往引发胃癌；烟熏、炙烤食物可产生有致癌性的有机化合物，油被连续和反复加热会促进致癌物生成；熏烤食物过程中燃料的燃烧所产生的有害物质，在不同程度上也会导致癌症。

4. 病毒感染　乙肝病毒感染是肝癌的重要病因。肝炎病毒携带者中，相当一部分会患慢性肝炎，进而肝硬化并发展为肝癌。

5. 其他　厨房油烟是肺癌的重要发病原因；长期染发、太阳光的强紫外线照射，有可能造成细胞的基因突变，增加患皮肤癌的风险；化学污染、农药能影响正常细胞的生长，发生癌变。

（三）老年人患恶性肿瘤特点

1. 多发癌较多　多发癌是指存在多个原发癌，各种癌症之间没有转移关系。由于老年人脏器功能的降低，细胞免疫功能紊乱，更容易患多发性恶性肿瘤，尤以器官的恶性肿瘤多见，如食管癌、胃癌、结肠癌、肝癌等。年龄越大，多发癌的比例越高。

2. 发病相对缓慢　老年人由于逐渐衰老，新陈代谢、细胞代谢常比较慢，所患肿瘤发展进程比较缓慢，病变发展的速度也较慢，带瘤生存期长。

3. 症状不典型　一些老年人的衰老现象或伴发的其他疾病，可能掩盖恶性肿瘤的存在。同一脏器可有不同性质的疾病，症状表现复杂，而老年人反应性差，肿瘤引起的症状不突出。恶性肿瘤早期很少有明显的症状，常表现出一些非特异性症状，如衰弱、无力、全身痛，易被认为是一般衰老表现而被忽视，到做检查时已患癌症，或已经有转移征兆。

二、肿瘤晚期老年人的照护要点

肿瘤晚期是指患恶性肿瘤的老年人已无法治愈，将要面临死亡的时期。由于疾病治疗效果不佳，病情无法得到长期控制，此阶段的照护应更多关心老年人的情感、精神、心理和行为能力，使其尽量达到较理想的状态。帮助老年人减轻疼痛，缓解身体不适症状，利用家人、社会力量等支持系统，让老年人尽可能保持生活的勇气。

（一）评估肿瘤晚期老年人

询问老年人是否有疼痛及疼痛部位、程度；有无咳嗽、咯血；有无排尿及排便困难；有无乏力或体重减轻；有无药物治疗的不良反应，如化疗后呕吐。观察老年人体位、面部表情。了解老年人是否有精神、心理压力。询问老年人若发生紧急情况时的第一联系人姓名以及联系方式。

（二）生活照护

1. 饮食照护　合理的饮食能增强免疫系统功能，进而抑制肿瘤的生长。食物多样化、保证荤素合理搭配是平衡膳食的重要原则。鼓励老年人摄取足够的营养，进食高蛋白、高热量、易消化的饮食，适当多食碱性食品，如新鲜蔬菜、水果、奶类、豆类等，补充维生素 A、维生素 C、维生素 E 及硒和锌等矿物质，有助于增强人体抗氧化系统的防御能力。平日饮食中不要过多食用咸、辣的食物，不吃过热、过冷、过期及变质的食物；尽量少食腌制、熏烤、油炸食品。对食欲较差、进食困难的老年人宜少量多餐，少渣饮食。

2. 运动锻炼　患癌老年人参加运动锻炼时要掌握运动量。锻炼后身体感到发热，轻微出汗，无疲劳感，身心感到轻松、舒畅、食欲和睡眠良好，说明运动恰当。老年人要充分了解自己，根据身体状况，参加能增强力量、平衡、协调的运动项目，如散步、打太极拳。锻炼过程中，要善于自我体察不良反应，如不适感明显，应停止锻炼。

3. 睡眠　由于老年人分泌的生长激素减少，导致睡眠质量降低，恶性肿瘤老年人因多种药物治疗、精神紧张、心理压力大、焦虑、化疗、局部或转移性疼痛，对睡眠产生干扰，更易造成睡眠障碍。照护有睡眠障碍的老年人，可采取放松训练、控制刺激、睡眠限制等，如限制睡前过度兴奋、过度思考问题、避免过度卧床，夜晚睡眠时卧室不放钟表，以免“滴答”声影响入睡引发焦虑，起夜后不看时间，以免更难入睡。

（三）症状照护

1. 恶心、呕吐　肿瘤晚期的老年人常出现恶心、呕吐、厌食、腹泻、便秘等与抗癌治疗相关的消化系统症状。发生呕吐时，老年人取侧卧位，防止误吸，呕吐后协助漱口，休息，清理被污染的衣服及环境。呕吐不严重时，可进少量、易消化的食物，严重呕吐时需注意有无尿少、口渴、皮肤黏膜干燥等脱水现象。准确记录饮水量、进食量、尿量、呕吐量。

2. 便秘、腹泻　便秘是肿瘤晚期老年人常见并且极其痛苦的症状。引起便秘的原因很多，如衰弱、乏力、活动减少、药物因素等，使肠蠕动受到抑制，水分摄入不足和饮食中缺少纤维素，也可引起便秘。便秘时可按摩腹部，促进胃肠道的蠕动，或轻压肛门部位，促进排便，大便干结时人工取便。调整饮食内容，多吃纤维素多的蔬菜、水果，适当多饮水。肿瘤晚期老年人由于免疫功能低下，容易导致细菌性或病毒性腹泻甚至失禁。长时间的潮湿因素，使皮肤存在受损的危险，粪便中有害刺激物会进一步加重皮肤损害的发生。老年人排便后用温水洗净，轻轻沾干，做好肛周皮肤的清洁，使用皮肤保护剂保护皮肤。细心观察老年人的一般情况、大便次数、性状、有无出血，体弱的老年人要卧床休息，保持情绪稳定。

3. 呼吸困难　肿瘤细胞侵袭肺脏或发生肺转移、气道阻塞、全身状况差、呼吸肌无力等，都可使老年人感到呼吸困难，表现为吸气不足或呼气费力，呼吸频率、深度也会发生改变。为老年人提供照护时，应指导做缩唇呼吸，进行有效的呼吸肌功能训练。合理安排休息，环境保持安静，加强室内空气流通，协助摆好舒适体位以利于呼吸。呼吸困难的老年人多有紧张、恐惧感，要安慰老年人，在呼吸困难的急性发作期陪伴老年人，使其得到安全感，减少焦虑。指导老年人放松技术，如缓慢深呼吸，肌肉逐渐放松。

4. 口腔黏膜改变　肿瘤晚期老年人在放疗、化疗期间，会经历多种毒副作用，反应大小依个人体质不同而有差异。口腔溃疡是大部分老年人都会经历的副作用，唾液分泌减少，口腔自净能力下降，因有疼痛感而影响进食，容易引起焦虑情绪，使生活质量下降。能自行刷牙的老年人，可用软毛刷刷牙，不能自理者由照护者每天为老年人做口腔清洁，用棉球轻轻擦拭口腔各部位和牙齿各面，用漱口液含漱，避免损伤口腔黏膜。以高蛋白、高维生素饮食为宜，蛋白质是维持黏膜及皮肤完整性最佳状态、促进伤口愈合所需的主要营养素，维生素 A 和维生素 C 有阻止细胞恶变和扩散作用，也有助于伤口愈合。

5. 皮肤变化　老年人因皮下脂肪减少，皮肤老化，加之接受肿瘤治疗，难以耐受外界刺激，皮肤自愈能力降低，皮肤有痒感，局部皮肤发红、疼痛，尤其容易出现压疮。照护者应每日查看皮肤是否有破溃、水肿、疼痛，做好全身皮肤清洁，定期沐浴，指（趾）甲修剪、磨平，避免搔抓或无意碰擦造成皮肤损害，引起感染，保护皮肤的完整性。病情允许，鼓励老年人下床活动，对活动不便的卧床老年人，要为其定时翻身，一种姿势不超过 2 小时，避免局部长期受压，翻身时勿将压力损伤区域置于受压处。翻身时避免拖、拉、拽动作，防止皮肤擦伤。每次更换体位时，注意观察并按摩易发生压疮的部位。

6. 跌倒　肿瘤晚期老年人因疾病消耗、体质虚弱、合并骨转移、脑转移以及药物治疗的不良后果，容易发生跌倒，若跌倒后骨折，老年人将难以站立，需长期卧床，不仅增加痛苦，甚至缩短寿命。照护者应及时评估老年人的身体状况，有头晕或眩晕症状、全身乏力时，让老年人卧床休息，保持环境安静，减少不良刺激。将经常使用的物品放在容易拿取的地方，保持周围环境没有障碍物，去卫生间或外出有人陪伴。意识有障碍的老年人绝对卧床休息，加床挡防止坠床。

（四）心理疏导

罹患肿瘤的老年人，因各自的文化背景、心理素质、受教育程度、生活体验、应对能力、病情性质的差异以及对疾病的认识不同，会产生不同的心理反应。至肿瘤晚期，老年人可出现情绪低落、人格改变、适应障碍、抑郁、害怕被遗弃、对死亡的恐惧等心理问题。当残酷的现实清晰地摆在老年人面前时，大多会出现情绪稳定性差及行为控制能力降低，表现为面容紧绷、言语忧郁、淡漠、缄默不语、悲悲切切、伤心不已、悲中含愤、愤中藏悲、坐立不安、日常兴趣减退、动作协调性差、哭泣、冲动行为等，甚至绝望，采取拒绝进食、发脾气、自虐等手段，宣泄内心痛苦。

有些肿瘤晚期的老年人因恶性程度较低，进展较慢，可以较长时间与癌共存。老年人若能保持良好的心境，不仅可以发挥机体的潜能，利于对肿瘤细胞的免疫监视，还对维持正常的生理机能、创造良好的治疗条件有积极作用。对肿瘤晚期的老年人要给予信心，随时与老年人沟通，耐心倾听诉说，使其感到亲人的温暖，给予精神和心理安慰，消除对死亡的恐惧感，树立战胜疾病的自信心。鼓励参加力所能及的社交活动，分散注意力，减少不必要的痛苦与烦恼，让老年人保有健全的人格和自我概念，帮助老年人在既有的环境下，获得最后的人生乐趣与满足，尽量享受最温暖的家庭与社会关系。

（五）常见用药及注意事项

1. 常用药物

（1）铂类　抗瘤谱广，是多种实体瘤最常用的化学治疗药物，如顺铂、卡铂等，有确切的抗肿瘤治疗作用。

（2）环磷酰胺　适用于卵巢癌、乳腺癌、睾丸癌、肺癌、恶性淋巴瘤等的治疗。

（3）5-氟尿嘧啶　广泛用于消化道肿瘤、乳腺癌、前列腺癌、膀胱癌等治疗。

（4）丝裂霉素　对肺癌、胃癌、乳腺癌、恶性淋巴瘤等有较好疗效。

（5）紫杉醇　对卵巢癌、乳腺癌有独特疗效。

2. 常见用药观察注意事项

（1）肾毒性　抗恶性肿瘤药物会不同程度地引起肾脏毒性反应，可能为一过性反应，也有可能会造成永久性损伤。根据所用药物及自身具体情况，治疗时要多饮水，排尿量保持在每日 1500~2000ml，以免蓄积毒性发生。

（2）消化道反应　化疗药物最容易引发与治疗相关的胃肠道症状，如恶心、呕吐；其他不良反应有厌食、口腔黏膜炎、牙龈炎、腹泻，严重者会出现便血。

（3）脱发　化疗药物在杀伤癌细胞的同时，也会损害人体的正常细胞，当毛囊细胞受损后，易引起毛发脱落。

（4）皮肤损伤　如红斑性皮炎、皮疹、色素沉着等。

第六章

老年人常见问题观察及照护记录书写

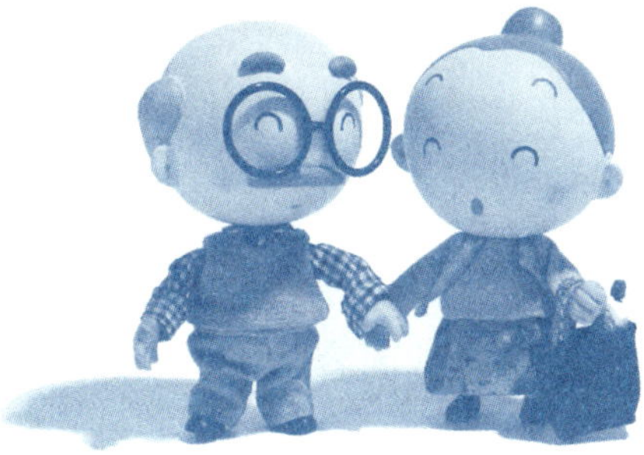

第一节　老年人常见问题的观察

随着年龄的不断增长，老年人的机体器官和生理功能也随之发生衰老，这是老年人的正常老年性变化。因此在许多疾病的症状表现及治疗、预后都与年轻人有所不同。老年人发病急，病症隐匿，且容易同时存在多种病理性变化，发病时还可能合并多种并发症甚至出现脏器衰竭等，因此在护理老年人时，养老护理服务人员需要做到细心、耐心和责任心。

一、老年人常见体征的观察

（一）面容

正常人通过面容表达感情，但受到疾病困扰时，则会出现异常面容。

常见异常面容：

1. 急性（热）面容：面色潮红，兴奋不安，表情痛苦或倦怠。多见于急性热病。
2. 慢性面容：面色憔悴，目光无神，面色晦暗。多见于恶性肿瘤。
3. 面具样面容：面部呆板，好似面具一般。多见于帕金森、脑炎。
4. 伤寒面容：表情淡漠、反应迟缓。多见于高热患者。
5. 贫血面容：面色苍白，唇色浅淡。多见于各种原因引起的贫血。
6. 肝病面容：脸色发黄、发黑，眼周灰暗。多见于肝硬化。
7. 甲状腺功能亢进面容：眼球突出，兴奋易怒，目光闪烁。多见于甲亢病人。

8. 病危面容：面色铅灰或灰白色，眼窝凹陷，目光无神。常见于大出血或濒死状态。

（二）意识

意识是大脑对客观世界的反应，是感觉、思维等心理过程的总和。如大脑受损，则可出现不同程度的意识障碍。

1. 嗜睡：是程度最浅的意识障碍，常处于睡眠状态，轻微刺激即可唤醒，但反应迟钝，刺激停止后又再次入睡。

2. 昏睡：较嗜睡更深的意识障碍，不易唤醒，仅对强刺激有反应。

3. 昏迷：意识活动丧失，对外界刺激或自身需求无法感知。

4. 谵妄：在意识不清的同时，还会伴有错觉、幻觉，抗拒喊叫等现象。多见于中毒性脑病。

（三）营养

营养是机体从外界吸取需要的物质来维持生长发育的生命活动。

1. 营养不良：由于摄入不足或消耗过多而导致。

2. 营养过剩：体内脂肪积聚过多，主要表现为肥胖。

（四）视力

随着老年人年龄的增长，视力不断退化，可出现飞蚊症、青光眼、白内障等。

（五）听力

听力异常是老年人较常见的症状之一，老年人可出现听力下降，甚至老年性耳聋。

（六）体位

正常人可按自己的意识控制身体的位置，当老年人意识丧失或极度虚弱时，为了减轻痛苦，被迫采取异常体位。如强迫卧位。

（七）皮肤

正常人的皮肤可以保护身体、调节体温、排泄废物等，老年人抵抗力逐渐下降，皮肤可出现弹性丧失、皮疹、淤青、溃疡、压疮和蜘蛛痣等。

（八）体味

体味指从呼吸道或身体散发出的气味。如糖尿病酮症酸中毒者有烂苹果味。

（九）步态

步态是指走路时所表现的姿态及动作。某些疾病状态下，步态会发生改变。

异常步态有：

1. 偏瘫步态：又称画圈步态，行走时患侧手臂弯曲，摆动消失，大腿与小腿均伸直，脚向外画圆弧。常见于中风后遗症。

2. 慌张步态：起步慢，身体前倾，越走越快，慌慌张张。常见于帕金森病。

3. 蹒跚步态：走路时左右摇摆。常见于佝偻病。

4. 跨越步态：行走时需抬高髋关节、膝关节，以免足趾触碰地面。常见于腓总神经麻痹、下肢畸形。

5. 剪刀步态：走路时两脚向内交叉，膝盖靠拢，酷似剪刀。常见于脑性瘫痪。

二、老年人常见症状的观察

（一）老年人粪便异常的观察

一般正常成人每日约排便 1~3 次，每天排便超过三次或每周少于 3 次可考虑存在腹泻或便秘的可能。

形状与软硬程度：正常人的粪便为成型软便。便秘时粪便坚硬，呈栗子样；消化不良或急性肠炎时可为稀水样便；肠道部分梗阻或直肠狭窄时，粪便呈扁条形或带状。

颜色：正常人的粪便颜色呈黄褐色或棕黄色。因摄入食物或药物种类的不同，粪便颜色会发生变化。

1. 食用大量绿叶蔬菜，粪便可呈暗绿色。

2. 摄入动物血或铁制剂，粪便可呈无光样黑色。

3. 上消化道出血时，粪便呈黑色，且附有黏液而发亮，类似柏油，故又称柏油样便提示。

4. 白陶土色便提示胆道梗阻。

5. 暗红色血便提示下消化道出血。

6. 果酱样便提示肠套叠、阿米巴痢疾。

7. 粪便表面粘有鲜红色血液提示痔疮或肛裂。

8. 白色“米泔水”样可提示霍乱、副霍乱。

（二）老年人便秘的观察

便秘是指粪便排出困难、粪质坚硬与排便频率减少。一般每周少于三次者可考虑便秘。便秘是老年人中的常见病、多发病。由于老年人身体机能减弱，体力受限，活动量减少，肠蠕动减弱。同时，由于老年人容易患有肛周疾病，如痔疮、肛裂、肛门括约肌无力，盆底肌肉收缩无力，致排便困难，容易造成便秘。

便秘会使粪便在肠道停留时间延长，经肠道细菌的作用，产生大量对人体有害的物质吸收进入血液循环，可引起神经系统的一系列症状，直接危害老年人的身体健康。

养老护理服务人员可根据布里斯托大便分类法（见图 6-1-1）简单判断老年人粪便形态。

1. 老年人便秘的观察方法

养老护理服务人员应该掌握老年人的排便规律，观察大便颜色、性状，同时还要观察老年人排便后是否心情不佳或感到身体不适。比如有腹胀、腹

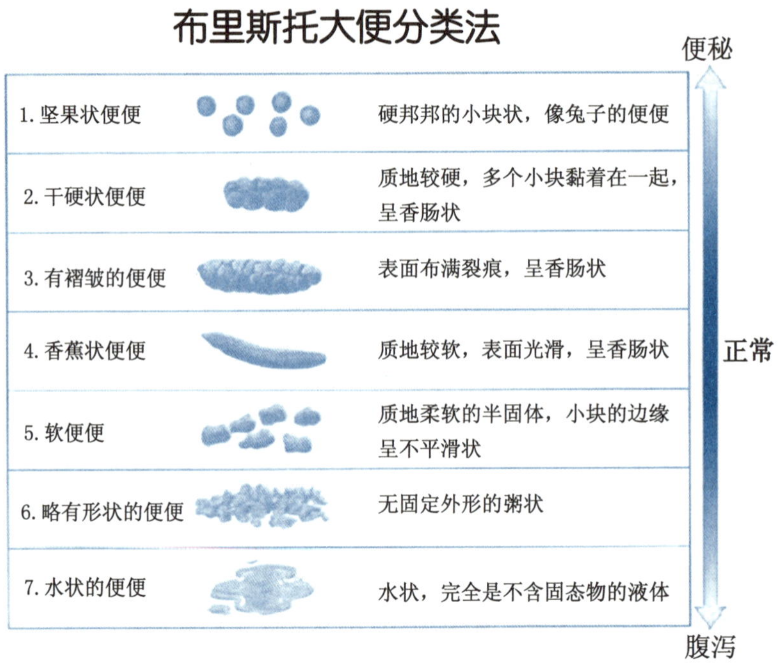

图 6-1-1　布里斯托大便分类法

痛、食欲不佳、嗳气，也可能有头痛、乏力等全身症状。触摸腹部是否较硬，或触及包块。肛周是否可触及粪块。如老年人表现出排便异常，应及时找出原因，并上报医护人员。

（1）了解老年人是否存在大便干燥、硬结，次数减少等情况。部分老年人还会主诉，排便后仍有未排净的感觉，或经常想去厕所，肛门有坠胀感等。若老年人有痔疮，干硬的粪便还可能损伤肛门、痔疮，粪便上还可能粘有鲜红色血液。

（2）了解老年人的饮食习惯，是否存在饮食不合理；是否饮水量不足。严重偏食或食物摄入量过少。进食的食物过于精细，缺少纤维素，或由于食糜容积过少，不足以引起结肠运动而引起便秘。

（3）了解老年人近期是否滥用缓泻剂。老年人常因排便不畅而使用并依赖通便药物，容易导致结肠、直肠对排便反射逐渐减退，若长期服用导致产生耐药性，老年人还可能会加大通便药物的药量，长此以往，恶性循环，极易对缓泻剂产生依赖，产生便秘。

（4）了解老年人近期是否做过肛门、直肠手术。是否因肛门、直肠功能未完全恢复导致便秘。

（5）观察老年人便秘是否因为长期卧床，如老年人可以下床活动，应了解近期活动情况，是否因身体疲劳而减少活动量，可合理安排可以下床的老年人适量运动，增加肠蠕动。

（6）观察老年人是否有不良生活习惯，如不吃早餐，导致胃部没有食物消化，不能引起回肠和结肠反射，从而形成便秘。

（7）观察老年人排便环境是否改变、是否心情郁结或焦虑。当结肠内容物排入直肠，使直肠填充而扩张，即产便意，引起排便反射。若老年人生活环境突然改变，或环境不适宜排便，老年人可通过主观意识抑制排便，这时肛门括约肌和盆膈肌强烈收缩，腹肌和直肠壁平滑肌松弛，便意可消失。如果多次抑制、改变排便规律，容易形成习惯性便秘。

2. 老年人便秘的观察意义

（1）养老护理服务人员可帮助老年人合理调整饮食及生活习惯。如每日进行适量活动，促进肠道蠕动，但应以老年人不觉疲乏为宜；督促老年人每日摄入足够多的水分，多吃新鲜的水果蔬菜，进食粗纤维食物，可缓解便秘。

（2）可以下床上厕所的老年人，最好取坐位，利用重力作用增加腹内压促进排便。并且可以在脚下垫矮凳，使上身与大腿呈 35°角（见图 6-1-2 如厕角度示意图），利于直肠肌完全放松，以达到最佳排便效果。还可以排便时沿结肠解剖位置自右向左环形按摩，可促时降结肠内容物向下移。

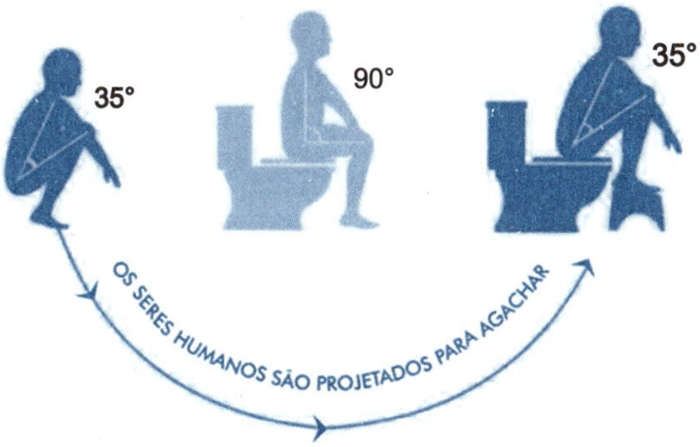
35°
90°
35°
OS SERES HUMANOS SÃO PROJETADOS PARA AGACHAR

图 6-1-2　如厕角度示意图

（3）如果老年人便秘较严重，可通知医护人员，必要时应遵医嘱严格使用缓泻药物或予以灌肠。但应警惕长期使用形成慢性便秘。

（4）由于老年人年老体弱，长期卧床，粪便在直肠内堆积，随时间增长，水分逐渐被吸收，粪便变得干硬，老年人体弱无法自主将粪便排出，粪便在原位积滞，容易导致部分或完全性肠梗阻，同时刺激肠黏膜，使硬块以上的粪便液化，或肠液通过硬块周围溢下而被排出，从而被误认为使腹泻或大便失禁。

（5）加强对老年人及家属的健康宣教，指导老年人定时排便，使其了解便秘的危害性。

（三）老年人腹泻的观察

腹泻是一种常见疾病症状，指排便次数明显超过日常排便的频次，粪质稀薄，水分增加，粪便含未消化完全的食物或便中带有脓血、黏液等。腹泻症状常表现为排便急迫感、肛门不适、失禁等。短时的腹泻可以帮助机体排出刺激物或有害物，是一种保护性反映，严重腹泻可使机体丢失大量水分和肠液，出现水、电解质以及酸碱平衡紊乱。一般腹泻超过两个月，被认为发展成慢性腹泻。

1. 老年人腹泻的观察方法

腹泻分为急性腹泻和慢性腹泻。急性腹泻起病较急，每日排便约 5~10 次，病程一般在 1~3 周之内，肠道感染是最为常见原因。另外中毒、药物副作用等也有可能导致腹泻。慢性腹泻病程较长，每日排便 3 次以上，持续时间两个月以上，或间歇期在 2~4 周内的复发性腹泻。病因主要为肠道疾病、肿瘤、消化系统其他脏器疾病以及全身疾病等。老年人发生腹泻，养老护理服务人员应首先从老年人近期生活、饮食以及服用药物等方面查找原因。

（1）观察老年人大便性质、次数及量并做好记录。

小肠感染常为水样便；大肠感染常为肠癌，表现为血便或脓血便；直肠或乙状结肠产生病变时，粪便常为粘冻状，有时混有血液并伴有少量气体；慢性胰腺炎或小肠吸收不良者，粪便常为食物残渣样，可见泡沫及油滴，有恶臭味。

（2）观察老年人腹泻伴随症状。

腹泻伴有发热，多见于急性细菌性痢疾、伤寒、病毒性肠炎等；伴有脐周疼痛、腹胀或肠鸣，多见于小肠感染；伴有里急后重，多见于急性痢疾、直肠癌等；伴有皮肤发痒、皮疹，多见于食物、药物过敏，败血症，麻疹等；伴有关节肿痛，多见于肠结核、局限性回肠炎等；伴有腹部包块，多见于肠恶性肿瘤。

2. 老年人腹泻的观察意义

（1）老年人腹泻时排泄次数较多，肛周皮肤会受到稀便污物刺激，皮肤组织易发生破溃感染，每次排便后应用柔软的纸巾擦净，保持肛周皮肤清洁干燥。

（2）做好老年人食具、便器、呕吐物及排泄物的清理和消毒工作，避免与同住人员出现交叉感染的情况。

（3）老年人如果短期内出现皮肤弹性差、干燥、无光泽，口唇干裂，应首先考虑脱水。腹泻会导致脱水、水电解质失衡和酸碱平衡紊乱，严重腹泻的老年人可因此引起其他脏器损害，甚至危及生命。护理人员照护腹泻的老年人应密切观察老年人有无脱水、营养不良等症状。长期慢性腹泻的老年人如果出现心慌、气短，冷汗或不自主颤抖等情况，应立即通知医护人员。

（四）老年人大便失禁的观察

大便失禁即肛门失禁，是指粪便及气体不能随意控制，每天至少 2 次或 2 次以上，粪便或气体不自知地流出肛门外，是排便功能紊乱的一种症状。老年人大便失禁通常因为年纪偏大，神经系统受损，导致不能自主控制肛门收缩，且老年人机体比较虚弱，身体多处机能减弱，发病率较高。常见于神经肌肉系统的病变或损伤，如瘫痪，胃肠道疾患，精神障碍、情绪失调等。

1. 老年人大便失禁的常见疾病因素

（1）神经系统病变：大脑中枢可控制人体排便，老年人神经系统功能减弱或出现病变时，神经功能出现了障碍或受损，如脑肿瘤、脑梗死等，就可能引起大便失禁。

（2）外伤或手术：有外力导致肛管直肠损伤，使括约肌失去其功能，或因老年人进行了直肠手术、肛周手术，引起功能退化或丧失，均可引发老年人大便失禁。

2. 观察老年人大便失禁

（1）养老护理服务人员应密切观察老年人的排便次数及时间，详细记录，并根据老年人排便规律，定时给予便盆，还可促使老年人逐步规律排便。

（2）了解老年人饮食情况。大便失禁的老年人应禁食高蛋白、高热量、易消化、富含膳食纤维的食物。食物纤维不会被机体吸收，利于排便，还可刺激肠蠕动，帮助肠道功能恢复，有利于强化粪便排出的规律性。同时应避免进食刺激性食物，以免对肛周皮肤产生刺激。

（3）便失禁老年人肛周皮肤经常受到排泄物刺激，应做好老年人皮肤护理，可使用温水冲洗，再用柔软的毛巾轻轻沾干，严禁暴力擦、蹭。必要时可以涂抹护臀霜或保护性软膏。注意观察老年人肛周皮肤。

（4）如大便中混有血液、脓液，应及时通知医护人员，并留取特殊粪便及时送检。

（5）老年人括约肌松弛，可在老年人肛门塞入 OB 卫生棉条，一定时间后给予更换。可减少粪便对肛周的刺激，也可减轻养老护理服务人员的工作量。

（6）对于大便失禁的老年人，排便时应做好隐私保护，保护老年人尊严。

3. 老年人大便失禁的观察意义

（1）需要护理人员根据老年人排便规律养成定时排便的习惯。同时警惕老年人排便习惯突然改变或突然失禁，部分老年人可能由于脑出血或是脑梗塞引起神经受损导致。需要及时通知医护人员进行进一步检查。

（2）保证老年人营养，进食含纤维素多的食物，可增加粪便的体积，刺激肠蠕动，有助于恢复肠道功能，改善便失禁情况。

（3）床上应使用橡胶中单或一次性尿垫，注意床单位卫生，如有污染、潮湿及时更换。

（4）根据老年人病情，指导老年人进行肛门括约肌及盆底部肌肉收缩锻炼。可取坐位或卧位，让老年人尝试收缩肛门（提肛），先慢慢收缩肌肉，再慢慢放松，每次坚持数秒，每天可做数次，以不觉疲乏为宜。

（5）加强老年人的心理疏导，避免老年人因羞耻、自卑感产生的焦虑、抑郁等情绪。养老护理服务人员因积极鼓励老年人，多做练习，改善失禁情况。便后及时开窗通风，保护好室内卫生。

（五）老年人小便异常的观察

尿液由肾脏产生，通过输尿管将尿液由肾脏输送至膀胱，一般当膀胱内的尿液达到 300~500ml 才会产生尿液，最终由尿道将尿液排出体外。

尿液可将人体新陈代谢的最终产物、过剩盐类、有毒物质和药物排出体外，同时调节水、电解质及酸碱平衡，维持人体内环境相对稳定。当排尿功能受到损害时，个体的身心健康都会受到影响。因此养老护理服务人员在工作中要密切观察老年人排泄状况。根据老年人的身心需求，提供适宜的护理措施。

男性尿道长约 18~20cm，女性尿道长约 4~5cm，由于女性尿道与阴道口、肛门相邻，比男性更容易发生泌尿道感染。

正常成年人白天排尿 4~6 次，夜间 0~2 次。每次排尿量约 300~500ml，24 小时尿量约 1000~2000ml，平均在 1500ml 左右。

多尿：24 小时尿量超过 2500ml。如饮水量正常，可见于糖尿病、尿崩症等患者。

少尿：24 小时尿量少于 400ml，或每小时尿量少于 17ml。可见于发热、液体摄入过少、休克或肾功能衰竭患者。

无尿或尿闭：24 小时尿量少于 100ml 或 12 小时内无尿液产生者。可见于严重休克、急性肾衰竭患者。

尿液颜色：正常新鲜尿液澄清、透明，呈淡黄色，尿液浓缩时，尿液变少且颜色变深，呈深黄色。受食物、药物影响时尿液颜色也会变深。异常尿液颜色：（1）尿色呈洗肉水色：多见于感染、急性肾小球肾炎。（2）尿色呈浓茶色、酱油样色：多见于恶性疟疾。（3）尿色呈乳白色：乳糜尿，见于丝虫病。（4）血尿：多见于泌尿系疾病或肾肿瘤等。（5）放置后尿液出现白色絮状物，见于泌尿系感染。

尿液气味：尿液长时间放置可出现氨臭味。但如果新鲜尿液即有氨味，应考虑有慢性膀胱炎或慢性尿潴留；如尿液带有粪臭味，应考虑大肠杆菌感染；尿液中带有烂苹果味，应考虑糖尿病酮症酸中毒。

（六）老年人尿频的观察

1. 老年人尿频的观察方法

尿频即排尿次数多于正常次数，且常伴有尿量减少或排尿不尽感。每日排尿次数>8 次即可称为尿频。

尿频常见于泌尿系炎症，前列腺增生、膀胱结石、肿瘤等疾病。而尿频却尿量不减者，常见于糖尿病、尿崩症、双侧肾积水等。

生理性原因：因喝水量过多，或饮用刺激性饮料；精神紧张、焦虑；服用利尿药物。

病理性原因：因泌尿系炎症，尿路结石，膀胱、子宫等发生病变等。

膀胱刺激征：即尿频、尿急、尿痛合称为膀胱刺激征。常见病因有尿路感染、尿道结石、异物、肿瘤等。

2. 老年人尿频的观察方法

①观察老年人排尿习惯是否有改变，日间或夜间频率是否增加，排尿后是否出现烦躁、焦虑等情绪。

②液体的摄入量可直接影响老年人的尿量及频率，因此养老护理服务人员应记录老年人每日的液体摄入量、排尿次数及排尿量。将老年人每日总摄入量及总排出量详细准确地记录在《出入量记录单》中。

③观察老年人的饮食，是否存在影响排尿次数的饮食。如咖啡、茶、酒等饮品中含有利尿成分，饮用可增加排尿次数。夏天食用含水量较多的果蔬，如西瓜、西红柿等，也可能会增加排尿次数。

④了解老年人近期有无相关检查治疗，是否存在因检查刺激或损伤膀胱、尿道等可能，导致老年人无法自主控制排尿。如膀胱镜检查。

⑤了解老年人是否服用相关药物，如托拉塞米、呋塞米等利尿药物，也可使尿液增加。

⑥女性阴道炎也可引起尿频，但不伴有尿痛。部分老年女性因子宫脱垂的压迫导致膀胱不能充分扩张，从而也会引起尿频。其主要表现为站立时尿意明显，卧位时可减轻或消失。

⑦观察老年人近期是否出现精神紧张。精神紧张所致尿频多见于白天发生某种事件时产生，也可经历数小时后自行缓解。部分老年人睡前明显尿频，一旦入睡症状即消失，是典型的精神紧张所致，常伴有尿不尽感。

3. 老年人尿频的观察意义

①增加饮水量，每天应>2000ml。有利于减少尿路炎症。但老年人常会因尿频导致自卑、羞愧从而减少饮水量，养老护理服务人员应耐心解释，鼓励老年人多饮水。睡前应减少饮水量，以免影响老年人休息。

②保持老年人会阴及尿道口清洁卫生，勤冲洗，保持局部清洁干燥。注意观察皮肤有无红、肿、破溃等情况。

③指导老年人不刻意憋尿，不抑制排尿冲动，以免形成尿失禁。

④观察老年人在尿频同时是否伴有其他不适主诉，如发热、面色苍白等，如有异常应及时报告医护人员。

⑤心理因素对排尿有很大影响，老年人常会因膀胱括约肌张力下降出现尿频、尿急，从而导致老年人心理负担加重。养老护理服务人员应理解并尊重老年人，经常开导、鼓励他们，帮助他们树立信心，积极配合治疗。

（七）老年人尿急的观察

尿急：尿急是指一种突发且迫不及待要排尿的感觉，尿意一来，难以控制；或排尿之后又有尿意且难以控制。常伴有尿痛，主要由于尿道、膀胱、前列腺炎症或异物刺激所致。

原因常见于：①泌尿系感染：常见于膀胱炎、尿道炎等。②前列腺疾病：常见于前列腺炎、前列腺增生等。③神经功能失调或损伤：当中枢神经出现损伤时，可导致人体控制排尿感知异常，从而引起尿急。④老年性功能减弱或消退：老年人随着年龄增长，身体各器官机能出现衰退，抵抗力和中枢神经控制能力均有所下降，从而引起尿急。

1. 老年人尿急的观察方法

①养老护理服务人员应密切观察老年人皮肤情况。老年人机体功能下降，尿急时可能因括约肌松弛导致尿液外渗，应注意观察局部皮肤是否干燥卫生，避免尿液刺激皮肤引发炎症或皮疹。

②观察老年人尿液是否存在异常，如有异常，及时报告医护人员。

③记录老年人每天的饮水量。老年人因觉得羞耻会减少饮水量，而大量尿液可将尿道内的细菌冲到体外。应向老年人解释多喝水的意义，鼓励老年人多饮水。

④监测老年人生命体征。部分老年人可能因为泌尿系感染导致体温升高，养老护理服务人员应密切关注，必要时给予降温。

⑤观察老年人是否伴有其他不适主诉，如腰痛、乏力等，如有异常应及时报告医护人员。

2. 老年人尿急的观察意义

①注意个人卫生，勤洗澡。尽量采取淋浴的方式，穿柔软、纯棉的内裤。

②增加饮水量，避免因饮水量不足导致浓缩尿液刺激尿道口。

③遵医嘱用药女性老年人若患有阴道炎、宫颈炎等疾病，分泌物可能会刺激尿道口，应及时报告医护人员并遵医嘱用药。可在下腹部及膀胱区域热敷，或洗热水澡。可以加速下泌尿道的血液循环，以缓解症状。

④对老年人进行健康宣教及心理疏导，帮助老年人克服焦虑和羞耻感，多饮水，不憋尿。

（八）老年人小便失禁的观察

老年人小便失禁即尿失禁，是指膀胱括约肌或神经功能障碍而丧失对尿液的控制能力，尿液不自主地流出。

可分为：①真性尿失禁：膀胱稍有存尿便会不自主地流出，膀胱处于空虚状态。是由于脊髓初级排尿中枢与大脑皮层之间联系受损，可见于昏迷、截瘫。②假性尿失禁（充溢性尿失禁）：膀胱内储存部分尿液，当膀胱充盈达到一定压力时，即可不自主溢出少量尿液。当膀胱内压力降低时，排尿立即停止，但膀胱仍呈胀满状态而不能排空。③压力性尿失禁：即当咳嗽、打喷嚏或运动时腹内压升高，挤压膀胱，膀胱内压力超过膀胱出口和尿道阻力，以至于不自主地溢出少量尿液。中老年女性膀胱括约肌张力降低、骨盆底部肌肉松弛、肥胖，因此压力性尿失禁多见于中老年女性。男性也可见于前列腺摘除手术后。

55 岁以上老年男性易发生前列腺增生，从而引起梗阻，膀胱残余尿过多，老年人夜尿增多；当残余尿液超过一定量后，就会不断由尿道口溢出，甚至入睡后发生遗尿。

1. 老年人小便失禁的观察方法

①养老护理服务人员应了解老年人排尿的个人习惯，以及习惯是否有改变。如排尿时间、排尿姿势及排尿环境等。

②观察老年人近期是否出现尿液异常，如尿中是否出现絮状物，可考虑老年人出现泌尿系感染。

③了解老年人近期是否有脑部疾病发生，如肿瘤、脑血管病，引起脊髓上反射对脊髓反射中枢的抑制作用减弱，导致尿失禁。一般中、重度痴呆的老年人由于认知功能障碍的程度逐渐加重，无法自主控制尿液的排出情况，也可出现尿失禁。

④老年人睡眠普遍较差，养老护理服务人员应了解老年人是否因为服用了镇静药，使其出现嗜睡引起的意识障碍，从而发生尿失禁。

⑤可根据尿失禁程度为老年人进行尿失禁分级。（见图 6-1-3　尿失禁程度分级）

尿失禁程度分级

分级	程　度
Ⅰ级	仅在重度压力下才出现失禁（如咳嗽、打喷嚏、抬重物）。
Ⅱ级	在轻度压力下便可出现失禁（如走路、站立）。
Ⅲ级	不管任何活动或姿势下都会出现失禁。

图 6-1-3　尿失禁程度分级

2. 老年人小便失禁的观察意义

①尿失禁时尿液常常刺激会阴及臀部皮肤，可引起皮肤发红甚至破溃。

养老护理服务人员应注意保持尿失禁老年人会阴部皮肤清洁，勤用温水冲洗，使用柔软的布进行擦拭。可在床上铺橡胶中单或是尿垫，随时观察，及时更换。男性老年人可使用尿壶接尿或将阴茎置于柔软的保鲜袋中，但时间不宜过长。应加强清洗及皮肤观察。夜间可使用柔软、透气性好、大小适宜的尿裤，但尿裤透气性有一定局限性，不宜长时间使用。

②养老护理服务人员可了解老年人的病因，为病情允许的老年人重新建立正常的排尿功能。尝试建立有规律的排尿习惯，时间由少增多，逐渐延长，促进排尿功能的恢复。排尿的同时，可让老年人听水流声，或轻轻按压膀胱，引导老年人排尿。

③日间规定摄入液体总量，不宜超过3000ml，睡前限制饮水，减少夜间排尿量。

④指导老年人进行骨盆底肌肉收缩训练，老年人可采取站立、坐位或卧位，尝试做排便或排尿动作，先慢慢收缩盆底肌肉，再缓慢放松，每次十秒，连续十次，以老年人不觉疲倦为宜。

⑤长期处于尿失禁的患者，应根据医护人员判断，必要时放置尿管。

⑥对于留置导尿管的老年人，可根据老年人的情况定时夹闭导尿管，3~4小时后再打开，使膀胱定时充盈和排空，促进膀胱功能的恢复，重新建立膀胱储存尿液的功能。

（九）老年人心悸的观察

心悸是自觉心脏跳动的不适感或心慌感。

心悸常见于各种心脏病或非心源性疾病，亦由电解质紊乱、药物作用自主神经功能紊乱、吸烟饮酒、过劳或精神紧张等功能性因素诱发。无器质性心脏病者，大多病程短，无症状或出现心悸、头晕；严重器质性心脏病者，病程长，可诱发心绞痛、心力衰竭、晕厥甚至猝死。

心悸可分为生理性和病理性。生理性心悸一般持续时间较短，常会伴有头晕、头痛等表现，但一般不会影响老年人的正常生活。可见于：大量吸烟、饮酒、咖啡、浓茶等；进行大量体力活动或是精神紧张；服用药物后，如肾上腺素、阿托品等。各种原因引起的心律失常均可引起心悸：正常成人心脏跳动频率为60~100次/分，当心脏搏动在100~150次/分时可称为心动过速，此时老年人通常会感动心悸不适；当心脏搏动低于60次/分时可称为心动过缓，老年人心律普遍低于正常水平，轻者一般无症状，低于40次/分可出现头晕、乏力甚至晕厥。

老年人尤其老年女性，若处于更年期，则也可引发心悸。

病理性心悸一般持续时间较长且发作反复，常会伴有胸闷、心前区疼痛等。心脏器质性疾病：如冠心病高、血压性心脏病、心肌炎等；全身性饮食：如感染、中毒、神经功能紊乱、电解质紊乱或受药物影响；其他器官功能性或器质性改变：如情绪激动、焦虑、脑部疾病、甲亢等。

1. 老年人心悸的观察方法

①养老护理服务人员应观察并询问老年人心悸发生的次数、持续时间及有无其他伴随症状，详细记录下老年人的主观感受。

②观察老年人的生命体征并记录，每日为老年人监测脉搏，至少一次，每次应测量一分钟以上。同时监测血压、呼吸等。观察老年人皮肤颜色，如老年人出现气促或者口唇轻度发绀，可遵医嘱给予适当吸氧，缓解症状。如老年人出现面色苍白、大汗、口唇青紫等情况应立即通知医护人员。

③心悸发生时，通常可能伴有憋气、胸闷、头晕等症状。应立即平卧休息，以防跌倒。可采取半卧位或头高脚低位，改善脑循环。应避免采取左侧卧位，以免使老年人感到心脏搏动而加重老年人的不适感。

④密切观察老年人情绪，是否出现焦虑、紧张。焦虑紧张的情绪会加重心脏负荷，更有可能加重心律失常。

⑤严密观察老年人用药情况。如老年人服用洋地黄药物时，应做好心率检测，如心率低于60次/分，应暂停用药，通知医护人员。

2. 老年人心悸的观察意义

①对无器质性病变的老年人，应鼓励其正常生活，注意休息，减少活动，避免过度疲劳。

②选择低热量、清淡、富有营养的饮食，保持大便通畅，嘱咐老年人大便时切勿屏气用力，以免兴奋迷走神经加重心动过缓。

③督促老年人按时、按量服药，向老年人及家属讲解口服抗心律失常药

物的重要性。

④养老护理服务人员应鼓励并安慰老年人，进行适当的娱乐，如听音乐等，进行全身放松。

（十）老年人水肿的观察知识

水肿：即组织间隙过量的液体潴留，通常指皮肤及皮下组织液体潴留。可分为全身性水肿和局部性水肿。当液体在体内组织间隙呈弥漫性分布时，呈全身性水肿，多见于心源性水肿、糖尿病、妊娠性水肿等；当液体积聚在局部组织间隙时呈局部水肿，多见于炎症性水肿、神经源性水肿、静脉曲张等。体腔内的液体增多则称之为积液。

老年性水肿：特指老年人在无重要器官疾病或功能失常的情况下而出现的水肿。由于老年人的体制及器官功能随着年龄增长而逐渐衰退，机体代谢逐渐减弱，维持内环境的能力降低，故在某些因素的影响下较容易发生水肿，而这种水肿常较轻，常常可自行消失。水肿也是老年人常见症状之一。

1. 老年人水肿的观察

（1）手指按压水肿部位皮肤松开后，数秒至 1 分钟方能平复，称为“凹陷性水肿”。凹陷性水肿一般是液体在体内组织间隙呈弥漫性分布，且组织间隙液生成大于回收。是水肿中最常见的一种。多见于肾性水肿、心源性水肿等。

（2）了解老年人生活习惯及饮食，近日是否食用辛辣、刺激、偏咸的食物，导致老年人饮水过多而出现暂时水肿。

（3）观察老年人水肿部位，心源性水肿常从脚踝开始，下肢较为明显，呈凹陷性水肿；肾源性水肿多见于眼睑、颜面部较明显，常为全身水肿。

（4）观察老年人水肿是否有其他伴随症状，如胸闷、腹胀甚至呼吸困难，如发现应立即通知医护人员。

（5）观察老年人是否出现紧张、焦虑等情绪。当老年人精神压力过大时会分泌抗利尿激素，导致小便不畅，也可能引起水肿。

（6）观察老年人是否因为身体虚弱、活动量减少，或在久坐或久站后引起水肿。

2. 老年人水肿的观察意义

（1）对于水肿的老年人应清淡饮食，避免因饮食口味过重导致口渴，饮用大量水，尤其睡前应减少饮水量，减少引起水肿因素。尤其是对钠盐的摄入，应加以限制，一般水肿的老年人钠盐的摄入量应在6g以下，可选择低钠饮食。

（2）如老年人因水肿严重需要使用利尿剂，养老护理服务人员应观察老年人用药后反应、尿量等使用情况。同时注意保护老年人会阴部皮肤。

（3）养老护理服务人员应缓解老年人紧张情绪，保持充足的睡眠，有利于缓解水肿。

（4）水肿的老年人皮肤容易变得轻薄、透明，易发生破损甚至感染，养老护理服务人员应注意观察老年人皮肤情况，为老年人选择柔软、纯棉类的衣物。保持床单位清洁、平整，避免异物硌破皮肤。还可以让老年人穿有弹性的袜子或长筒袜，适当压迫身体，有助于体液排出。

（5）下肢水肿的老年人可根据病情适当抬高下肢，减轻水肿，但不宜进行腿部按摩。

（6）老年人应避免劳累，适当运动，如打太极或慢走。

（十一）老年人头晕的观察

头晕是间歇性或持续性的头重脚轻和摇晃不稳的感觉，其症状包括站立不稳、眩晕、晕厥前感觉等。

晕厥先兆：晕厥先兆是一种头重脚轻或者虚弱无力的感觉，常表现为头晕、面色苍白、出汗、恶心等，通常是因为大脑灌注不足、脑功能低下造成。心血管疾病是老年人中常见的病因。

眩晕：是一种机体的空间感觉和定位觉的变形和扭曲，是一种头部感知的运动感，提示为外周或中枢性的疾病。所有的眩晕均为突然产生，头部运动可使症状加重。

平衡失调：平衡失调是一种躯体的不稳定感觉。提示为本体感受系统疾病或小脑疾病。

其他：感觉异常，与上述三种不符，但仍表述有“旋转”“倾斜”等。

在我国老年人中，65 岁以上的老年人有 30%经历过不同形式的头晕，其中女性多见。且随年龄增长概率不断增加。同时，还可能伴随着焦虑、跌倒、晕厥等。

病因：头晕是多种疾病的表现症状，可能与神经系统疾病、直立性低血压、糖尿病、脑卒中、心律失常、周围神经病变、梅尼埃病等多种因素有关。而老年人视觉、听觉等随着年龄增长导致功能下降，也可能引起头晕。头晕可分为：急性头晕：时间≤1～2 个月；慢性头晕：时间>1～2 个月，老年人出现慢性头晕，持续时间往往较长。

1. 老年人头晕的观察方法

（1）询问老年人头晕的持续时间、次数。同时是否伴有其他不适，如恶心、呕吐等。

（2）询问老年人头晕时候的状态，如果久坐后站起可考虑直立性低血压引起；如长时间低头后感觉头晕可考虑颈椎病所致。

（3）观察老年人近期是否精神紧张，当老年人失眠、抑郁，或有其他精神疾病时，可出现精神性头晕。

（4）了解老年人的病史、用药史及生活习惯，是否因使用助眠、镇静、降压药物过量，从而导致头晕。

2. 老年人头晕的观察意义

（1）头晕是个人的主观感受，养老护理服务人员应主动了解老年人头晕情况。

（2）老年人头晕常见于血压过高或过低时，养老护理服务人员应为老年人定时监测血压，并做好记录。

（3）老年人头晕时，通常无法控制自己的身体引发跌倒，引起严重后果。

（4）告知老年人缓起缓坐，动作不宜过急过猛，以免引起头晕。

（5）保证充足的睡眠，避免熬夜，适当增加体育锻炼，减少头晕的发生。

第二节　常见照护记录书写内容

护理记录是指养老护理服务人员对老年人护理期间护理过程的客观记录。在养老护理服务人员照护老年人过程中，采用书面形式对老年人照护过程的记录，均可称为照护记录。照护记录是养老护理服务人员对老年人照护的观察、记录，更是养老护理服务人员日常工作的一种体现形式，是与老年人发生照护问题纠纷时重要的依据。

在老年人入住养老院时，养老护理服务人员需要对老年人的基本情况做简单了解并做好相关记录。其中应包括①体征：老年人体温、脉搏、呼吸、血压、体重、神志、表情、全身营养、皮肤情况、四肢活动、体位、听力、视力、心理状态等。②生活能力及习惯：包括老年人的自理能力、睡眠情况、排泄情况、嗜好、日常用药等。③既往史：做过何种手术、既往病史等。④其他：如宗教信仰或特殊需要说明的情况等。新入院老年人可填写入院基础评估单（见表 6-2-1　入院基础评估单）

表 6-2-1　入院基础评估单（修）

基础信息：

房间：____床号：____病历号：____姓名：____性别：____年龄：____

入院日期：__________时间：________________入院方式：________

入院评估：

1. 自理及活动：□独立　□协助　□依赖　□其他
2. 睡眠：质量____　时间____　其他____
3. 饮食：□普食　□半流食　□流食　□禁食　□特殊饮食____
4. 排泄：大便：每日____次，规律：□有　□无　□其他____
   小便：每日____次，尿量____ ml，颜色：____，伴随症状：____
5. 过敏史：□无　□有____
6. 精神情绪状况：□稳定　□焦虑　□紧张　□恐惧　□其他
7. 皮肤情况：____________________
8. 生命体征：T __℃ P __次/分 R __次/分 BP ____/____ mmHg

备注：

入院基础评估单应在老年人入院 8 小时内完成首次评估及记录，养老护理服务人员应逐条评估并进行填写，在所选项前方□内打钩，或在后面填写相应内容。完成填写后应签名并记录评估日期。

养老护理服务人员在填写入院基础评估单时应客观、准确地填写，如有特殊情况可在备注中写明。完成后评估者签字保留。

在日常照料中养老护理服务人员应详细地记录自己对老年人的照护内容。如日期、时间、日常照料、晨晚间护理、饮食、排泄、清洁照料和病情观察等内容。记录完整后养老护理服务人员在末端签字。可使用照护工作记录表（见表 6-2-2　照护工作记录表）

表 6-2-2　照护工作记录表

姓名　　　　性别　　　　年龄　　　　床号　　　　病历号

日期	时间	晨间护理	沐浴	更换体位	更换床单	清理房间	清洗餐具	清洗衣物	排泄照护				饮食照料				晚间护理	睡眠照料	签名
									如厕	更换尿垫	使用便盆	人工排便	协助就餐	协助饮水	喂饮	鼻饲			
5-1	6：00	√			√						√								王＊＊
	7：00			√											√				王＊＊
	8：00					√		√											王＊＊

养老护理服务人员在记录日常工作时，应做到随做随记，不可投机取巧，先将记录填写完整再进行工作。要保证记录的及时性、真实性、准确性。

一、交接班内容书写

养老护理服务人员应在每班结束前完成好自己的各项工作，做好记录。将自己所照护的老年人的身体情况、有无异常及重点老年人病情变化等以书面文字形式进行交接班。在交班时清楚、明了地向下一班接班者转交工作。对于有病情变化和特殊情况的老年人需在床头交接清楚。接班者如发现问题应立即询问清楚，接班后发生的问题应当由接班者负责。

交班者应与接班者共同巡视老年人的生活情况、皮肤情况。交班者应将老年人外出及请假情况、情绪异常、是否有特殊用药、需要观察记录等情况向接班者交接清楚。重点查看新人、有病情变化、特殊检查的老年人。

当交班者和接班者交接清楚后，应当认真填写养老护理服务人员交班报告。交班内容应包括患者总数、新入院、转院、转科、死亡、请假、外出情况。书写交班报告时，应按照老年人入院、转出、死亡、新入、转入、危重、有病情变化的顺序书写交班报告。养老护理服务人员交接班可见表 6-2-3 养老护理服务人员交接班。

表 6-2-3 养老护理服务人员交接班

<table>
<tr><th>班次</th><th colspan="2">病人总数</th><th>出院</th><th>转出</th><th>死亡</th><th>新入</th><th>病重</th><th>请假外出</th><th>现有人数</th><th>备注</th></tr>
<tr><td>白班</td><td colspan="2"></td><td></td><td></td><td></td><td></td><td></td><td></td><td></td><td></td></tr>
<tr><td>夜班</td><td colspan="2"></td><td></td><td></td><td></td><td></td><td></td><td></td><td></td><td></td></tr>
<tr><td>床号</td><td>姓名</td><td>诊断</td><td colspan="4">病情及护理</td><td colspan="3"></td><td></td></tr>
<tr><td></td><td></td><td></td><td colspan="4"></td><td colspan="3"></td><td></td></tr>
<tr><td></td><td></td><td></td><td colspan="4"></td><td colspan="3"></td><td></td></tr>
<tr><td></td><td></td><td></td><td colspan="4"></td><td colspan="3"></td><td></td></tr>
<tr><td></td><td></td><td></td><td colspan="4">签字</td><td colspan="3">签字</td><td></td></tr>
</table>

二、出入量记录书写内容

对有需要和病情较重的老年人还要记录老年人的摄入量及排出量，为老年人的病情观察和治疗提供依据。

出入量记录内容：

入量　液体摄入量：饮水量、食物中水分含量、口服药物、输液量、肌肉注射药量等。可用带刻度的水杯来统计老年人的饮水量；食物中的水分可根据食物水分含量统计表来估算。如表 6-2-4 水果含水量表、表 6-2-5 食物水分含量表所示。

表 6-2-4 水果含水量表

水果	重量（g）	含水量（ml）	水果	重量（g）	含水量（ml）
西瓜	100	79	葡萄	100	65
甜瓜	100	66	桃	100	82
西红柿	100	90	杏	100	80

续表

水果	重量（g）	含水量（ml）	水果	重量（g）	含水量（ml）
萝卜	100	73	柿子	100	58
李子	100	68	香蕉	100	60
樱桃	100	67	橘子	100	54
黄瓜	100	83	菠萝	100	86
苹果	100	68	柚子	100	85
梨	100	71	芦柑	100	88

表 6-2-5　食物水分含量表

食物	单位	原料重量（g）	含水量（ml）	食物	单位	原料重量（g）	含水量（ml）
米饭	1 中碗	100	240	藕粉	1 大碗	50	210
大米粥	1 大碗	50	400	鸭蛋	1 个	100	72
大米粥	1 小碗	25	200	馄饨	1 大碗	100	350
面条	1 大碗	100	250	牛奶	1 大杯	250	217
馒头	1 个	50	25	豆浆	1 大杯	250	230
花卷	1 个	50	25	蒸鸡蛋	1 大碗	60	260
烧饼	1 个	50	20	牛肉		100	69
油饼	1 个	50	25	猪肉		100	29
豆沙包	1 个	50	34	羊肉		100	59
菜包	1 个	150	80	青菜		100	92
水饺	1 个	10	20	大白菜		100	96
蛋糕	1 个	50	25	冬瓜		100	97
饼干	1 个	7	2	豆腐		100	90
煮鸡蛋	1 个	40	2	带鱼		100	50

出量　液体总出量：尿量、粪便中的水分、汗液、痰液、呕吐物、出血量、引流量等。一般皮肤每日约排出 500ml 水分；呼吸每日约排出 350ml 水分；若有喘憋或发热、大汗者，应酌情增加或减少排水量。正常粪便含水约为 20%～30%；便秘患者水量仅为 5%～15%；糊状便中的含水量为粪便的 50%～80%；腹泻者（水样便）含水量约为粪便总量的 80%。

养老护理服务人员应认真、准确、真实地将老年人的摄入量和排出量记录在出入量记录表上（见表 6-2-6　出入量记录表），字迹清楚、整洁。每班应进行总结，并签字。

表 6-2-6　出入量记录表

科室　　　　姓名　　　　性别　　　　年龄　　　　床号　　　　病历号

日期	时间	入量			出量						附记
		内容	实入	备量	小便	大便		呕吐	胃肠减压	痰	
						次	量				

记录人：

第三节　照护记录书写原则和方法

为了更好地记录老年人在日常生活中的动态变化，使养老护理服务人员和医护人员更加清楚准确地了解老年人的病情发展，从而使老年人得到更好的照顾和护理，养老护理服务人员应认真、仔细地书写好照护记录，同时保障好老年人和自身的合法权益。

一、照护记录书写原则

1. 照护记录单是养老护理服务人员之间相互传递老年人信息的重要依

据，每班应做好交接，如有问题及时处理。

2. 照护记录单是养老护理服务人员在发生医疗纠纷时的重要证据，养老护理服务人员应认真书写，妥善保管，在发生纠纷时保护老年人及自身的合法权益。

3. 照护记录单应至少留存一年以上，并根据时间顺利排列整齐，以便查找。

4. 照护记录应当使用红、蓝黑色墨水或碳素墨水书写。内容使用简体中文，如需使用英文缩写，应规范、公正。日期和时间中间用-来表示，采取24小时制，具体到分钟，如：2020-1-1 16：30。

5. 养老护理服务人员书写照护记录时，内容应及时、准确、客观、完整、规范。

①及时：照护记录应根据老年人的病情变化随时记录，完成护理及各项操作立即记录，不得提前或拖拉。

②准确：应将老年人的主诉及病情变化准确地记录下来，部位、疼痛种类等描写应精准。

③客观：描述老年人不适时，应以老年人主诉进行客观的记录，不得加入自己的主观感受，并尽量使用专业术语，减少口语化，避免影响病例的客观性。

④完整：照护记录应将老年人发生问题的时间、表现、处理、结果等记录完整，不漏记、不偷懒。

⑤规范：照护记录应使用中文书写，字迹清晰，语句通顺，标点准确，不得乱涂乱画，随意划改。

二、照护记录书写方法

1. 新入住的老年人应由值班护士在8小时内完成各项记录表单填写。

2. 书写过程中如出现错误，可用双横线画在错字上面，修改后应记录时间及修改人签字。不得使用刮、粘、涂抹等方式修改。

3. 老年人如有皮肤破损，应记录皮肤破损的位置、破损面积及程度等。

4. 老年人如带有各种管路，应记录好管路的名称、部位、管路情况、引流液颜色等。

5. 长期卧床的老年人应及时记录当时使用的卧位，如左侧卧位、右侧卧位、平卧位、半卧位等。

6. 对既往有过跌倒、烫伤、自杀、走失、坠床情形，有药物或食物过敏史的老年人，应在照护记录中标明，以便重点观察。

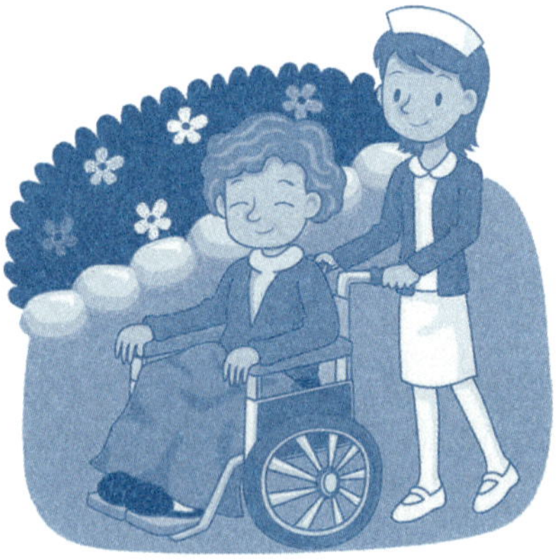

第七章

老年人营养与膳食

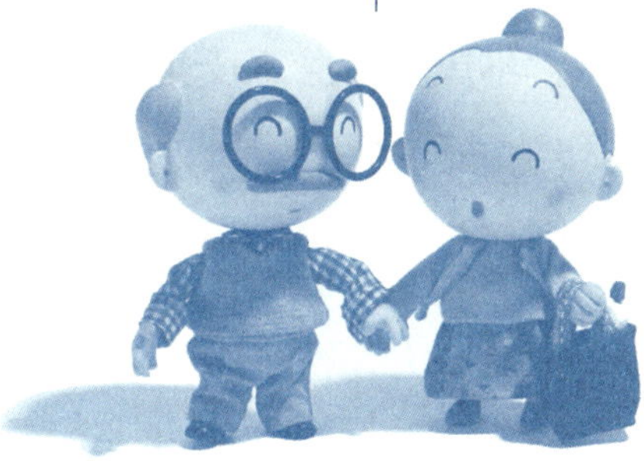

“安身之本，必资于食。”饮食对人体的重要性体现在具有滋养脏腑经络，充养正气的作用。若饮食得当，则气血旺，正气足，抗邪有力，有利于健康。注重老年人的营养与膳食，合理膳食是健康的基础。预防各种慢性疾病，促进老年人健康长寿。

作为养老护理服务工作人员，需要熟悉老年人膳食营养知识及老年人常见慢病膳食照护，不合理的膳食行为会导致或加重糖尿病、高血压等老年常见病的发生或病情加重，严重影响老年人的健康。同时还应注意食品安全知识的学习。

营养膳食具有补养身体、预防疾病、延缓衰老及治疗疾病等多方面的作用。“食不厌精，脍不厌细”。这反映了先民对于饮食的精品意识。这种精品意识作为一种文化精神，越来越广泛、越来越深入地渗透、贯彻到整个饮食活动过程中。

第一节　老年人膳食营养基础知识

一、老年人营养素需求

人类为了维持生命和健康，每天都需要从食物中摄取各种营养素和能量，营养的缺乏和过剩都可能引起机体的功能失调或诱发某些疾病。老年人的生理变化特点使得对于营养的需求与其他时期大不相同，因此，必须供给符合老年人生理状况的各种营养素。随着年龄的增长，老年人的基础代谢以及机体细胞、组织、器官功能等都会有不同程度的减退，尤其是消化和代谢功能，直接影响人体的营养状况，从而影响到老年人的身体健康等。为了保证老年人的合理营养，养老护理服务人员要掌握老年人的营养需求及饮食种类知识，做好饮食照护。

（一）营养素的种类

人体所需的营养素主要分为七大类：蛋白质、脂类、碳水化合物、维生素、矿物质、水和膳食纤维。这些营养素分布于各种食物之中，只要广泛摄取，合理进食，就可以被人体吸收利用。各种营养素都有一定的功能，一种营养素可兼有几种功能。要维持人体正常生理功能，任何一种营养素都是不可缺少的。

七种营养素在人体主要发挥三方面的生理作用：

1. 构成细胞组织和器官的重要成分，用于细胞组织的再生、更新和修复。

2. 作为能源物质，供给人体生命活动所需要的能量，从而维持体温。

3. 参与物质代谢及生理功能的调控，使人的生命活动正常运行。

（二）营养素的功能

1. 蛋白质

蛋白质为生命的最基本物质之一，生命现象总是和蛋白质同时存在，是构成机体组织细胞的重要成分，是体内重要生理活性物质的基本成分，其含量约占人体总固体量的45%。是三大产能营养素之一。

主要功能：用于组织器官的再生、更新和修复；调节生理功能和参与物质代谢；提供部分人体所需要的能量的作用。

人体每天所需热能有10%～15%来自蛋白质。每天约有3%的蛋白质被更新。

2. 脂类

脂类是人体含热量最高的营养物质。包括脂肪和类脂，它不仅具有高能值，而且还提供必须脂肪酸和脂溶性维生素，脂肪中的磷和氮元素，是机体细胞构成、转化和生长必不可少的物质。是人体重要的组成部分，是必须脂肪酸的重要来源，参与机体各方面代谢活动等。

主要功能：储存和提供能量；保护脏器、组织和关节；维持体温正常；协助脂溶性维生素吸收；帮助机体更有效地利用碳水化合物和节约蛋白质。

脂肪摄入过多，可导致能量过剩，易引起肥胖，影响机体代谢活动，增加心血管疾病、糖尿病等退行性疾病发病的概率。脂肪摄入过少，可影响机体的正常生长发育。

3. 碳水化合物

碳水化合物也称糖类，是人体获得能量的主要来源。例如我们常吃的馒头、米饭。

主要功能：提供和储存热能；是构成神经组织与细胞的主要成分；调节血糖；提供膳食纤维；节约蛋白质等。

糖类摄入过量会转化成脂肪储存于身体内，可影响蛋白质、矿物质、维生素的补充，使人过于肥胖而导致各类疾病。如高血脂、糖尿病等。摄入过少可导致全身无力、疲乏、血糖含量降低，出现头晕、心悸、脑功能障碍。

4. 维生素

维生素是维持人生命活动必需的物质，是维持机体正常生理功能及细胞内特异代谢反应所必需的一类微量、低分子有机化合物。是保持人体健康的重要物质。

主要功能：参加机体代谢的调节。对机体的新陈代谢，生长发育发挥着重要作用。

维生素在体内的含量很少，但不能缺乏。维生素以原型存在于食物里，必须通过食物获得。人体一旦缺乏维生素，就会出现相应的疾病。

5. 矿物质

矿物质又称无机盐，是人体内无机物的总称。它是构成人体组织和维持正常生理功能必需的元素。

主要功能：是酶、维生素必需的活性因子；构成或参与激素的作用；参与核酸代谢。

人体内约有 50 多种矿物质，如钙、镁、磷、锰、铜、钾、钠、氯、铁、锌、钴、钼、硒、碘、铬等。虽然它们在人体内仅占体重的4%，但却是人体的必需组成部分。矿物质无法自身产生、合成，都是从食物和饮水中摄取。

矿物质在体内分布不均匀，它们相互之间存在协同或拮抗作用，摄取不足会影响人体代谢活动，摄取过多则容易引起中毒，所以一定要注意矿物质的适量摄取。

6. 膳食纤维

膳食纤维又称粗纤维，是不易消化吸收的营养物质，对肥胖、高血脂、糖尿病等有一定预防治疗作用。膳食纤维还能促进肠蠕动，缩短食物残渣在人体内停留的时间，利于粪便排出，预防肠道疾病的发生。可以降低血脂和胆固醇，降低餐后血糖，控制体重，对抗有害物质，维持肠道正常菌群。含粗纤维的食物主要有五谷杂粮、果蔬等。

7. 水

水是人体各种细胞和体液的重要组成部分，约占人体体重的60%~70%，血液中含水量占80%以上，水广泛分布在尿液、血液、消化液以及组织细胞内外，构成人体的内环境。人体的许多生理活动要有水的参与才能进行。水参与人体内的新陈代谢，将代谢产物和有害有毒物质通过大小便、出汗、呼吸等途径及时排出体外。水是运输媒介，它可以将氧气和各种营养素直接或间接地带给人体各个组织器官。水是人体的润滑剂，能使人体各种组织器官运动灵活、帮助食物吞咽。水还有调节人体酸碱平衡和体温的重要作用。

（三）适宜老年人补充的营养素

随着年龄的增长，老年人的机体生理功能将发生渐进性衰退，尤其是消化和代谢功能，直接影响营养吸收，从而影响到老年人的身体健康。合理补充营养物质，是老年人身体健康的保证。

1. 摄取适量优质蛋白

蛋白质在人体中发挥着重要的生理功能，如构成和修复机体组织、免疫保护作用等。人体每天所需热能有10%~15%来自蛋白质。人体蛋白质由20

种氨基酸组成，大约有一半是人体自身不能合成的或合成速度很慢的，必须从食物中摄取。这些氨基酸是必需氨基酸。营养学上将含有必需氨基酸的、种类齐全、数量充足并易于消化吸收的蛋白质称为优质蛋白。富含优质蛋白质的食品包括瘦肉、鸡蛋、鸡鸭肉和鱼虾类。此外豆类、低脂牛奶也是代替肉类的优良蛋白质食品。

老年人适量摄取适量优质蛋白，有维护与修补身体的功能，摄取过多会增加代谢负担。

2. 减少脂肪类食物的摄入量

摄入脂肪类食物过多会使血液中的胆固醇增高、甘油三酯增高，使罹患冠心病的机会增加。应少吃含有饱和脂肪的食品，如黄油、全脂奶、冰淇淋、奶油和肥肉动物脑、鱼子、蟹黄、蛋黄、肝肾等食物。适量食用富含不饱和脂肪的食品，如红花籽油、茶油、橄榄油、玉米油等。老年人一般脂肪摄入量占膳食总能量的 20%~30%即可。

3. 选择多元碳水化合物

碳水化合物是人体最容易消化吸收的、最重要的能源物质，其提供的能量约占 56%~68%。由于平时膳食中的主食谷类、薯类等都富含碳水化合物。由于老年人器官功能减退，激素分泌减少，例如胰岛素分泌量减少，血糖的调节能力降低，容易出现血糖升高。

谷类、薯类、水果、蔬菜都是碳水化合物含量丰富的食品。可供给人体热能、膳食纤维、维生素、矿物质和蛋白质等。日常生活中，老年人的主食应以米饭、面食、粗杂粮、水果和蔬菜为主，控制糖果、精制甜点的摄入量。过多的糖在体内可转变成脂肪，引起老年人肥胖、高血脂、糖尿病等疾病。

4. 保证足量维生素

维生素是维持身体健康、促进生长发育和调节生理功能所必须的小分子有机化合物。主要是从新鲜的水果、蔬菜、动物性食品中摄取。

维生素对人的健康非常重要，从食物中得来的维生素，比从化学制品中得来更容易，而且更容易被人体吸收和利用，食品多样化是保证足量维生素的重要因素。

（1）维生素 A

维生素 A 能维护上皮组织健康，具有抗氧化、抗癌、增强免疫力、保护视力的作用。

维生素 A 缺乏可导致夜盲症、干眼症，还会引起皮肤干燥、毛囊丘疹、毛发脱落以及呼吸、消化、泌尿系统感染等。

富含维生素 A 的食物包括黄绿色蔬菜如胡萝卜、菠菜、豌豆苗、红心甜薯、青椒；黄色水果如橙子、橘子、杏等；动物类食品如鱼肝油、动物肝脏、牛奶及奶制品和蛋类等。

（2）维生素 B_1

维生素 B_1 又称硫胺素，可维持人体循环、消化、神经系统和肌肉的正常功能。维生素 B_1 缺乏，可引起多发性神经炎，出现皮肤瘙痒、四肢麻木、肌肉萎缩等症状。维生素 B_1 在谷皮、谷胚中含量较多，所以喜食精白米面且饮食单调的老年人，易出现维生素 B_1 缺乏引发的症状。老年人饮食，粗粮、细粮搭配，可避免维生素 B_1 缺乏。维生素 B_1 在瘦肉、白菜和芹菜、粗粮、豆类、花生、谷胚、麦片类食品中含量较高。

（3）维生素 B_2

维生素 B_2 又叫核黄素，是体内许多重要辅酶类的组成成分，它还是蛋白质、糖、脂肪代谢和能量利用与组成所必需的物质。主要作用是促进生长发育，维持皮肤、口腔和眼睛的健康。

维生素 B_2 缺乏常会导致皮肤、黏膜出现炎症，如唇炎、口角炎、舌炎、眼睑炎、结膜炎、皮炎、角膜血管增生等。维生素 B_2 在猪肝、鸡肝、鹌鹑蛋、菠菜、小米蛋黄、鳝鱼、紫菜、口蘑中含量较高。在加热烹调过程中核黄素较易被破坏，故老年人应注意补充核黄素。

（4）维生素 C

维生素 C 主要作用是提高免疫力，增强机体对传染性疾病的抵抗力，维持毛细血管的完整。当维生素 C 缺乏，可引起坏血病，出现牙龈、皮下出血；促进铁的吸收，对缺铁性贫血有辅助治疗作用；具有解毒功能，能拮抗组织胺和缓激肽，防止过敏性疾病和结缔组织疾病的发生；参与脂肪代谢调节，促进血胆固醇转化，降低血脂。临床上维生素 C 广泛应用于高脂血症、克山病、风湿病、出血性疾病、肝胆疾病、过敏性疾病、结缔组织病、化学性中毒等病症治疗。

维生素C主要存在于新鲜的蔬菜、水果中，蔬菜中的柿子椒、番茄、菜花及各种深色叶类及水果中的柑橘、柠檬、青枣、山楂、猕猴桃等维生素C含量丰富。老年人应进食足量的新鲜蔬菜及水果，以补充维生素C。

（5）维生素D

维生素D的主要生理作用是调节人体内钙和磷代谢，促进骨骼成长。维生素D的缺乏，可导致血钙、血磷浓度下降，补钙的同时应补充维生素D。维生素D缺乏可引起老年性骨质疏松症。补充维生素D，还应经常晒太阳，经阳光中紫外线照射后可转变为具有生物活性的维生素D_3，故提倡老年人适当增加户外光照时间。老年人口服维生素D，须注意因排泄较慢而发生蓄积中毒，因此应在医生指导下服用。

维生素D的食物中的来源主要有动物的肝脏、鱼肝油、蛋黄等。老年人经食物补充不能满足机体需要时，应就医服用药物治疗。

（6）维生素E

维生素E是一种有效的抗氧化剂，能减少体内脂质过氧化物的产生，稳定生物膜结构，对机体具有保护作用。维生素E具有抗衰老、延年益寿的作用。随着年龄增长，细胞内脂褐质（老年色素）增多，其他组织也会发生脂褐质沉着，维生素E能消除脂褐质并改善皮肤弹性。维生素E能保护多不饱和脂肪以及可溶解于脂肪中的维生素A免遭破坏；能维持正常的生殖能力和肌肉正常代谢，能维持中枢神经和血管系统的功能。另外，维生素E具有调节血小板黏附力和聚集的作用，具有降低血胆固醇浓度、抑制动脉粥样硬化进展及抗癌功能。

维生素E在谷类、小麦胚芽油、棉子油、绿叶蔬菜、蛋黄、坚果类、肉及乳制品中，均含量丰富。

（7）叶酸

叶酸有维护皮肤、消化道、神经的功能，对人体的作用主要表现在参与遗传物质和蛋白质的代谢；影响繁殖功能；影响胰腺分泌；促进生长；提高机体免疫力。

叶酸缺乏的主要原因包括摄入量不足；需要量增加；肠道吸收障碍；维生素 C 缺乏；使用叶酸拮抗药；肝脏疾病等。叶酸缺乏，可导致巨幼红细胞贫血、同型半胱氨酸血症等。结肠癌、前列腺癌、宫颈癌与膳食中叶酸摄入不足有关。叶酸主要存在于动物的肝脏、肾脏、肉类、蛋、豆类、麦胚、谷类、水果及绿叶蔬菜中。

（8）维生素 K

维生素 K 属于脂溶性维生素。具有促进凝血功能。

维生素 K 对人体作用有促进血液凝固、镇痛作用；对骨骼结构的影响等。维生素 K 可以调节钙在骨基质中沉积，因而对骨质疏松症的骨质结构有调整作用。

维生素 K 在绿叶蔬菜中含量高，如菠菜、甘蓝菜、莴苣、花椰菜、豌豆、紫花苜蓿及香菜等。其次是奶及肉类，如牛肝、鱼肝油、蛋黄、乳酪、优酪乳等。

5. 补充矿物质

矿物质又称无机盐，是地壳中自然存在的化合物或天然元素，是人体内无机物的总称。酶是人体新陈代谢过程中不可缺少的蛋白质，而使酶活化的物质是矿物质，矿物质和酶结合，帮助代谢。如果矿物质不足，酶就无法正常工作，机体的代谢活动就随之停止。各种矿物质的作用如下：

（1）钙

钙是形成与维护骨骼构造的重要成分。随着年龄增长，骨组织的重量逐渐减少，大约每 10 年男性骨质可减少 4%，女性可减少 8%～10%。到老年期，极易发生骨质疏松症，特别是高龄老人及分娩次数多的老年妇女中更常见。严重者易发生骨折。因此老年人每日膳食应注意摄入含钙丰富的食品，如牛奶、酸奶、乳酪、虾皮、骨刺柔软可以食用的小鱼、大豆及豆制品、芝麻酱、木耳、海带及豆腐等。经常晒太阳使皮肤中 7–脱氢胆固醇转变为维生素 D_3，可以促进钙的吸收利用。必要时，应就医，遵照医嘱补钙。

（2）铁

老年人对铁的吸收利用能力下降，容易发生缺铁性贫血、免疫功能下降和新陈代谢紊乱。人体缺铁会发生缺铁性贫血，表现的症状有面色苍白、疲倦无力、食欲不振等。食物中铁的吸收率较低，并且受许多因素影响。膳食中植酸盐、草酸盐的存在以及胃酸缺乏时均可影响铁吸收。动物性食物中的铁一般多为血红素铁，可直接被人体吸收，吸收率高于植物性食物。含铁较丰富的食物有牛肉、羊肉和猪肉的瘦肉部分、深色蔬菜、大豆及其制品、黑豆、豌豆、芥菜、香菜、桂圆、猪肝、肾、乌鱼、虾、芝麻酱等，另外葡萄干、梅脯中铁质含量也较多。

老年人对铁吸收利用能力下降，造血功能减退，血红蛋白含量减少，易出现缺铁性贫血。老年人应选择血红素铁含量高的食品，同时还应多食用富含维生素 C 的蔬菜、水果，以利于铁的吸收。

铁元素对人体的功能有参与体内氧与二氧化碳的运转；参与组织呼吸、促进生物氧化还原反应；参与红细胞的形成与成熟；催化 β-胡萝卜素转化为维生素 A，以及药物在肝脏的解毒等。

（3）钾

钾有维持人体渗透压的作用，是细胞内液中主要的阳离子。它与心肌的正常生理功能密切相关，血清钾过高时，对心肌有抑制作用，可使心跳在舒张期停止，血清钾过低，能使心肌兴奋，可使心跳在收缩期停止。藻类食品含钾较多，如紫菜、海带等。另外，菠菜、苋菜、油菜、甘蓝、芹菜、青蒜、莴笋、香菜、土豆、山药、大豆及其制品的含钾量也较高；粮食中以荞麦面、红薯含钾量较高；水果中以香蕉含钾量最丰富。钾的代谢特点是多吃多排、少吃少排，不吃也排。在正常饮食情况下，人体一般不会缺钾，在控制饮食或应用利尿剂时，会造成钾的丢失。

老年人体内含钾量较低，应注意多吃蔬菜、水果，以在膳食中补充。

（4）钠

钠是维持神经肌肉的兴奋性、维持酸碱平衡、调节心血管功能和改善消化系统功能不可缺少的元素。钠离子是细胞外液中最主要的电解质，对维持细胞外液的渗透压及容量具有重要作用。钠摄入过多，易引发高血压病。人体钠主要来自食盐中的氯化钠，老年人应降低食盐的摄入量，以每日不超过 6g 为宜。盐、酱油、味精、腌制品、火腿、香肠、腊肉、酱菜中都含有大量的钠，老年人应注意减少此类食品摄入。建议老年人清淡饮食。当钠摄入过多，即进食过咸食物，造成钠在体内过多潴留，循环血量增加，易诱发高血压、心脏病及浮肿等疾患。

（5）锌

锌有保护味觉功能、增强组织再生能力、帮助伤口愈合的作用。老年人缺锌可致味觉功能减退，严重缺锌还可导致心肌梗死、慢性肾炎、关节炎等发病率增高。经微量元素检查，确认锌元素缺乏，可遵照医嘱口服补充硫酸锌溶液。

食物中含锌量相对丰富的有瘦肉、海产品、动物肝脏、豆类及小麦，尤其是麸皮中含量较高，老年人可适量进食全麦食品。

6. 补充水分

水是生命的源泉。人体细胞的重要成分是水，人体含水量比例因年龄阶段不同而有所不同。胎儿阶段的含水量占体重的90%。新生儿期的含水量约占80%。婴幼儿时期的含水量占70%。成年后，男性含水量大约在60%左右，女性在55%左右。到50岁以后，体内的含水量会减少到50%以下。人体水分主要分为细胞内液和细胞外液。细胞内液是指聚集在细胞内的水分，占人体水分总量的一半以上。细胞外液最主要的是血液，此外还有脑脊液和关节液等。水参与人体生命活动的全过程，把营养物质运入人体细胞，把代谢产生的废物运出人体细胞。

老年人新陈代谢变缓，水分补充不足易引起便秘及心脑血管疾病等。日常老年人应养成饮水习惯，可少量多次饮水，以补充水分。当口渴发生时再饮水，说明体内细胞已经缺水。因过度口渴而饮水过量，会增加老年人心脏和肾脏的负担。每日摄入水量应保持在2000毫升左右。清晨饮适量温开水，有利于刺激食欲、促进循环。

人体一旦失去体内水分的10%，会出现脱水症状，生理功能发生紊乱；失去体内水分的20%，会出现昏迷，甚至死亡。

补充水分还可以起到调节体温的作用。通过体液交换，血液循环，将体内不断分解代谢产生的能量吸收而使体温保持均衡。在高温环境下，通过排汗、皮肤蒸发可带走大量的热，以使人体体温保持恒定；环境温度降低时，则通过减少蒸发而不致使体温发生明显波动。

补充水分，起润滑作用。水能滋养身体细胞，减少摩擦，是良好的机体润滑剂。如泪液有利于眼球的转动和湿润，唾液和消化液有助于食物的吞咽和在胃肠内的消化，关节囊液有利于关节的活动等。此外，水分还能滋润皮肤，保持皮肤的柔软、光泽和良好的弹性。

7. 补充膳食纤维

膳食纤维是不易被人体吸收的物质，对促进人体消化和排泄有重要作用。膳食纤维可使肠道中的食糜增量，变软，促进肠道蠕动，加快排便速度，防止便秘；富含纤维素的食品能使人产生饱腹感，减少进食量，有助于调节血糖，预防糖尿病；还可减少消化过程中机体对脂肪的吸收，起到预防高血压病、心脑血管疾病的作用。老年人消化功能减弱，胃肠蠕动缓慢，便秘的发病率增高，摄入适量的膳食纤维可刺激肠蠕动，有效防治老年性便秘。同时膳食纤维还有防治高血脂、胆石症、结肠癌以及降血糖等功效。

富含纤维素的食物有五谷杂粮、各种豆类、蔬菜和水果，老年人每天适量进食对健康有益。注意避免摄入量过多，出现增加肠道蠕动和产气量，引起的腹胀等不适。

（四）老年人饮食基本原则

老年人的机体组织和生理功能随着年龄的增长将发生一系列慢性退行性变化，所以老年人要特别注意营养和养生保健。合理饮食是身体健康的基础，对改善老年人的营养状况、增强抵抗力，预防疾病、延年益寿，提高生活质量具有重要作用。

1. 合理搭配食物

老年人膳食应在平衡膳食的基础上注意食物的多样化，保证膳食平衡。老年人胃肠功能减弱，应选择易消化的食物，但食物不宜过精，应强调粗细搭配。

建议每天膳食中至少 20 种食物，能量摄入与消耗相平衡，主副食合理搭配，粗细搭配（建议每天 100 克粗粮或全谷类食物），荤素搭配。适当多吃些优质蛋白，如鱼、瘦肉、豆类及豆制品等。鸡蛋蛋白虽容易消化，但蛋黄中含胆固醇较高，每天不宜超过 2 个。老年人适宜的食物：牛奶；豆类及豆制品；香菇、木耳；海带；大蒜、洋葱和姜。

2. 合理烹调加工

食物烹调应适合老年人需求，老年人消化功能减退，牙齿松动，味蕾萎缩引起味觉减退，导致食欲下降。因此，食物加工宜切碎煮烂，食物烹调要柔软、易消化，色、香、味、形能引起食欲。可采用蒸、煮、炖的方法烹调，少用油煎、油炸、烟熏、烘烤等加工方法。

膳食宜清淡少盐，烹调用油一日在20~25g为宜。同时，要限制油脂的摄入量，以植物油为主，避免肥肉、动物油脂（猪油、牛油等）、甜点糕饼类的油脂。不宜长期只吃单一品种的油，最好几种油交替搭配食用，均衡摄取各种脂肪酸。

3. 合理的膳食制度

老年人避免饮食过饱，定时定量，少食多餐，不暴饮暴食，有适宜的进食环境。

4. 补充膳食纤维

老年人肠道平滑肌松弛，容易引起便秘。应适当增加富含膳食纤维的食物，如杂粮类（玉米、小米、荞麦、燕麦、木薯、番薯、黄豆、青豆、赤豆、黑豆、红枣、核桃、花生、松仁等）；菌类（木耳、蘑菇、香菇、金针菇等）；新鲜蔬菜、水果。

5. 吃动平衡，控制总热量摄入

老年人基础代谢下降，容易发生超重或肥胖，肥胖会增加慢性病发生的危险，易引发心脑血管疾病，会增加高血脂、高血压、糖尿病等疾病的发生风险。老年人宜控制总能量的摄入，少食多餐，多运动，增强体质。

6. 重视预防营养不良和贫血

由于胃肠道消化吸收功能减弱，造血所需的蛋白质、铁、叶酸、维生素B_{12}等原材料就会缺乏，再加上，人的造血功能也随着人的老化在衰退，老年人容易出现贫血现象。宜适当增加富含铁的食物，如动物血、鱼肉、瘦肉、红豆、黑枣、黑木耳等，也可以通过营养补充剂来补充。

7. 避免食盐、味精、酱油的过多摄入

调味品添加过多容易造成钠的摄入过多，从而容易引发高血压。

二、膳食结构与老年人饮食种类

健康膳食又称平衡膳食、对称健康膳食，是指膳食中所含营养素的数量充足、种类齐全、比例适当，并且与机体的需要保持平衡。平衡的膳食表现为由多种食物构成，能为人体提供足够数量的热量和各种营养素，满足其正常生理的需要，而且还要保持各种营养素之间数量的平衡，以利于消化和吸收。

（一）膳食结构类型

1. 膳食结构的基本概念

膳食结构是指一个国家、地区或个体日常膳食中各类食物的数量及其在膳食中所占的比重，由于影响膳食结构的这些因素是在逐渐变化的，所以膳食结构不是一成不变的，通过适当的干预可以促使其向更利于健康的方向发展。

任何一种单一食物都不能提供人体所需的全部营养素，因此，人类的膳食必须由多种食物组成，且各种食物组成比例合适，才能达到营养平衡、促进健康的目的。

2. 世界不同地区膳食结构的类型

（1）植物性食物为主的膳食结构：称作发展中国家模式，也称温饱模式，是以大多数发展中国家如印度、巴基斯坦、孟加拉和非洲一些国家为代表的膳食结构。

（2）动物性食物为主的膳食结构：称作发达国家模式，也称富裕型模式，是多数欧美发达国家如美国、北欧诸国的典型膳食结构。

（3）动物植物食物平衡的膳食结构：称为日本模式，也称营养模式，该类型的膳食结构以日本为代表。主要特点是既有以粮食为主的东方膳食传统特点，也吸取了欧美国家膳食长处。

（4）地中海膳食结构：是居住在地中海地区的居民所特有的包括意大利、希腊等国家为代表的膳食结构。突出特点是饱和脂肪摄入量低，不饱和脂肪摄入量高。膳食含大量碳水化合物，蔬菜水果摄入量较高，心脑血管疾病发生率很低。

3. 中国的膳食结构

中国的膳食结构当然属于以植物性食物为主的发展中国家模式，即温饱模式。现今社会，高血压、糖尿病、肥胖等慢性非传染性疾病已成为影响我国人民健康的主要疾病，而膳食营养在这些慢性病的发病及进展中起到了很重要的作用。

（二）常见饮食类别

1. 中国居民成年人日常饮食类别

（1）水：水每天应摄入 1500~1700 毫升。

（2）谷薯类：谷薯类是热量的主要来源。每天的摄入量以 250~400 克为宜。

（3）蔬菜、水果类食物是人体维生素、无机盐和食物纤维的主要来源，可以提供大量的蛋白质、磷、铁等无机盐，故而每人每天应摄入 500~850 克蔬果。

（4）动物性食物类：动物性食物包括肉类、水产品、蛋类等，富含动物蛋白质，成人每天应摄入 120~200 克的蛋白质。

（5）乳制品及大豆坚果类：因奶制品及豆类富含蛋白质、不饱和脂肪酸和卵磷脂等，其蛋白质氨基酸的组成接近人体需要，所以每人每天应补充大豆坚果类 25~35 克，奶类 300 克。

（6）盐油类：盐油类可供给热量，促进脂溶性维生素的吸收，供给不饱和脂肪酸。食盐的每天摄入量应不超过 6 克，油类每天摄入量应为 25~30 克。(见图 7-1-1)

2. 适合中国人的膳食结构

（1）食物多样，谷类为主。除母乳外，任何一种天然食物都不能提供人体所需的全部营养素，应食用多种食物，使之互补，达到合理营养、促进健康的目的。多种食物应包括五大类：即谷类及薯类、动物性食品、豆类及其制品、蔬菜水果类、纯热能食品。

（2）多吃蔬菜、水果和薯类。蔬菜、水果和薯类，对保持心血管健康、

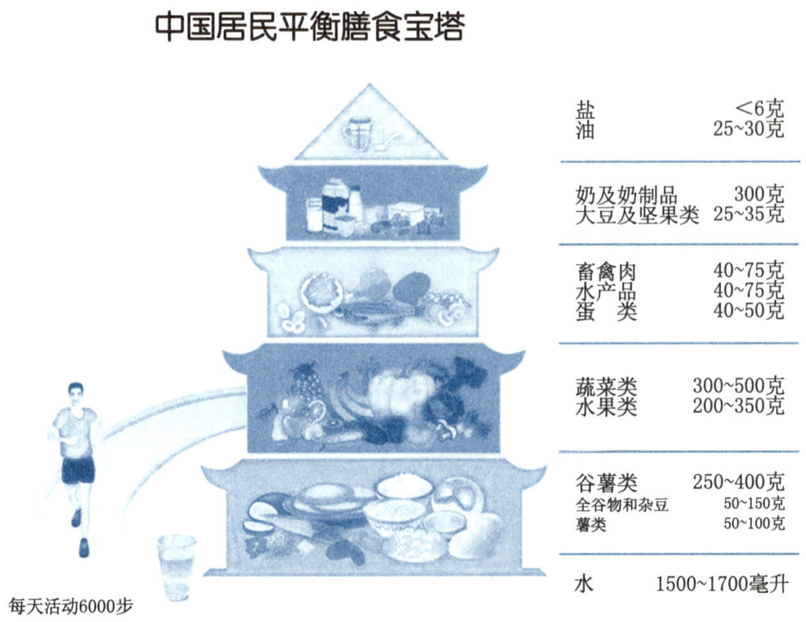

图 7-1-1　中国居民平衡膳食宝塔

增强抗病能力及预防某些癌症，起着非常重要的作用。应尽量选用红、黄、绿等颜色较深的，但水果不能完全代替蔬菜。

（3）常吃奶类、豆类或其制品。奶类是天然钙质的极好来源，不仅含量高，且吸收利用率也高，膳食中充足的钙可提高儿童、青少年的骨密度，延缓骨质疏松发生的年龄；减慢中老年人骨质丢失的速度。豆类含丰富的优质蛋白、不饱和脂肪酸、钙、维生素及植物化学物。

（4）常吃适量鱼、禽、蛋、瘦肉，少吃肥肉和荤油，立足清淡少盐，正常成人每日烹调用油不应超过 25 克（半两），食盐 6 克。肥肉和荤油摄入过多是肥胖、高脂血症的危险因素。猪肉是我国人民的主要肉食，猪肉的脂肪含量远远高于鸡、鱼、兔、牛肉等，应减少吃猪肉的比例，增加禽肉类的摄入量。

（5）食量与体力活动平衡，保持适宜体重。因此，要保证能量入与出的平衡，维持适宜体重。

在日常生活中，人们长期缺乏五大类食物中任何一种都会影响身体健康。膳食中所含的营养素种类齐全、数量充足、比例适当，即：氨基酸平衡、热量营养素平衡、酸碱平衡以及各种营养素摄入量之间也要平衡，不宜吃得太精，不应暴饮暴食，真正做到粗细搭配、有荤有素，只有这样才利于营养素的吸收和利用，健康就会更有保障。

（三）老年人饮食种类

1. 老年人基本饮食种类

（1）普通饮食

①概念

普通饮食简称普食，与健康人饮食相似，主要适用于消化功能无障碍，饮食不限制的老年人。老年人可根据自己的喜好，选择容易消化且营养素平衡的食物。对于无咀嚼能力和不能吞咽大块食物的老年人，可将普通饮食加工剁碎或用粉碎机进行破碎后食用。其中总热能、蛋白质、矿物质和微量元素、维生素、水分等，应充分均匀地供给，以达到平衡饮食的要求。

②原则

ⅰ营养种类要齐全。各种营养素种类要齐全，数量要充足，相互间比例恰当。

ⅱ主副食品多样化。主副食品要多样化，烹调方法保持美观可口，以增进食欲。

ⅲ合理分配食物量。全天食物量分配要合理，一般早餐占 25%~30%，中餐占 40%，晚餐占 30%~35%，蛋白质全天总量为 60~70 克，其中动物蛋白和豆类蛋白占 40%以上；脂肪全天总量宜在 70~90 克，其中含有 20 克左右的烹调用油；碳水化合物每天 450 克左右，包括米面等粮食。

ⅳ避免辛辣硬食品。避免辣椒、芥末、胡椒、咖喱等刺激性食物；少吃煎炸、过分坚硬的难以消化的食品。

（2）软食

①概念

软食是从普食过渡到半流质的、含纤维素少、便于咀嚼、比普食容易消化的食品。如软米饭、面条、菜肉，应切碎煮烂，容易咀嚼消化。适用于轻度发热，消化不良，咀嚼不便，患胃肠疾病，进行肛门、结肠及直肠手术后的老年人。

②原则

ⅰ力求碎烂细软。烹调时将食物切碎、煮烂，力求细软。

ⅱ平衡供给饮食。蛋白质、脂肪、碳水化合物按正常需要供给，每天3~4餐，以平衡饮食。

ⅲ足量维生素。蔬菜及肉类在切碎煮烂的过程中，会丧失许多维生素和矿物质，为预防维生素C及矿物质供给不足，应注意补充菜汁、果汁、番茄汁等。

ⅳ合理选择主食。合理选择主食应比普食更软烂，如包子、饺子、馄饨都可食用，但馅料选用含纤维少的蔬菜。

ⅴ合理选择副食。选择副食应选用瘦嫩猪羊肉或蛋类、鱼类、虾类、动物肝脏等。可剁成肉末，做成丸子或水蒸蛋等更为适宜。选择水果和蔬菜以选用含纤维少的为宜，水果应去皮，做成水果羹或蒸烂后食用。禁食煎炸和辛辣。禁用煎炸的食物，忌用强烈辛辣调味品。

（3）半流质饮食

①概念

半流质饮食是一种介于软食与流质之间的饮食，它含有足够的蛋白质和热能，纤维质的含量极少，比软食更容易咀嚼和消化。如米粥、面条、馄饨、蛋羹等，适用于发热、口腔疾病、咀嚼困难、胃肠炎和其消化功能不能适应正常饮食的老年人。

②原则

ⅰ蛋白质足量。蛋白质按正常量供给，各种营养素要合理和充分。

ⅱ食物多样化。必须软、稀、烂，呈半流质状态，尽量做到食谱多样化和色、香、味俱佳。

ⅲ餐次合理安排。餐次安排少食多餐，每隔2~3小时进餐一次，每天5~6次，全天主食量不超过300克。

ⅳ食品温热适度。食品温热要适度，避免过冷或过热，忌用辛辣刺激性调味品。

ⅴ禁忌油炸食品。禁用油炸食品、豆类、大块蔬菜、大量肉类、烙饼等较硬且不易消化的食品。

ⅵ注意常用食品。常用的半流质食品有：肉末粥、蛋花粥、碎菜粥；面条、馄饨、各种肉汤；包子、花卷、蒸蛋羹；牛奶、酸奶、嫩豆腐；果汁、果泥、菜泥、碎菜叶；嫩肉丝、嫩肉末、嫩鱼片等。

（4）流质饮食

①概念

流质饮食是一种食物呈液体状态，比半流质饮食更易于吞咽和消化的食物。如奶类、豆浆、米汤、果汁、菜汁等，适用于高热、口腔炎症、急性胃肠炎、食道狭窄、消化道出血、急性重症感染、胃肠手术后、急性心肌梗死的老年人。

②原则

ⅰ均衡营养。用营养均衡，质地细嫩，易消化的食品。

ⅱ控制总量。进食总量为蛋白质 65~70 克，脂肪 55~60 克，碳水化合物 260~270 克。

ⅲ少量多餐。每天 6 餐以上，如早餐 7 时、早点 9 时、午餐 11~12 时、午点 15 时、晚餐 17 时、晚点 19 时、晚点 21 时。

ⅳ不可长期食用。流质饮食供给机体的热量及蛋白质较少，不可长期食用。

ⅴ注意常用食品。常用的流质饮食有米汤、肉汤、蛋花汤；过萝豆浆、过萝菜汤；牛奶、酸奶、藕粉、豆腐脑；鲜果汁、煮果汁、各种菜汁等。如需高能量，可以用浓缩食品，如奶粉、蛋白粉等。

2. 老年人治疗饮食种类

治疗饮食是指在基本饮食的基础上，根据病情的需要，适当调整总热能和某些营养素，以达到辅助治疗或治疗目的的一种饮食。

（1）高蛋白饮食。每日进食蛋白质在 100~200 克之间，适用于营养不良、明显消瘦、创伤、烧伤、手术前后、肾病综合征、慢性消耗性疾病如结核病、恶性肿瘤、贫血、溃疡性结肠炎等疾病，及消化系统炎症的恢复期。分解代谢亢进状态的老年人。每日除正餐外，添加两份蛋白质丰富的食品，如瘦肉、鸡蛋、鱼类、乳类、豆制品等。

（2）低蛋白饮食。每日进食蛋白质在 40 克以下，适用于急性肾炎、肝性脑病或肝性脑病前期，急、慢性肝肾功能不全的老年人。

（3）高热量饮食：在两餐之间提供含有热量的饮料或点心，如牛奶、豆浆、鸡蛋、蛋糕等，半流质或流质饮食者，可加浓缩食品，如奶油、巧克力等，每日供给总热量 3000 千卡左右。高热量饮食适用于甲状腺功能亢进、高热、胆道疾患等的老年人。

（4）糖尿病饮食。一般情况下，体重正常，无并发症，从事体力劳动的糖尿病人，每日主食量可在 300 克以上，肉蛋类可在 200~300 克，蔬菜 400~500 克，烹调油 40 克；肥胖伴轻度发症者，每日主食限定在 200~250 克内，蔬菜 400~500 克，肉蛋 150 克，烹调油 30 克。护理糖尿病老年人要针对老年人的体重和病情控制饮食。

（5）低盐饮食。每日用盐 2~3 克，适用于患高血压、心衰、肾炎、肝硬化等疾病引起水肿的老年人。有严重水肿的老年人要采用无盐饮食，炒菜忌用盐，禁用咸菜、咸肉、咸蛋及酱豆腐等，无禁忌症情况下可用醋、糖等作料调味，适用于患高血压、心衰、肾炎、肝硬化等疾病引起严重水肿的老年人。

（6）无盐、低钠饮食：适用于患心脏病，肝硬化伴有腹水，急、慢性肾炎，重度高血压等老年人。

无盐饮食，即除食物内自然含钠量外，不放食盐烹调饮食。

低钠饮食，即除无盐外，还须控制摄入食物中自然存在的钠量（每天控制在 0.5g 以下），禁食腌制食品。还应禁食含钠的食物和药物，如发酵粉（油条、挂面）、汽水（含小苏打）和碳酸氢钠药物等。

（7）低脂饮食。每日进食脂肪在 40 克以下，适用于患肝、胆、胰腺等疾病和高脂血症、动脉硬化、肥胖症、腹泻的老年人。避免食用肥肉、油炸食品，烹调时少用油，尽量用蒸、煮、烩等方法。

（8）低嘌呤饮食。每日进食嘌呤含量在 150 毫克以下，限制总能量，每日摄入总能量应较正常人减少 10%~20%。禁用动物内脏如肝、脑、肾、沙丁鱼、鸡汁及肉汁等含嘌呤高的食物。适用于患痛风病及无症状高尿酸血症的老年人。

（9）高钾饮食。每日进食钾含量在 4000 毫克以上，适用于低血钾老年人。

（10）低钾饮食。每日进食钾含量在 200 毫克以下，适用于高血钾老年人。

（11）高纤维素饮食：纤维食物是指富含膳食纤维的食物，如芹菜、韭菜、新鲜水果、粗粮、豆类等。高纤维素饮食适用于患有便秘、肥胖症、高脂血症、糖尿病、心血管疾病等的老年人。

（12）低纤维饮食。忌用膳食纤维含量丰富的粗粮和蔬菜，适用于腹泻、肠道手术前后和食道静脉曲张的老年人。

（13）鼻饲饮食。不能自主从口中进食，要通过胃管注入流质饮食，常用于因各种原因导致昏迷、吞咽困难的老年人。

（14）低胆固醇饮食：适用于冠心病、高血压及动脉硬化者。每日食品中含胆固醇总量应在 300 毫克以下。少用动物脂肪及富含胆固醇的食品，如蛋黄、动物内脏、动物大脑、鱼子等。

第二节　老年人常见慢病营养与膳食指导

随着年龄的增长，人体各器官的功能衰退，所需营养素，如优质蛋白质、维生素、微量元素及部分特殊的脑营养素等，如果补充不足或不当，特别是脂肪过多和元素平衡就会加速脑部老化的进程。

对于伴有高血压老年人、高血脂老年人、糖尿病老年人、高尿酸血症、慢性肾脏病老年人、肌肉衰减综合征老年人、阿尔茨海默病老年人、恶性肿瘤老年人等疾病者，除了要积极治疗之外，要根据疾病状况给予针对性的膳食指导，以免加重病情。

一、高血压老年人的营养与膳食指导

（一）营养与膳食指导

1. 限制总能量，避免肥胖

肥胖是导致高血压的因素之一。对肥胖或超重的高血压患者，限制热量

摄入是控制血压的重要措施。轻度肥胖者控制热量摄入，增加体力活动，使体重每月下降 0.5～1kg。肥胖者应控制饮食，每日摄入能量 5020KJ（1200kcal），使体重每周减轻 1～1.5kg。

2. 适量蛋白质

蛋白质的代谢产物可导致血压波动，故应限制动物蛋白。调配饮食时应选优质蛋白，按 1g/kg 供给，其中植物蛋白质可占 50%，动物蛋白选用鱼肉、鸡肉、牛肉、鸡蛋白、牛奶、猪瘦肉等。

3. 限制脂类

脂肪供给 40～50g/d。植物油（除椰子油外）含维生素 E 和较多亚油酸，对预防血管破裂有一定作用。鱼类尤其是海产鱼所含的不饱和脂肪酸可降低血脂和预防血栓形成。合并高脂血症及冠心病者，更应限制动物脂肪和胆固醇摄入。

4. 选择多糖类

进食多糖类及含食物纤维高的食物，如糙米、标准粉、玉米、小米等均可促进蠕动，促进胆固醇排出，对防止原发性高血压有利；葡萄糖、果糖及蔗糖等可升高血脂，应少用。

5. 补充钾、钙、镁

患高血压病老年人适量摄入含钾高的食物，如绿叶蔬菜、豆类以及香蕉、杏、梅等食物。补充钙质可调节血压，摄入富含钙的食品，如牛奶及奶制品等。增加镁的摄入，可使外周血管扩张，血压下降，镁含量较高的食品如香菇、菠菜、桂圆、豆芽等。

6. 补充维生素 C

维生素 C 可使胆固醇氧化为胆汁酸排出体外，改善心脏功能和血液循环。应保证每天食用新鲜蔬菜 400～500g，水果 100～200g。

7. 合理饮食

食物营养素种类齐全，比例合理，清淡易消化，定时定量，少量多餐，每天 4～5 餐。

8. 饮茶戒酒

茶叶尤其是绿茶对防治原发性高血压有效。高血压患者饮酒可增加服用降压药的抗性，过量饮酒则增加脑卒中的危险，因此最好禁酒。

（二）食物选择

1. 适宜饮食

有降压效果的食物包括芹菜、胡萝卜、番茄、黄瓜、木耳、海带、香蕉等。有降脂作用的食物包括山楂、香菇、大蒜、洋葱、海鱼、绿豆等。此外，香菇、平菇、木耳、银耳等菌类对防止心脑血管疾病均有较好效果。

2. 禁忌饮食

所有过咸食物及腌制品、蛤贝类、虾类、皮蛋，含钠高的绿叶蔬菜等，烟酒、浓茶、咖啡及辛辣的刺激性食品。

二、高血脂老年人的营养与膳食指导

高血脂老年人的饮食，应保证低热量、低脂肪、低胆固醇、低糖、低盐、高蛋白、高纤维饮食。

1. 保持每日食物的多样性

按照合理比例，广泛摄入各类食物，包括谷类、动物性食品、蔬菜和水果、豆类制品、奶类制品和油脂，以达到平衡膳食，才能满足人体各种营养需要。

2. 谷类是每日饮食的基础

对高血脂患者而言，谷类应是每日能量的主要来源，应成为其每日膳食的基础。在谷类食物中，应提倡选用部分粗杂粮。

3. 控制脂肪摄入的质与量

饱和脂肪酸能升高血胆固醇，多不饱和脂肪酸则能降低胆固醇，所以在膳食中要控制猪油、牛脂等饱和脂肪酸的摄入。

4. 多吃富含维生素 C 的食物，如：蔬菜、水果。维生素 C 可增加血管弹性，保护血管。

5. 限盐

高盐膳食可增加心血管病的发病率，有轻度高血压或有高血压家族史的人，食盐摄入量应控制在每日 5 克以下，对血压较高或合并心衰者，每日用盐量以 1~2 克为宜。

6. 适当提高蛋白质摄入量

可采用高蛋白饮食（1.5~1.8 克/千克），以避免体内蛋白质消耗。保持氨基酸的平衡很重要。奶类除含丰富的优质蛋白质和维生素外，含钙量较高，且利用率也很高，是天然钙质的极好来源，高血脂患者奶类以低脂或脱脂类为宜。豆类是我国的传统食品，含丰富的蛋白质、不饱和脂肪酸、钙及维生素 B_1、维生素 B_2、烟酸等，且大豆及其制品还有降胆固醇的作用。

7. 减少糖类和甜食

过多的糖类可转变为脂肪，导致肥胖。碳水化合物应主要有谷粮供应，不用精制糖类、蜂蜜、果汁、果酱、蜜饯等甜食和甜点心。

8. 控制脂肪和胆固醇

植物油不含胆固醇，所含谷固醇或豆固醇和必须脂肪酸有较好的趋脂作用。对于高血脂患者来说，全日食物和烹调油所供给总量不宜超过 20 克，对于胆固醇高的食物宜适量控制。严格限制高胆固醇食物如动物的脑、内脏、脊髓、蛋黄、鱼子、蟹黄、猪肉的摄入量。一般来讲，正常人的胆固醇每日摄入量应控制在 200 毫克以下。

9. 每日补充膳食纤维

饮食应粗细搭配，保证有足够的膳食纤维。增加维生素、矿物质的供给有利于代谢废物的排除，对调节血脂、血糖水平也有良好的作用。

10. 少食多餐，切忌暴饮暴食，晚餐不宜吃得过饱。心血管疾病患者，除以上注意事项外，同时还要戒烟限酒，少喝浓茶。

三、糖尿病老年人的营养与膳食指导

（一）严格控制主食量

一日三餐，主食以 300~400 克为宜，肥胖者还可以再少些，必须严格控制饮食，以低热量脂肪饮食为主，减轻体重。每天分 5~6 次进食。不要吃糖和甜食，不要食入过多脂肪，副食可适当增加瘦肉、鱼、蛋、豆制品和绿色蔬菜。对于用胰岛素治疗者，应注意酌情在上午9~10点，下午3~4点或睡前加餐，防止发生低血糖。体力劳动或活动多时也应注意适当增加主食或加餐。

（二）增加膳食纤维量

富含纤维素的食品有粗杂粮、蔬菜和豆类等，建议糖尿病老年人适当多食用一些这样的食品。应进食富含膳食纤维的食物，推荐膳食纤维的摄入量为14g/（1000kCal·d）。

（三）少食多餐定时量

可以将糖尿病老年人每天的食物分成4~5次食用，或者每次半饱不感觉饥饿就好，这样有利于血糖的控制，避免一次吃得过饱，使血糖突然升高，导致高血糖，同时也要避免间隔时间过长，引起低血糖的发生。

（四）减少食盐摄入量

过多摄入盐可加速淀粉在体内的消化，促进葡萄糖的吸收而引起血糖浓度增高。要帮助糖尿病老年人控制盐的摄入量。

（五）主动增加饮水量

糖尿病患者血液浓缩，血黏稠度增加，容易发生心脑血管病，所以糖尿病老年人不要等到口渴了才喝水，应随时主动多喝水。

（六）应进食优质蛋白

老年患者蛋白的摄入量应为1.0~1.3g/（kg·d）。

四、高尿酸血症老年人的营养与膳食指导

（一）控制总热能摄入，高糖食物要少吃

少吃碳水化合物。此外，还要少吃蔗糖、蜂蜜，少吃甜食，除了糖果和甜点之外，果糖含量高的水果也要少吃，因为随着血液中果糖含量增多，尿

酸水平也会迅速上升。蔬菜中的嫩扁豆、青蚕豆、鲜豌豆含嘌呤量高，也要限制食用。

（二）限制蛋白质摄入

多选用牛奶、奶酪、脱脂奶粉和蛋类，尽量别吃肉、禽、鱼类，豆制品虽然蛋白质含量较高但痛风患者不宜食用，因为含嘌呤成分较高，例如：黄豆、豆腐、豆干等都是禁止食用的。

（三）限制嘌呤摄入

动物性食品中嘌呤含量较多。要避免或禁食动物内脏、虾蟹、浓肉汤、食用菌类、海藻类、凤尾鱼、沙丁鱼、蛤类、豆类及啤酒等高嘌呤类食物。

（四）多吃水果蔬菜

高尿酸血症患者多进食蔬菜、水果，有利于尿酸的溶解排出。蔬菜、水果还富含多种维生素，可以实现营养均衡全面。萝卜、冬瓜、茄子等蔬菜和香蕉、葡萄等水果最好，但是香菇、紫菜、芦笋、豆芽含嘌呤量高，应少吃。

（五）多饮水，促进尿酸排出

保证每天2000毫升的饮水量，保障每日排出正常尿量，可以有效促进尿酸排出体外。平时应多喝白开水、矿泉水、果汁等。

（六）低盐低脂膳食

饮食也宜以清淡为主，应限制盐的摄入，每天不超过3克。食物中50%的嘌呤可溶于汤内，所以肉类及鱼类食物均应先煮，弃汤后再烹调。少吃脂肪，因脂肪可减少尿酸排出。

（七）避免饮酒、咖啡、浓茶

酒精具有抑制尿酸排泄的作用，长期少量饮酒还可刺激嘌呤合成增加，甚至可能会引起痛风。咖啡和浓茶要少喝，浓茶、咖啡虽然不会影响尿酸水平，但它们会刺激神经，可能会诱发痛风。

（八）调味料尽量要少吃

很多人习惯用各种调味料烹饪食物，常用的有蚝油、黄豆酱、海鲜酱、鸡精等，这些食物也含有比较多的嘌呤，经常食用不利于尿酸的排泄。

五、慢性肾脏病老年人的营养与膳食指导

（一）合理的蛋白质摄入

应根据肾功能损害情况来决定膳食蛋白质摄入量。当患者肾功能损害不严重时，对其膳食蛋白质的摄入暂时不做严格限制，可比正常人稍低，以0.8~1.0kg为宜，且供应的膳食蛋白质中优质蛋白质应占一半以上的比例，当患者肾功能损害较严重、出现氮质血症时，对其膳食蛋白质的摄入应作严格限制，以每天30g左右为宜，蛋白质应选用牛奶、鸡蛋等优质蛋白质为主。

（二）限制膳食中钠盐的摄入量

对于高血压、水肿患者应严格限制钠盐的摄入量，减轻水钠潴留，日常膳食中应减少食盐的摄入量，每天控制在2~3g为宜，避免摄入盐腌食品如咸菜、咸鱼等。

（三）保证维生素和矿物质的补充

日常膳食中增加各种维生素和铁、锌含量丰富的食物的补充，以促进患者受损肾脏组织的修复和减轻贫血及缺铁、缺锌的表现。当出现高血钾时，应避免含钾丰富的食物，如香蕉、香菇、贝类、豆类等的摄入。

（四）确保充足能量的摄入

当糖类和脂肪为机体提供充足的能量时，有助于减少体内蛋白质的消耗，有利于受损肾脏组织和功能的恢复。故应以糖类和脂肪为能量的主要来源，但伴有高血压者应限制动物脂肪摄入。

（五）合理计划餐次及能量、蛋白质分配

定时定量进餐，早、中、晚三餐的能量可占总能量20%~30%、30%~35%、30%~35%。均匀分配三餐食物中的蛋白质。为保证摄取能量充足，可在三餐间增加点心，占总能量的5%~10%。

（六）食物选择

1. 适宜饮食：含钠低的食物、新鲜蔬菜、水果补充维生素A、维生素C和B族维生素；含钙、铁、锌等丰富的食物。

2. 禁忌饮食：辛辣、刺激性食物或调味品；草酸盐含量多的食物；富含嘌呤类的食物。

六、肌肉衰减综合征老年人的营养与膳食指导

（一）补充能量和蛋白质，特别是蛋白质营养

老年人对蛋白质的需要量比青壮年略高，只要肾功能允许，老年人膳食蛋白质摄入量要达到每日每千克体重1.2~1.3克。每餐摄入25~30克蛋白质，能最大限度提高肌肉蛋白质合成。动物性食物的蛋白质应占膳食蛋白质总量的30%~50%，增加奶蛋、瘦肉、禽类、鱼虾和大豆制品等的摄入。还要提高维生素D的摄入量。患心血管疾病、糖尿病、肿瘤等疾病的老人，要增加维C、维E、类胡萝卜素、锌的摄入。

（二）补充多不饱和脂肪酸

多不饱和脂肪酸通过与抗阻运动或其他营养物质联合作用，能使老年人肌力和肌肉蛋白的合成能力显著提高，可延缓肌少症的发生。

老年人膳食脂肪的宏量营养素可接受范围为摄入能量的20%~30%，老年人n-3多不饱和脂肪酸的适宜摄入量为摄入总能量的0.6%；建议对于肌肉质量丢失和肌肉功能减弱的老年人，在控制总脂肪摄入量的前提下，应增加富含多不饱和脂肪酸的深海鱼油、海产品等食物摄入。

（三）少量多餐

老年人由于消化吸收功能减退，一次进食较多不易消化吸收。可逐渐增加食物的品种和数量，循序渐进，不能操之过急。一天可以吃 4~5 餐，这样既可以保证需要的能量和营养素，又可以使食物得到充分吸收利用。

七、阿尔茨海默病老年人的营养与膳食指导

膳食指导原则：饮食强调“三定、三高、三低和两戒”，即定时、定量、定质，高蛋白、高不饱和脂肪酸、高维生素，低脂肪、低热量、低盐和戒烟、戒酒。

（一）减盐：每日食盐量不超过 6g。

（二）限制油脂摄入：不超过总能量的 30%，增加不饱和脂肪酸比例，每日胆固醇小于 200mg。

（三）适量的蛋白质：供能比 10%~15%，优质蛋白占 1/3~1/2。

（四）增加蔬果、谷物等高维生素、高纤维食物的摄入。

1. 多食蔬菜和水果：蔬菜每日 500g，水果最好在 200g 以内，低糖蔬果为主。

2. 多食用富含膳食纤维的食物，如全谷类、燕麦、豆类、糙米等。

3. 多食富含卵磷脂的食物，以促进神经细胞代谢修复，如豆制品、蛋黄、蘑菇、鱼类等。

4. 多食富含亚油酸的食品，以促进对神经细胞的保护，如各类坚果：花生、核桃、芝麻、松子、榛子、葵花子等。

（五）控制体重：BMI 小于 24kg/㎡。帮助老年人定时排便，保持大便通畅。

（六）戒烟戒酒。

（七）保证充足的维生素：

1. 维生素 D：200 单位/天。

2. 维生素 E：具有抗氧化和调节血小板黏附聚集作用，每天 100mg。

3. 番茄红素：具有很强的抗氧化能力，能降低血清胆固醇含量，减缓动

脉粥样硬化的进展。

4. 维生素 B6：参与脂类代谢可防止血栓形成。

5. 烟酸：增加葡萄糖利用，降低血脂。

6. 维生素 C：营养心肌，改善心律失常。

7. 维生素 B_1 和维生素 B_2：可改善神经症状。

（八）抗氧化物质——酚

抗氧化物质——酚，对人的神经细胞具有保护作用。酚类物质主要存在于水果和蔬菜的表皮，果汁和茶中含量也较丰富。每周喝三次以上的果汁和蔬菜汁对老年失能失智的预防也起到积极作用。含酚最多的是苹果，其次是香蕉和橙子。

八、恶性肿瘤老年人的营养与膳食指导

恶性肿瘤患者营养治疗目的是维持机体的营养，增强机体的抗病能力，使其能够接受手术、放疗或化疗以利于疾病的康复。

（一）合理营养，平衡膳食

满足病人对各种营养素的需求。选择食物要新鲜，多样化，多吃含维生素、矿物质、膳食纤维丰富的黄、绿色蔬菜，少吃油炸、烟熏和腌制的食品。不饮烈酒，最好戒烟。情绪乐观，饮食有规律。

（二）补充抗氧化营养素

某些癌症如食管癌、胃癌、结肠癌以及乳腺癌等病人血中的超氧化物歧化酶均较正常人明显降低，而脂质过氧化物升高，这说明病人的抗氧化能力下降。因此，应注意维生素 A、维生素 C、维生素 E 和微量元素硒等抗氧化营养素的补充。

（三）根据病情和病人的营养状况，补充某些营养素

肿瘤病人常有不同程度的营养不良，如蛋白质、B 族维生素、维生素 C、钙等摄入不足。补充蛋白质可促进损伤组织的修复，提高机体的免疫功能，

在补充蛋白质时可适当提高大豆蛋白的比例。对某些消化道癌前病变病人，补充叶酸、维生素 B_2、维生素 C、胡萝卜素等有预防癌变的作用。

（四）营养支持

对于因手术或重度厌食及疾病影响不能经口进食者，可通过管饲或静脉给予营养支持。

1. 手术后

应选择高热量、高蛋白、高维生素，以满足手术消耗和组织修复的需要。宜选择蛋、奶、肉汤、豆制品以及富含维生素和矿物质的新鲜水果和蔬菜。

2. 化疗后的饮食

宜清淡、富营养、易消化，可进食少渣半流质或少渣软饭食，忌油腻、难消化的食品。为防止或减轻骨髓抑制引起的白细胞、血小板的下降，可选择补益气血的食品，如大枣、花生、猪血、鸡蛋、甲鱼等。脾胃虚弱者，可选择补脾益气、健脾开胃的食品，如大米、马铃薯、大枣、鸡蛋、大豆、萝卜、番茄、大麦、卷心菜等；对恶心、呕吐的病人可选芦根、扁豆等有降逆止吐食品。菌类中的香菇、蘑菇、猴头菇、木耳之类的食品，已被发现富含多糖类，对提高人体的细胞免疫功能有很大的功效。

3. 放射性治疗后选择的食品

反应严重，食欲缺乏、吞咽疼痛、口腔有溃疡者，宜选用半流质饮食或管饲营养支持。如西瓜、梨汁、甘蔗汁、绿豆汤等；忌狗肉、羊肉、葱、姜及辛辣刺激食品。放疗后宜选择高蛋白、高热量的饮食以补充因治疗而损耗的能量。

第三节　食品安全知识

一、食品安全的卫生管理

俗话说“民以食为天、食以安为先”。这里说的安，不单指食品的卫生，还包括科学的、合理的、安全的食品生产供应链。社会普通餐饮需要做到的，在养老机构餐饮需要更严格地做到。如何才能做到科学、合理、安全的食品管理，本节旨在使养老护理服务工作人员对食品卫生相关的法律法规要求和常见食品中毒的预防措施做一定的了解，能够判别食物中毒事件，以便于及时发现、报告，降低不良事件的后续影响程度，保障老年人的身体健康。

（一）老年人食品安全重要性

1. 老年人消化系统特点

随着年龄增大，老年人消化系统机能减退，不注意食品安全，有可能影响消化、吸收和排泄，还容易罹患消化系统疾病。随着肝、胆、胰腺的老化，功能下降，更易患上低蛋白血症、肝纤维化、胆囊炎、胆石症以及糖尿病等。

2. 食品安全对老年人影响

（1）进食过量

老年人进食过多，会导致大脑、心脏等身体重要部位的血液流向消化道，加重胃肠道的消化负担。久而久之，会导致胃部疾病的发生。出现消化不良，上吐下泻症状，既承受痛苦又影响健康，甚至威胁生命。并且随之还会出现大脑反应迟钝，记忆力下降等疾患。

（2）食品过烫、过冷

老年人痛感、温觉不敏感，误食过热饮食造成口腔、食管急性烫伤。会直接损伤口腔、牙龈、食管及胃的黏膜上皮，使其充血、坏死、溃疡，从而增加吸收致癌物质的机会。而经常进食过冷食物，则会引起胃黏膜血管收缩，胃液分泌减少，肠道蠕动加快，影响胃肠对食物的消化吸收功能，导致消化不良、腹痛、腹泻等胃肠道症状。

（3）被污染食品

农药在谷物、果蔬、畜产品、水产品中的残留，兽药如激素、抗生素等在动物性食品中的残留，都会对人体健康产生威胁。老年人免疫功能降低，食用了污染食品，会发生胃肠炎。老年人过多食用没有严格按照国家标准执行的农药、激素、抗生素残留的食品，或违规使用添加剂的食品，会引起食物中毒，从而会导致肝、肾功能损害等疾病。

（4）“三无”食品

一些食品加工企业规模小，分散度大的食品加工企业生产的“三无食品”，由于价格低廉，很容易吸引老年人购买。老年人食用了高盐、高脂、高糖的“三无食品”会增加高血压和心脑血管疾病发生的机会。

（5）滥用保健食品

随着生活水平的提高，老年人的保健意识逐渐提高，一些商家趁机夸大保健食品的功效，针对老年人进行推销，使好多老年病人上当受骗，高价购买了只能起到保健或辅助治疗作用的保健食品，甚至还会延误病情，造成危害。

（6）法律法规及管理制度不健全

虽然我国已经颁布了一系列的食品安全法律法规，但是随着社会的发展，这些法律法规也存在一定的不足。在农村地区，食品安全监督管理比较薄弱，缺乏具有食品安全专业知识的监管人员，而且食品安全检测设备不足，备案管理也无法严格落实。

（二）老年人食品安全措施

1. 加强食品安全知识的宣传，加强养老护理服务工作人员责任意识。

针对养老护理服务工作人员及老年人宣传食品安全的重要性，宣传工作应多样化并持续开展。如培养食品安全宣传员，参加食品安全健康知识讲座，提高养老护理服务工作人员及老人食品安全认识。

2. 提高老年人的食品安全意识

老年人提高食品安全意识，一方面需结合自身生理状况，选择合适食品。如患糖尿病的老年人，控制糖分的摄入却不注意坚果类食物的摄入，其实大部分的坚果热量较高，使用后也可致血糖升高。另一方面，注意日常饮食卫生，少食剩餐，外出就餐时尽量少用公共餐具等。

3. 加强照护

为老年人备餐，不采买无证食品、过期食品、腐败变质食品，老年人自行购买的食品，养老护理服务人员帮助辨识是否存在过期食品、腐败变质问题，及时提醒老年人在保质期内食用。

4. 严防病从口入

做到勤洗手；不喝生水、不喝存放时间过长的开水；少吃剩菜、剩饭、腐败变质食品；冰箱内存放食品时间不宜过长，再次食用前要充分加热；为老年人加工食品时要生熟分开；餐具要定期消毒；老年人食堂要保持环境清洁，消灭苍蝇、蟑螂，防止致病微生物污染老年人的食物和餐具。因为加热只能杀死变质食品中的病原菌，不能破坏细菌毒素，细菌毒素同样会引起食物中毒，危害老年人健康。

5. 正确看待、食用保健品

保健食品不能代替药品，仅是某种营养物质含量高于一般食品；保健食品不能代替食品，保健食品营养物质不全面，要坚持正常饮食。选择保健食品一定要选择正规厂家生产的产品。选择保健食品之前，首先应检查包装上是否有保健食品标志及保健食品批准文号，是否注明生产企业名称及其生产许可证号。当心存疑虑时，可通过网站查询，确认生产许可证号的合法性。可根据保健食品的说明书食用。超过有效期和变质的保健食品禁止食用。

二、常见食品中毒的原因与预防

食品安全问题是关系到人民健康、社会稳定及经济发展的重大问题。养老机构强调食品安全最主要的目的就是避免食物中毒，养老护理服务工作人员必须了解食物中毒的基本知识、原因、特点以及相应措施，避免或最大程度减少食物中毒事件发生。

（一）食物中毒的定义和原因

1. 食物中毒：

是指食用了被生物性、化学性有毒物质污染的食品，或者食用了含有毒、有害物质的食品，出现急性、亚急性食源性疾患。

2. 食物中毒主要原因：

（1）食品受到足够量的致病细菌或有害化学物质的污染。

（2）食品中的微生物在适宜的条件下激增或产生毒素。如生熟交叉感染、食品储存不当等。

（3）食品本身含有毒物质，加工烹调中未能去除。如扁豆未做熟。含有有毒成分的物质外形与食物相似，被当作食物误食，如：亚硝酸盐。

（二）预防食物中毒

1. 不吃变质、腐烂的食品。
2. 不食用不认识的菇类、野菜等。
3. 不生吃海鲜、河鲜等。
4. 不食用病死的禽畜肉。
5. 生熟食品应分开放置。
6. 切生食、熟食的菜刀、菜板分开使用。
7. 食物彻底烹熟再食用。
8. 购买的食品在保鲜期或保质期内食用。
9. 按照食品存储要求存放食品并尽早食用。
10. 保持厨房表面清洁，餐具、用具使用前后进行清洗、消毒。避免昆虫、鼠类和其他动物接触食物及食品用具。
11. 使用符合卫生要求的水。
12. 制作食品及进餐前洗净双手。

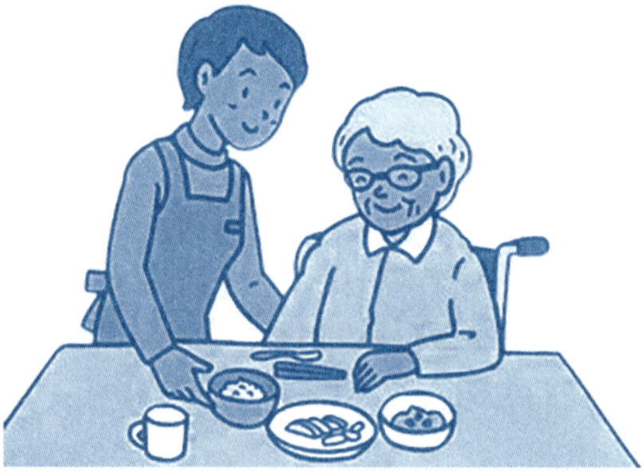

第八章

老年人常见冲突和压力处理方法

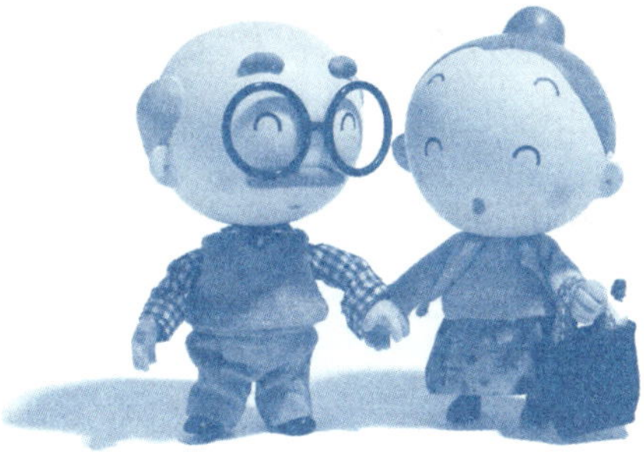

养老机构是一个提供生活和健康帮助的服务设施，在这里，人与人之间、人与社会之间，无时无刻不在发生着千丝万缕的联系。在日常护理服务过程中，减少冲突、改善人际关系是提升服务质量的重要途径。养老护理服务人员应了解老年人常见冲突和老年人常见压力，掌握一定的应对方法，才能与老年人建立良好关系，不断提升服务质量和老年人的满意度。

第一节　老年人常见冲突的处理方法

老年人在养老机构安心享受舒心养老服务的同时，也不可避免地会发生各种冲突。如：老年人与养老护理人员、老年人与老年人之间、老年人与子女之间的冲突，养老护理服务人员应掌握常见冲突和处理的方法，起到“缓解剂”“灭火器”的作用，化解冲突，避免服务纠纷的发生。

一、老年人心理压力的形成

（一）心理压力的定义和形成因素

1. 心理压力的定义

心理压力是外界环境的变化和机体内部状态所造成的人的生理变化和情绪波动。医学上又称为心理应激，主要是来自心理的、社会的、文化的各种事件，被大脑皮层接受，在认知、人格特征等因素的作用下，转换成为抽象观念，并进行储存，再通过神经-内分泌-免疫系统间作用于人体，严重时导致各种疾病。

2. 导致心理压力的因素

导致心理压力的因素很多，而且来源、性质不尽相同。可能是来自社会的，也可能是来自家庭的；可能是愉快的，也可能是不满的；可能是有益的，也可能是有害的。不管怎样，人面对压力总是要采取某种态度去适应它。适度的压力给人以动力，是愉快的、有利的心理压力，一般来说对人的健康不会造成危害；短暂的心理压力对人的身心健康也危害甚小，但长期的心理压力使人在生理上产生过度的反应，如果这种负面的心理压力不能得到积极克服，往往会导致精神上的焦虑和抑郁，也会加重老年疾病的病情。

（二）老年人心理压力的产生

人的需要是多方面的，按马斯洛的需要层次论，从基本生存需要开始，依次为安全的需要、尊重的需要、名誉的需要和自我实现的需要。（图 8-1-1）在马斯洛的需要层次论中，既包含了物质的需要，也包括了心理上的需要，每个人的需要很难全部满足，这与每个人的心理期望值有关系。心理期望值越高，客观现实不能满足时，个人所遭受的心理挫折感就越大，情绪的反应也就越强烈，心理压力也就越大。

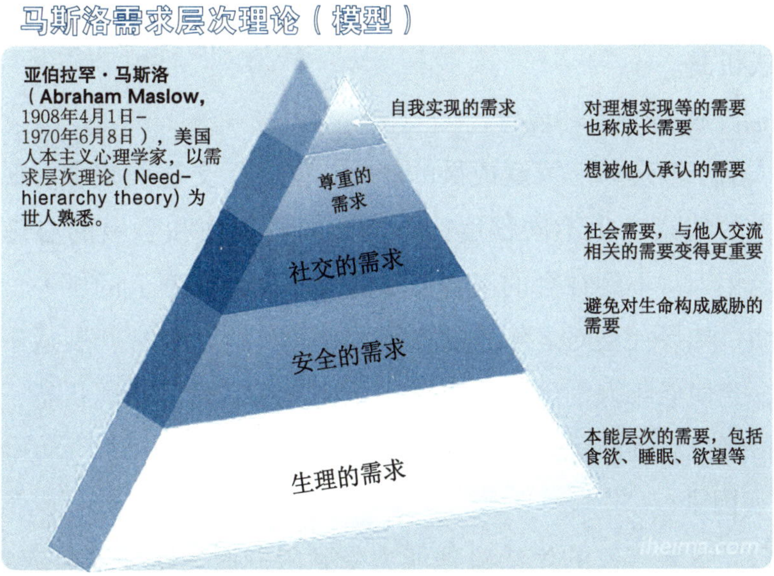

图 8-1-1　马斯洛的需要层次论

现实生活中温饱等基本生存的需要，属于最基本的需要。但是已经解决了温饱问题的老年人，并不是物质条件不够，而是由于体力不支、无人照顾等原因，造成不能按时满足这些需要，从而影响了老年人的心理压力。

有的老年人无人照顾，因自身生理功能的衰退、行动不便等原因导致缺乏必要的安全感。另外有些年轻人对老年人不够尊重和理解，而使老年人产生失落感。还有些老年人由于生理功能的退化而导致自我创造性的发挥受到抑制，使自我实现的需要退化或消失，同样会使老年人产生心理压力。

（三）老年人容易产生心理压力的原因

1. 生理因素

老年人由于脑组织的软化，大脑对情绪、情感的控制力减弱，加之听力、视力的衰退，导致老年人情绪变化向两方面发展。一方面对外界事物反应慢、不敏感，表情淡漠、处事冷漠。另一方面老年人情绪变化快、变化幅度大、易激动，情绪不能自控等现象。

2. 社会因素

离退休、家庭生活事件（丧偶、子女出国、离异、违法犯罪）、经济问题等都会造成老年人情绪变化，这些问题对老年人的影响常常是深刻而持久的，不但会对情绪产生持久而深刻的影响，甚至还会使部分老年人出现性格上的变化或扭曲。

3. 社会交往与周围环境

老年人由于离退休、家庭成员的变化，使人际交往面减少。孤独的感受会对老年人的情绪产生不同程度的影响，加剧烦恼和恐惧的心理状态。此时，如果老年人得不到社会的支持，不能及时排解心理上的压力，会加剧各种不良情绪。如果社会对老年人的支持力度较大，并经常开展适于老年人参加的活动，会使老年人消除烦恼、解除孤独、减少恐惧心理状态，扩大人际交往面，情绪也会逐渐稳定下来并变得愉快。

4. 疾病因素

患病后导致老年人的生活自理能力受到限制时，常使老年人情绪沮丧。不少社会学家在调查中发现，很多老年人对“死”的问题，可能并不害怕，而更多的是惧怕因病、长时间卧床不起，这样会给老年人增加负疚感，认为自己在拖累别人，当然，如果病情较重，或患有不可治愈的疾病，这时伴随而来的死亡恐惧会加剧，仍然会使老年人情绪低落，甚至绝望。

（四）心理压力与疾病的关系

心理压力既可以导致生理疾病，也可以导致心理疾病。

心理压力导致的生理疾病按照其严重程度可分为：功能性疾病与器质性疾病。功能性疾病如睡眠障碍、进食障碍、性功能障碍等；器质性疾病包括冠心病、胃溃疡，甚至肿瘤等疾病。

心理压力导致的生理心理疾病，可以单独存在，也可以是合并存在的，也就是说，老年患者在心理压力的作用下，同时出现生理障碍的临床表现，也会出现心理障碍的一系列症状，但人们大多注重的是生理障碍的表现，而往往忽视了心理障碍的存在，更忽视了所有这些表现背后存在的心理压力问题。

（五）老年人的情绪变化

情绪是人对客观事物是否符合自己的心理需要而产生的体验。是指短暂而强烈的具有情境性的情感反应。如喜悦、悲伤、恐惧、愤怒等。

老年人情绪变化的特点，由于年龄段的不同表现也不尽相同。

1. 60–65 岁年龄段的老年人，由于体力、精力较好，从繁忙的工作岗位上退下来，一部分人可能壮志未减，认为在岗位上未完成的事情，想利用退休后有了可供自己支配的时间，来完成在位时想干而没有时间干的事情，如撰写书籍、撰写回忆录等，这部分老年人精力仍然旺盛，也确实能做出成绩，这对于老年人得到自我实现的需要是非常有利的，应该得到鼓励。

与此相反，有的老年人由于退休后有失落感，特别是原来身居领导岗位的老年人，退休后感到自己无所事事，表现为情绪消沉。养老护理服务人员面对这些老年人要充分理解，时时给予劝导，并鼓励老年人自己进行心理调适，不断适应退休以后的生活。

2. 65–75 岁的老年人，虽然生理机能和精力不如以前，但对于退休生活已经比较适应，相对而言，情绪的稳定程度要比上一组人群好。但这些老年人，可能由于身体生理功能进一步的衰退，以及各种生活事件的不断增加，情绪会受到不同程度的影响。当遇到不可抗拒的社会生活事件时，心理应激往往不能得到缓解，反过来会加重对身体、精力和心理的影响，容易导致比较严重的情绪变化。

3. 75 岁以上的老年人，已到了颐养天年的年龄，生活条件上相对要求比较高，但对社会上发生的事件情绪的反应会逐渐淡化，更多的是关注自己的身体健康和精神的愉快。对于这部分老年人，养老护理服务人员应该在生活上给予老年人无微不至的关心与照顾。如合理饮食，室内温度、湿度的调节要适当，从而使他们愉快地度过晚年。

4. 80 岁以上的老年人，机体的生理功能进一步衰退，对外界的事物不太关心，生活上亦无更高的要求。除了希望享受天伦之乐外，对自己的健康情况更加关注。这段时期，困扰老年人的问题也比较多，其中对老年人影响最大问题的是身体多病、丧偶和子女问题。特别是丧偶，对老年人打击影响最大，是所有生活事物中最具影响力的事件。丧偶后的老年人情绪容易极度低落、沮丧、恐惧，感到自己也时日不多，变得更加孤独、冷漠。外加身体多病，子女照顾有困难，或因子女出国、与子女分居两地等现况，更会对老年人的情绪造成较大影响。

养老护理服务人员要充分认识到老年人不同年龄段的不同表现，正确应对老年人的情绪变化，把握好处理应急变化的方法和技巧，引导老年人积极面对衰老和疾病，积极调整好自己的情绪，化解心理压力。

二、老年人与养老护理人员常见冲突和处理

冲突是指发生在同一空间两个或以上事物的互相对抗过程。分为两种：一种是意识的，另一种是物质的。意识以认识为基础，所以是无形的，物质的冲突是可见，有形的。在养老机构内发生的冲突大多是以口角、争论、投诉、纠纷等形式存在。

养老服务的工作特点决定了它是一种人与人之间打交道的职业，在服务流程中，摩擦与冲突在所难免。如果养老护理服务人员在与老年人交往中关

心、体谅老年人，做好解释工作，多数矛盾是可以避免的。运用沟通技巧，加强沟通，化解矛盾，才是硬道理。

（一）老年人与养老护理服务人员之间常见冲突

1. 缺乏了解，相处不融洽

养老护理服务人员对老年人的情况了解不足，如老年人是什么性格的人，有什么爱好、怎样的起居习惯、经历过什么样的生活，如果这些信息掌握不足，就会影响与老年人的沟通，导致两者之间的关系不融洽，可能会出现种种不和谐的表现。这种不和谐会使双方精神上紧张，心情不能放松，更不可能向对方敞开胸怀。

2. 沟通不畅，造成误解

养老护理服务人员没有掌握与老年人沟通的技巧，与老年人交谈时没有站在老年人的角度上思考问题，比如，一位刚刚入住养老院的老年人曾经是某大学的知名教授，养老护理服务人员对老年人的基本信息不太了解，直接称呼他为“李大伯”，虽然没有恶意，但引起了老年人的不愉快。这是典型的对老年人的称谓不恰当引起的冲突，会引起老年人和家属的不快。又如，两个工作人员窃窃私语谈论昨天看过的电视剧，老年人见状以为在背地里说他的“坏话”，导致误会，表现出强烈的不满，爆发了激烈的冲突。这些都是由于误解造成的冲突。

3. 对服务人员不信任

在为老年人提供养老服务过程中，由于养老护理服务人员态度不真诚，交谈中搪塞老年人甚至哄骗老年人，使老年人从此对服务人员失去了信任。或因双方互不了解，形成陌生的、互不信任的关系。例如，个别养老护理服务人员没能做到一视同仁，优先照顾地位高的老年人，厚此薄彼，造成老年人对服务人员不信任。

4. 老年人知情权保障不到位

院方工作人员没有很好地履行告知义务，老年人没有得到应有的知情权。如在进行拍背咳痰的操作前，没有征得老年人同意，或者没有讲清楚目的和流程，操作过程中老年人产生了疼痛等不舒适的体验，从而引发不满。

尤其是面对失智老年人，如果没有取得老年人的同意，更容易使老年人产生猜疑。

5. 老年人隐私权保障不到位

日常服务中，养老护理服务人员没有充分注意保护老年人隐私，如进行护理操作时，暴露老年人身体过多，或者将老年人的隐私加以议论、传话，这对于老年人和家属是极不尊重的。当老年人发现自己的隐私得不到保障时，即形成双方不可避免的冲突。

6. 服务质量不到位

院方或者养老护理服务人员在完成照护操作过程中，没有严格按照操作规程，或者服务总量达到了，但质量没有达到。如，80 岁高龄的王老伯与敬老院签订入住协议书。协议的护理级别为全护，近日，王老伯血压升高，当日单独上厕所时意外摔倒，造成骶尾部压缩性骨折。事后，王老伯的妻子和女儿与养老院发生服务纠纷。这一事项就是老年人血压不稳定期间，院方没有正确地评估跌倒的危险性，导致服务没有到位，造成了服务纠纷。

（二）老年人与养老护理服务人员常见冲突的预防

“防范于未然”，对于老年人与养老机构之间的冲突，最主要的是预防，建立预警机制，而不是等到冲突发生了再去处理。这里介绍养老护理服务人员防范服务纠纷时应具有的六个“意识”。

1. 具有沟通意识

了解老年人基本情况，礼貌称呼老年人，学会并灵活运用沟通技巧，这样在沟通时比较容易引出话题形成融洽的关系。当为老年人进行照护操作时，事先充分告知此项操作的目的、流程、注意事项，征得老年人同意，让老年人做好心理准备，取得老年人的配合。

2. 具有法律意识

院方充分履行告知义务，尊重老年人的知情权和选择权，保护老年人的隐私权。照护文书的书写要严谨、规范，不得留有任何法律方面的漏洞。

通过书面资料收集来的信息非常有限，养老护理服务人员要善于在日常的交流中收集信息，要学会用眼睛和耳朵来“采集和记录”。也就是说要学会倾听，要注意用自己的耳朵听、用自己的眼睛去观察，从而更全面地了解老年人的情况，获得第一手客观资料。

3. 具有安全意识

在为老年人进行护理服务过程中，一切按照流程去做，养成良好的职业习惯，做好查对，操作前查、操作中查、操作后查，切勿张冠李戴。对老年人的评估要客观，照护操作要规范，保证服务质量，切勿存有侥幸心理，制定安全事故防范预案，及时发现安全隐患。因为一旦老年人发生了跌倒、走失、烫伤、噎食等安全事故，再好的服务也等于前功尽弃了。

4. 具有服务意识

取得老年人的信任，提供优质、安全的养老服务。养老护理服务人员应主动和老年人打招呼、主动问候老年人，以此向老年人传达“我始终在关心你”的信号。有时老年人可能不会马上回应你，你千万不要放弃，要坚持下去。通过每天贴心的问候，让老年人始终能感受到自己被关心、被爱护，时间久了就会逐渐对护理人员产生信任。应抓住一切机会，为老年人能够主动和护理人员打招呼或交谈创造机会，变被动服务为主动服务，争取满意服务，达到感动服务，使我们的服务进入一个良性循环，服务质量不断上升。

5. 具有风险意识

养老机构内的管理要做到有章可循，要规范各项制度，着重抓制度的落实。建立健全预警制度，上报不良事件，对老年人存在的安全风险做出正确的评估，监测重点安全隐患的老年人，建立目标管理，努力做到零事故。入住的老年人与养老机构签署知情同意书，涉及的服务文书应书写规范，真实、客观，签名时用规范的楷书，要签全名。

（三）老年人与养老护理服务人员之间常见冲突的处理方法

1. 首先要冷静面对

面对冲突，护理人员一定要冷静面对，做到不卑不亢，予以正面忠告，以自己的真诚博取老年人的认可。养老护理员要让自己放松情绪，用冷静的方式去面对突发的冲突，应用冷静的方式去解决问题。

2. 争取老年人的配合

对于不配合照护操作的老年人，争取他们的配合是顺利进行养老护理工作的关键。老年人理解了操作的目的和意义，就会配合我们的照护操作。当养老护理服务人员与老年人发生冲突时，即便是我们没有做错事情，也切忌直言顶撞，应以诚相待，争取老年人的理解。

3. 以平和的心态对待冲突

养老护理服务人员对待老年人的不满和责备时，不要正面与老年人交锋，要以平和、欣赏、接受的心态对待，时刻想到对方是老年人，老年人就有其特殊的心理状态，同时，对方又是我们的服务对象，也可以说是我们的“客户”，要以平和、谦虚的态度面对任何冲突和矛盾。

4. 迎合的方式对待冲突

当老年人或家属与护理员发生了冲突，或者提出了不合理的要求，护理员可以暂时不要发表意见，根据事态的发展，暂时采取迎合的态度，首先让老年人坐下来，递给老年人一杯水，和老年人保持一定空间距离，注意倾听，可以拿出纸、笔做好记录。对于棘手的矛盾，不要和老年人针锋相对，不要试图纠正老年人的想法和做法，更不要激烈地质问“你什么意思”“你想干什么”。因为这时老年人可能什么也听不进去，

5. 理智的方式对待冲突

当老年人与养老护理服务人员发生冲突时，服务人员应安抚老年人，保持冷静，避免事态升级，尽量将冲突消灭在萌芽之中。可以采取带领老年人或家属到现场解决问题的办法。养老护理服务人员要具体问题、具体分析，根据不同场合采取灵活、幽默或者疏导的方式对待冲突。对出现的激烈矛盾要充当“灭火器”的作用，待老年人平静下来，找对时机再开导他。

三、老年人与子女间常见冲突和处理

（一）老年人与子女之间常见冲突

1. 生活方式不同引起的冲突

比较突出的一点就是：老年人和其子女对人生和社会现象的看法是不同

的，从而引起一系列矛盾和冲突。如，老年人对消费方式、婚姻和生育等问题的看法和子女是完全不同的。老年人主张勤俭，节省，买便宜的东西，而年轻人主张时尚、高消费，享受生活。老年人讲究“男大当婚、女大当嫁”，而子女讲究趁着年轻享受生活，等等。诸如此类的问题使得老年人与子女之间发生冲突。

2. 老年人抱怨的情绪引发的冲突

有些老年人认为子女成人后只顾过自由的生活，对自己的回报、照顾、关心是不够的，老年人常抱怨自己对子女的辛苦付出没有得到相应的回报。往往对子女付出的越多，就越觉得回报的少，联想自己孤单的生活，会出现自卑、忧郁、不安、易怒等不良情绪。

3. 老年人固执的性格引发的冲突

老年人一般习惯“先入为主”，对很多新生事物看不惯，常常看不惯子女的“前卫”的行为，有的老年人对子女总是看不惯，批评和不满比较多。固执的性格导致了他们与子女的冲突。

4. 过度软弱和依赖引发的冲突

伴随着衰老的到来，有的老年人认为自己老了，不中用了，生活态度变得消极，常常暗自神伤，同时表现出对子女的过度依赖。当这种过度依赖不能得以实现的时候，冲突也会不可避免地发生。

5. 自我不满转换为与子女的冲突

老年人常常留恋过去生活，回忆自己过去年轻的时候多么自立、能干，现在人老了，心有余而力不足，使得老年人对未来不抱有信心，总是看到事物消极的一面，好发牢骚，继而把这种消极情绪转换成对儿女的苛求和敌意。

（二）老年人与子女间常见冲突的处理

1. 养老护理服务人员要谨慎分析，小心处理。尊重老年人选择，争取得到老年人子女的配合。在做照护操作时，事先征求老年人意见，告知老年人要做什么操作，为什么要做这项操作，操作大约需要多长时间等。使老年人有充足的心理准备。

2. 养老护理服务人员做到慎聊闲话，不传闲话，更不要在子女间传话，以免产生歧义，引发矛盾。

3. 不要在老年人面前议论其子女是非，以免影响老年人家庭的和谐。

4. 引导家属，正确处理好与老年人的关系，常来看看老年人，正确面对与老年人之间的隔阂，不要回避矛盾，审视自身存在的问题，妥善处理家庭矛盾。

四、老年人与老年人间常见冲突与处理

（一）老年人之间常见冲突

1. 疑心过重引发冲突

老年人在生理衰老的同时，思维能力和语言能力也在逐渐下降，有些自控能力较差的老年人会出现固执多疑的表现，有的老年人猜疑心较重，还有的老年人不愿意与他人交往，把自己完全封闭起来，这些因素导致老年人之间很容易发生冲突和争吵。

2. 生活琐事引发的冲突

住在养老机构里的老年人，经历不同、家庭背景不同、性格不同、身体状况也不同，在为人处世上会有自己的见解和喜好。养老院犹如一个大家庭，老年人们在这里生活、治疗、运动、娱乐，在琐碎的生活事项中，难免会产生各种矛盾。

3. 荣誉问题引起的冲突

养老机构常常组织老年人开展娱乐活动、文体活动等，目的是增进感情、相互了解、锻炼身体、达到康复的目的。但有时处理不好就会造成老年人之间的冲突。如，参加比赛活动有些老年人得到了奖品，而有的老年人没有得到奖品，那些没有得到奖品的老年人就会心灰意冷，情绪低落，老年人之间可能会发生潜在冲突。

（二）老年人之间常见冲突的处理方法

1. 对所有老年人一视同仁。面对老年人之间的矛盾和冲突，护理人员首先要对所有老年人一视同仁，绝不偏袒一个，疏远一个。

2. 要按照每个人性格特点进行沟通，多夸奖，少指责，让老年人体会到理解和尊重。

3. 采取“冷处理”，在老年人之间发生冲突时，养老护理服务人员需要发挥“冷却剂”的作用，不要急于表达自己的看法，也不要即刻做出谁对谁错的判断。

4. 建议养老机构组织活动时不设奖项或者按类别普遍设奖项，也可以设奖项不设名次，让老年人们都开开心心地参与活动，感受娱乐活动带来的乐趣。

五、暴力行为的预防与处理

（一）老年人暴力行为评估

暴力行为是指老年人情绪失去控制，对服务人员或周围相关人员进行行为或语言的暴力，常为动手殴打或语言伤害，暴力行为多发生在有精神障碍的老年人，常伴有感知觉障碍、妄想、躁狂等精神异常。有幻视的老年人可能是看到了危险，为保护自己而采取暴力行为。幻听的老年人可能在幻听的支配下出现暴力行为。表现为突然的冲动，可自伤或伤及他人，以攻击行为最为明显。

（二）发生暴力行为的先兆

在暴力行为发生前大多数老年人的言行会出现相应的改变，护理员要加以警惕，常见的暴力先兆有：大声说话具有威胁性；全身肌肉紧张，尤其是脸部和手臂的肌肉；活动量增加，如来回不安地走动；敲打家具、面带怒容，或拒绝治疗、挑剔、不合理要求增多。

（三）暴力行为的预防

暴力行为一旦发生，危害性较为严重，所以重在预防，及时化解，避免老年人暴力行为的发生。

1. 做好安全管理，经常巡视老年人房间，发现隐患，及时预警，做好记录和交班。

2. 加强责任心，建立良好沟通，建立融洽的信任关系。满足老年人的合理要求。掌握老年人的思想动态和行为。

3. 及时发现潜在的暴力行为，稳定老年人的不良情绪，发现有暴力行为迹象的，要及时疏导，转移注意力。

4. 适当提前或推迟一些检查治疗，待情绪稳定后再做检查。

5. 鼓励老年人的自尊与自信，调整老年人的自我控制能力。

6. 必要时报告给医生，调整用药和治疗方案。

（四）暴力行为的处理措施

如果暴力行为不可避免，应立即采取有效控制措施，尽可能减少暴力行为带来的负面影响。

1. 发生暴力行为时应立即转移在场的其他老年人，保护他们的安全。

2. 勿轻易接近有暴力行为老年人的身体，保持 1.5 米以上距离。

3. 接触有暴力行为的老年人时，态度要冷静、友善，避免话语的刺激。

4. 对有暴力行为的老年人在万不得已的情况下可在告知家属的前提下使用保护性约束。约束时不要粗暴。局部加衬垫保护，定时观察局部有无发白发紫。

5. 要将保护自我和保护老年人高度统一起来。对被约束的老年人要专人负责，重点护理。

6. 暴力行为控制后要总结经验，疏导老年人，重建老年人的心理行为方式。

第二节　老年人常见压力的处理方法

随着老年人某些器官功能的衰老，老年人非常容易患各种慢性疾病，导致老年人的生活和社会交往受到不同程度的影响，继而出现一系列心理压力。养老护理服务工作人员要掌握老年人常见压力的处理方法，缓解老年人的常见压力，使老年人心情愉快，促进老年人身心健康。

一、老年人衰老的压力处理

（一）衰老引起的压力

1. 生理机能的衰老

因老年人机体各组织和器官发生退行性病变，心肺功能、消化功能、排泄功能都会发生不同程度的退化。运动系统的衰老表现更加明显。

2. 感觉与知觉衰退

老年人感觉与知觉衰退表现有：视力下降，听力下降，痛觉、温度觉迟钝，味觉不敏感，睡眠时间减少，对事物反应缓慢；动作不如从前灵活，等等。

3. 学习能力与记忆力衰退

兴趣爱好减少，对新鲜事物缺乏好奇心，害怕学习并排斥新知识，此为学习能力的减弱。同时老年人记忆力衰退，经常忘记东西放在哪儿，会忘记和别人的约定，严重者常说的人名、地名经常想不起来。

4. 思维与想象力下降

注意力不容易集中，语言表达能力下降，思考问题迟钝，概念形成缓慢，事物之间的联想能力和想象力减弱。

5. 情绪改变和意志衰退

情感不稳定，情绪波动比较大，常有莫名其妙的焦虑；对喧闹感到烦躁。有时对刺激趋向冷漠，但有时又反应强烈，一些老年人会变得敏感多疑。老年人的意志过程表现为丧失探索精神，做事犹豫不决，缺乏毅力和韧性，喜欢凭老经验办事，遇到挫折，悲观失望，丧失勇气。

（二）衰老的压力处理

1. 引导老年人完成新角色的过渡

老年人要逐步接受衰老的事实，尽快完成新角色的过渡，适应新生活。

养老护理服务人员以尊重和欣赏的态度肯定老年人过去的成绩，告诉老年人，他的经历是值得社会尊重的。

2. 引导老年人多参与社会活动

老年人要多参加同龄人的社交活动，广交朋友。充分认识到老年人有老年生活的乐趣，不能整天怨天尤人、情绪低落。养老护理服务人员要引导老年人多接触社会，带给老年人自信和勇气。

3. 多表扬和赞美老年人

护理员应了解老年人的阅历，告诉老年人，希望自己老了以后能向您现在一样健康（生活自理、帅气、美丽等），多给老年人以正向的鼓励。对老年人多表扬和赞赏，可以驱散他们心中惧怕衰老的压力。

二、老年人孤独感的压力处理

（一）孤独感引起的压力

孤独是一种心灵的隔膜，被疏远、抛弃和不被他人接纳的不良情绪。老年人产生孤独的原因大致包括离退休、空巢家庭、患病、丧偶、居住高楼社会交往减少等。

老年人孤独感的表现常常表现为：情绪低落、郁闷、萎靡不振、有强烈的失落感、衰老无用感，自信心下降、兴趣减退等。

1. 离退休

职工在离退休后感到无所事事，孤独无奈，出现对退休生活的适应性障碍。主要表现焦虑症状，如坐卧不安、心烦意乱；敏感、小动作多，无法自控；犹豫不决；注意力不集中、经常做错事；做事缺乏耐心、对任何事情都不满意或不快；容易急躁和发脾气。如果不及时调整躯体不适症状，如头痛、头晕、失眠、胸闷、乏力等，这些全身不适症状无法用躯体疾病解释，是由心理因素造成的。

2. 空巢家庭

子女长大成人后从父母家庭中相继分离出去，只剩下老年人独自生活的家庭。包括单身家庭中的老年人和老年夫妇的二人家庭，这两类家庭中的老年人或无子女，或与子女分居。这种生活方式带来老年人情感的孤独，经常感觉情绪低落，内心空虚、寂寞、伤感，兴趣减退、活动减少，如果不及时调整心理状态，会继而出现食欲减退、睡眠障碍等躯体症状。

3. 丧偶

一对恩爱夫妻，共同生活了几十年，如今一方去了，留下的一方当然令人心碎，悲痛难抑，往往有这样的情况，由于丧偶而过于伤感，终日沉浸于悲痛之中不能自拔，结果使自己的身体也很快垮下来了，更有甚者，也随之过早地结束了自己的生命。丧偶老年患者失去了与老伴儿交流的机会，社会家庭角色改变，导致他们表现为沉默寡言，孤独感和失落感，丧偶的老年人更需要家人和养老护理服务人员的关爱。

4. 居住高楼

有些老年人长期居住在城市的高层闭合式住宅里，与外界很少交往，也很少到户外活动，对外界各种事物不闻不问也不感兴趣，存在明显的人际交流减少。久而久之引起的一系列生理和心理上的异常反应的症状。如：情绪不稳定、烦躁不安、悲观、不愿意与人交谈。身体状况表现为：体质虚弱、难以适应气候变化，睡眠质量差，食欲不振等。高楼综合征非常容易引发老年肥胖症，加重糖尿病、骨质疏松、高血压等疾病。

（二）孤独感的压力处理

1. 理解、尊重老年人

主动关心老年人，热情介绍有关知识；尽可能多地陪伴老年人，善于倾听并诱导他们表达内心的感受；遇事主动与老年人商量，尊重老年人的成就感和权威感。

2. 帮助老年人转换角色、改变认知

鼓励老年人学会自立，充分理解子女行为。积极面对退休后的生活；以平常心态接受衰老、疾病、家庭冲突等事件。具体措施如下：

（1）学会独处。正确面对子女的成家立业，不要将晚年的幸福建立在子女照顾的基础上，善于克服生活方面的困难，学会独处，积极寻找精神寄托。

（2）规律生活。指导老年人重新建立离退休后有规律的生活作息制度，科学地安排家庭生活，戒除烟酒不良嗜好，养成良好的起居、饮食习惯。

（3）自我调整。指导老年人采用宣泄、转移注意力等自我调节情绪，用良好的心态克服消极悲观的不良情绪。

（4）主动求助。鼓励老年人多与亲人或朋友交流，为自己创造一个倾听和宣泄的机会，以便得到理解、劝慰和支持。

3. 充实老年生活

（1）促进老年人与外界的交往

鼓励老年人改善独居现状，扩大生活圈子，多与邻居建立相互往来。鼓励老年人发挥个人专长，可根据健康状况选择适合自己的工作，以增加个人的成就感。

（2）适当的体育锻炼与活动

可根据老年人的身体、兴趣、年龄等选择适当的体育锻炼与文娱活动；居住高楼的老年人应每天下楼进行户外活动，可慢跑、打太极拳、打门球、做气功等。但注意老年人的运动量不宜过大，患有慢性疾病的老年人须在医生的指导下进行活动。

（3）培养广泛的兴趣和爱好

鼓励老年人积极参加社区、居委会等组织的活动，根据自身爱好，选学一两项技艺如：书法、摄影、园艺、烹调、下棋、弹琴等，以充实精神、稳定生活节奏，使得老年人的生活充满朝气。

（4）鼓励老年人勤用脑

坚持适量的脑力劳动，坚持活到老学到老，经常关心国家大事，多看书、多看报，不断获取新的知识。

4. 争取家庭的支持

（1）维护老年人的自尊

指导家庭成员多关心和体谅老年人；遇事主动与老年人商量，对不同的意见要有耐心，做到礼让三分，用行动维护老年人在家庭中的地位。子女和社会共同努力，帮助老年人摆脱孤独。

（2）促进老年人与家人的沟通

鼓励老年人主动调整自己与家庭成员的关系，夫妻之间相互关心和照顾；在老有所为、老有所乐的同时多关心下一代。为老年人提供表达情感的机会。

（3）关爱丧偶老年人心理，支持老年人再婚

首先，在生活上子女需给老年人以体贴和照顾，避免老年人因悲伤过度而病倒，同时要使老年人感觉到虽然配偶去世了，但生活上有子女的关心体贴，不存在后顾之忧。

知心“老伴”是维护老年人心理健康的重要因素，在老年人有意向的情况下家庭成员要支持丧偶老年人再婚。

5. 寻求心理治疗和支持

如果老年人的心理状况越来越差，通过各方面的努力没有好转，此时应寻求专业心理医生的指导，如心理支持疗法、行为矫正疗法、放松疗法、松弛训练、家庭疗法等。

三、老年人发生疾病的压力处理

（一）疾病引起的压力

1. 慢性疾病

老年病、慢性病会影响老年人的心理健康，如高血压病引起急躁情绪、失眠等心理症状，脑血管病引起焦虑、记忆力减退等心理症状。反过来，长期的压力得不到缓解，也会作用于躯体，加重疾病的进展。这就是心理与疾病的密切连带关系。

2. 自理能力下降

疾病导致老年人自理能力下降，此时老年人会有不同程度的心理压力，自理能力完全丧失的老年人，更容易产生抑郁、焦虑、怀疑等心理压力。强烈的、持久的压力，会影响老年人的健康。

3. 心身疾病

心身疾病是一组发生、发展与心理社会因素密切相关，但以躯体症状表现为主的疾病。主要特点包括：心理、社会因素在疾病的发生与发展过程中起重要作用。表现为躯体症状，有器质性病理改变。常见的心身疾病有：高

血压、冠心病、糖尿病、支气管哮喘、消化道溃疡、皮肤疾病等。

（二）疾病的压力处理

1. 分析原因，做好心理疏导

了解老年人患病程度，评估其心理压力程度，做好心理疏导，引导老年人正确对待疾病。告知老年人总担心疾病难以治愈，也不利于疾病的早期康复。

2. 引导老年人正确对待疾病

养老护理服务人员应引导老年人正确对待疾病的发生、发展、归转或恶化，家庭成员和社会共同努力，帮助老年人摆脱对疾病压力的困扰。

3. 老年人自己调整心态

使老年人认识到得病后消极的心态没有任何意义，病之后唉声叹气，非但不能解决问题，还会因情绪变化加重疾病，影响疾病的转归。引导老年人乐观对待疾病。

4. 适当的活动和锻炼

慢性病老年人应根据自己的病情及身体情况，坚持进行适宜的活动和体育锻炼。选择适合老年人的运动形式，如：太极拳、体操、慢跑等。

老年人要学会判断自己的运动量是否合适。运动后可有微微出汗，轻微疲劳，但不应有气急、胸闷或头晕症状。如果锻炼后休息 5 分钟脉搏能恢复到正常，说明运动量合适。

5. 参加社会活动

在不影响病情恢复的前提下，适当地参加一些有益的社会活动，正确地对待疾病，树立战胜疾病的信心，积极地配合治疗，这样才有助于疾病的康复。

四、老年人对死亡的压力处理

人的生老病死是客观规律，但是真正面对死亡的时候人们都是非常留恋生命的。疾病尤其是严重疾病是造成老年人心理压力，从而形成对死亡的恐惧。

（一）老年人对死亡的压力

1. 对死亡的恐惧

年轻人虽然也会生病，但生病后一般不会考虑有关“死”的问题，而老年人则不同。老年人生病后，特别是疾病治愈未知时，对死亡的恐惧感会加重。而且经常想象的比实际情况更可怕。

2. 对子女的眷恋

如果老年人的子女工作、学习都比较理想，身体也健康，一般来说，老年人的担心会相对少一些。相反，如果子女工作、学习都不甚满意、身体不好、或有残疾，这就使老年人放心不下。老年人对子女的眷恋之情，可能超过对自己身体的担心。

3. 对配偶的担心

有的老年人感叹“谁先走，谁幸福”，这里的“走”，就是指“死亡”。如果我们仔细分析老年人的这种感叹也不无道理。先“走”者，还有老伴照顾，后“走”者靠谁？如果留下的配偶经济条件较差，身体欠佳，这会对老年人造成较大的心理压力。

（二）老年人对死亡的压力处理

1. 得到子女的关怀、照顾和社会的支持

子女应依法负担老年人的赡养义务，还要从心理上多关心和照顾老年人。如果因为工作、学习的需要与老年人分居两地，则要经常到老年人的居住地探望；有孙辈者，应让孙辈们多与老年人相聚，多给老年人以享受天伦之乐的机会。子女如果只尽经济上的赡养义务，而不从精神上满足老年人的需求，老年人仍然会感到孤独、无助。

2. 社会的支持是老年人的实际需要

养老机构内要经常组织有益于老年人心身健康的文艺和体育活动，并在适当时间组织老年人的谈心会，创造机会让老年人相互的交流和沟通，以此宣泄烦恼，共同分享快乐。

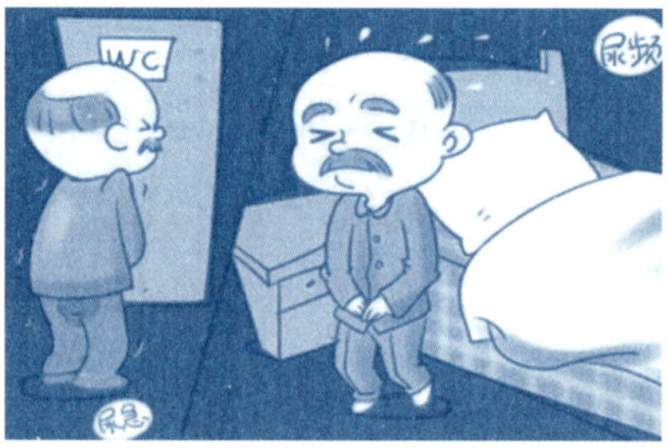
WC
尿急
尿频

第九章

老年人康复与健康

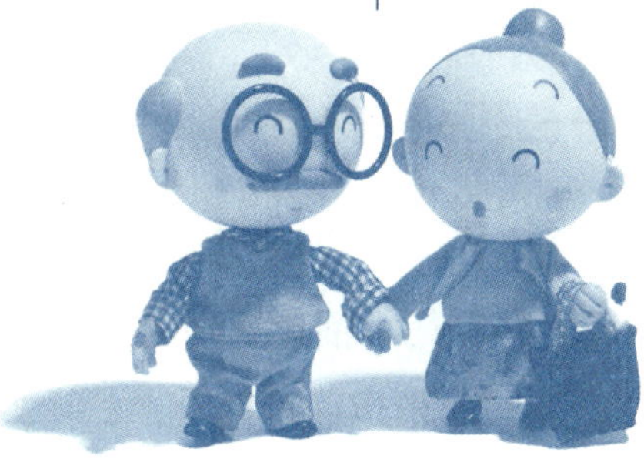

康复的原意是“复原”“恢复原来良好的状态”。现代康复不但针对伤病本身，而且更重视伤病所导致的各种身心功能障碍，全面提升康复对象身心功能，最大限度地恢复生活、学习和工作能力，提高生活质量，重返社会、融入社会。作为新时代的养老护理服务工作者需要了解康复理念以及老年人康复与健康的关系，提高老年人的生活质量。

第一节　老年人康复理念

一、康复的概念

康复是综合协调地应用医学、社会、教育、职业的措施，对病伤残者进行训练，使其生活能力达到尽可能高的水平，减少其社会功能障碍，使其能重新恢复健康，回归社会。

20 世纪 80 年代康复医学被引入我国，其服务对象主要是残疾人、术后恢复者。随着康复的定义向广义发展，康复不仅针对病残者、老年人，而且服务于健康和亚健康人群。随着世界上许多发达国家进入老龄化社会，老年人的康复成为提高老年人生活质量不可缺少的部分。

所以，康复的对象不仅针对病残者、老年人，而且服务于健康和亚健康人群，达到促进生理和心理健康，适应社会的目的。

二、康复的意义

通过康复治疗和训练，达到促进生理和心理健康，最大限度地提高生活质量，适应社会，回归社会的目的。

目前我国有许多大型康复中心、康复医院，养老机构中康复技术力量也不断增强。但是我国养老服务还处于低水平、广覆盖的状况，所以，“康复是一种理念”，利用各种条件，因地制宜地把康复疗法运用到日常生活中才是最重要的。这需要我们养老护理员发挥聪明才智，不断探索。只要我们的头脑中有康复的意识和新的理念，老年人的康复就会做得更好。

三、老年人康复的原则

1. 早期干预原则

从发病初就与疾病治疗同步进行，并贯彻始终。如脑卒中偏瘫或昏迷时，第一天就应注意做预防性康复，将瘫痪肢体放置在良好的功能位置（良肢位），以避免关节挛缩和影响康复后的功能，病情稳定后，尽早开始被动和主动运动。

2. 目标性原则

康复的最终目标是最大限度地保存老年人生活能力，回归社会。养老护理服务人员应制定切实可行的远期康复目标及方案，尽可能使老年人恢复日常生活能力，争取全部或部分生活自理，即为理想目标。可以根据老年人行走的情况配备必要的自助器具，如拐杖、轮椅等。

3. 个性化原则

评估老年人的自理能力和级别，针对个体特点，制定不同的目标，开展个性化的康复锻炼。若病情加重，体力不支，就应适可而止，绝对不要勉强。掌握康复训练适应证。原则上凡有明确的残疾或慢性功能障碍者，均适于康复医疗。

4. 主体性原则

老年人自身才是康复的主体，养老护理服务人员只是引导者，要采取“放手不放眼”的做法，“放手”就是让老年人自己努力去做，不可“包办代替”；“不放眼”就是要观察老年人做的怎样？康复的“量”是否合适？有没有安全隐患等等。要使老年人认识到自己是康复过程中的主体，充分发挥老年人自身的潜在能力。

5. 专业人员指导原则

养老护理服务人员、家政服务员以及家属都应在专业康复医生的指导下进行康复训练，按照康复程序进行。经常鼓励老年人，使他充满自信。

6. 重视心理康复

老年人患重病自理能力受限时，容易产生悲观消极情绪，影响其主动配合康复。此时应注意心理疏导，消除其悲观心理，帮助其树立战胜疾病的信心，使其主动配合康复医疗。

7. 循序渐进的原则

康复的过程对老年人来说是十分艰难的过程，是要付出不懈的努力才能完成的，康复需要一个循序渐进的过程，不可一蹴而就。要循序渐进、持之以恒，逐步提高训练强度，不断增加活动量。

8. 因地制宜的原则

做好家庭康复医疗是非常重要的。老年人因病致残后（如老年失智、偏瘫等）主要的康复场所大多数还是在家里。因此，家属必须掌握一些康复医疗的常识。利用各种条件，因地制宜地把康复疗法运用到日常生活中才是最重要的。可以指导家属配合做好老年人的家庭康复医疗。

第二节　老年人康复与健康的关系

一、老年人健康的概述

（一）健康的概念和含义

1. 健康的概念

健康是指一个人在身体、精神和社会等方面都处于良好的状态。

健康包括两个方面的内容：一是无机体上的疾病，身体形态发育良好，体形均匀，人体各系统具有良好的生理功能，有较强的身体活动能力和劳动能力；二是对疾病的抵抗能力较强，能够适应环境变化，各种生理刺激以及致病因素对身体的作用。传统的健康观是“无病即健康”，现代人的健康观是整体健康。

2. 健康的含义

世界卫生组织提出“健康不仅是躯体没有疾病，还要具备心理健康、社会适应良好和有道德”。因此，现代人的健康内容包括：躯体健康、心理健康、良好的社会交往（社会健康）、智力健康、道德健康、环境健康等。

其中，躯体健康、心理健康和社会健康是最主要的三个要素。

躯体健康：体现在能够完成基本的日常生活活动，如吃饭、穿衣、上下床活动、上厕所和沐浴，另外还要保持一些基本的社会适应能力，如购物、处理财务、做家务、适当的旅游等。

心理健康：对生活和周围事件持积极的态度，生活中遭遇压力、事件都能积极调整，达到心理平衡。

社会健康：即良好的社会交往，是指老年人能主动地与亲朋好友交往，积极参加一些自己感兴趣的集体活动，享受良好的人际交往，在社会生活中感到被信任、被尊重。

国内学者根据 WHO 的定义，制定了适用于中国人的健康定义：

（1）无器质性或功能性异常；

（2）无主观不适的感觉；

（3）无社会（第三者）公认的不健康行为。这一看法与 WHO 的健康定义是完全一致的。

尽管没有 WHO 的健康定义全面，但更便于操作。

此外，健康与疾病不是一个相互对立的概念，二者之间并没有一条绝对的界线，而是个体的生理、心理与环境相互作用的连续生命过程，如果个体能够适应环境的变化，就意味着健康，如果不能适应，则陷入疾病状态（见图 9-2-1）。

>------+---------+---------+----------+-----------+----------+---------<

衰弱或死亡　健康不佳　健康欠佳　　健康正常　　健康良好　　健康很好　　完美

图 9-2-1　疾病与健康的动态过程示意图

就老年人来说，如果保持一个健康的连续状态，实现我们希望的健康长寿是可能的。所以在老年人的护理工作中，一定要注意防止发生各种意外，如跌倒骨折、意外伤害，或一些突发的疾病，老年人一旦出现这些意外，会迅速地加快老化的进程，恢复过程将是缓慢的，有时甚至不可能再恢复到以前的健康水平。

3. 老年人健康的标准

根据2013年中华医学会老年医学分会专家论证，以下为中国老年人健康的基本标准。

（1）重要脏器的增龄性改变未导致功能异常；无重大疾病；相关高危因素控制在与其年龄相适应的达标范围内；具有一定的抗病能力。

（2）认知功能基本正常；能适应环境；处事乐观积极；自我满意或自我评价好。

（3）能恰当处理家庭和社会人际关系；积极参与家庭和社会活动。

（4）日常生活活动正常，生活自理或基本自理。

（5）营养状况良好，体重适中，保持良好生活方式。

4. 老年人心理健康的目标

（1）保持良好的认知功能

认知功能决定了老年人的社会功能和生活质量，是老年期最为重要的健康标准之一。老年人认知功能正常表现为：感知觉、定向力正常（即对时间、地点、人物以及自身状态的认识能力正常），记忆力正常，除一般性遗忘外，比如对事件的某些细节准确回忆存在困难，不出现明显的记忆损害，思维逻辑清晰，做事果断，具有准确的判断力。具备一般的生活能力和社会常识，并能及时更新保持平和的心态。

（2）保持情绪健康

情绪是人对客观事物的态度体验，是人的需要得到满足与否的反映。愉快而稳定的情绪是情绪健康的重要标志。能否对自己的能力做出客观正确的判断，能否正确评价客观事物，对自身的情绪有很大的影响。如过高地估计自己的能力，做超过自己能力的事情，常常会失败，而使自己的精神遭受失败的打击。过低的估计自己的能力，自我评价过低，缺乏自信心，常常会产生抑郁情绪。只看到事物的消极面也会产生不愉快甚至抑郁情绪。心理健康的老年人能经常保持愉快、乐观、开朗而又稳定的情绪，并能适度宣泄不愉快的情绪，通过正确评价自身及客观事物而较快稳定情绪。

（3）良好的社会适应能力

许多老年人不能适应新的环境和新的生活方式，如有的老年人对退休后的生活觉得空虚无聊。其实，老年人退休后，有充裕的时间去构建新生活，比如老年活动中心、老年文化活动站以及老年大学等就是为老年人与外界环境接触提供了平台。此外，电视广播、网络也为老年人提供了更新知识的机会。所以，老年人应坚持学习，以适应社会的发展，适应新的生活方式。

（二）健康老龄化的概念和含义

1. 健康老龄化的概念

健康老龄化是 WHO 提出并在全世界积极推行的老年人群体健康生活目标。是指老年人在晚年能够保持躯体、心理和社会生活完好状态，将疾病或生活不能自理推迟到生命的最后阶段。

2. 健康老龄化的含义

要实现老年人的群体健康长寿，基础是每一个个体的老年人的健康长寿。老年人的健康长寿，应该体现在老年期健康岁月的延长，在生命晚期伤残和功能丧失的时间缩短，万难的生活过得积极而有意义。生活质量较高，达到躯体健康、心理健康和有良好的社会交往能力。

实现健康老龄化的关键在老年人自己，老年人不但要建立健康的个人生活方式，同时要学习如何遇到压力时保持自己的良好情绪，是自己具有坦荡的胸怀和良好的人际关系，在可能的情况下为社会做力所能及的事情，使自己生活得充实而有意义。养老护理服务人员只有对此有明确的认识，才能充分调动起老年人的积极性。

（三）积极老龄化的概念和含义

1. 积极老龄化的概念

“积极老龄化”把老化过程看作是一个正面的、有活力的过程，倡导老年人必须有健康的生活和贡献社会的机会。强调老年人不仅在机体、社会、心理方面保持良好的状态，而且要积极地面对晚年生活，作为家庭和社会的重要资源，继续为社会做出有意义的贡献。

2. 倡导积极老龄化的意义

对老年人个体而言，不仅要有健康的体魄，更要有参与社会的机会。人口老龄化问题不仅仅是老年人的问题，还是老年人与其他年龄群体权益平衡的社会协调均衡发展问题。“积极老龄化”中“健康”是一个动态的、全生命过程的概念。

“积极老龄化”的三个支柱“健康、参与、保障”。

“健康”是指提高老年人生活质量，减少其因衰老带来的疾病。

“参与”是指老年人根据自己的能力，参与社会经济、文化和精神活动。利用自己积累的知识、技能和经验继续为家庭、社区和社会做出贡献。

“保障”是指在老年人不能照顾自己的情况下，支持家庭和社区通过各种途径和努力照料他们。积极健康的老年生活，是指身体、心理和精神各方面都要保持积极健康的状态。

二、老年人健康管理的服务内容

（一）老年健康管理的概念

健康管理（Managed Care）是 20 世纪 50 年代末最先在美国提出的概念，其核心内容是以预防和控制疾病发生与发展，降低医疗费用，提高生命质量为目的。主要针对个体及群体进行健康教育，提高自我管理意识和水平，并对其生活方式相关的健康危险因素，通过健康信息采集、健康检测、健康评估、个性化监看管理方案、健康干预等手段持续加以改善的过程和方法。

健康管理是调动个人、集体和社会的积极性，有效地利用有限的资源来达到最大的健康效果。健康风险评估是健康管理过程中关键的专业技术部分，并且只有通过健康管理才能实现，是慢性病预防的第一步。它是将所收集个人健康信息进行分析，预测个人在一定时间内发生某种特定疾病的可能性，并据此按人群的需求提供有针对性的控制，以帮助政府、保险公司、个人，以最少的成本达到最大的健康效果。

老年人是一个特殊的群体，随着年龄的增长，老年人的心、脑、肾等各个脏器生理功能减退，代谢功能紊乱，免疫力低下，易患高血压、糖尿病、冠心病及肿瘤等各种慢性疾病。开展老年人健康管理服务意义重大。

（二）老年人健康管理的意义

老年人患慢性病的概率明显上升，这些疾病致残率及病死率极高，开展健康管理服务能早期发现疾病，早期开展治疗，可以预防疾病的发生发展，减少并发症，降低致残率及病死率。

老年人应至少每年进行一次全身健康体检，65 岁以上的老年人，都应该在当地乡镇医院等地方享受老年人健康管理服务。养老服务机构内，应对老年人进行健康管理服务，包括生活以及饮食方面进行调查和定期体检。

健康管理是全面监测、分析、评估、预测、预防和维护的全过程。它是由健康管理人员利用医学、营养、养生、心理、康复、环境、运动以及安全用药等多方面知识，对不同人群开展健康促进与指导，使人群或个体在健康方面达到最佳状况。

（三）老年健康管理的内容

1. 健康状况评估

养老护理服务人员通过询问，收集老年人基本健康状况、生活自理能力以及合理膳食，如吸烟、饮酒、体育锻炼等生活方式，同时收集既往所患疾病、目前慢性疾病常见症状与治疗情况等信息。

2. 体格检查

养老机构每年进行一次较全面的健康体检，包括一般体格检查与辅助检查。体检的基本内容包括：

（1）一般体格检查包括测量体温、脉搏、呼吸、血压、身高、体重以及皮肤、浅表淋巴结与心脏、肺部、腹部等常规检查，并对视力、听力和运动功能等进行初步的检查。

（2）辅助检查包括血常规、尿常规、空腹血糖、血脂、肝功能（血清谷草转氨酶、谷丙转氨酶和总胆红素）、肾功能（血清肌酐和血尿素氮）以及心电图检测、腹部超声检查、肺部 X 光片检查等。

3. 健康促进和指导

健康管理是为老年人量身制订出一套健康管理方案，对老年人提出控制危险因素的建议与健康指导。告知本人或其家属健康体检结果并进行针对性健康指导，对确诊的原发性高血压、高血脂和糖尿病等老年人纳入相应的慢性病健康管理。控制健康危险因素，提倡健康生活方式，如合理饮食、合理运动、良好睡眠、不吸烟、不酗酒等；积极控制高血压、高血糖、高血脂等异常指标；做好回访和督促。

4. 宣传并做好“三级预防”

健康管理体现在要高度重视一、二、三级预防。即慢性病预防可根据疾病自然史的不同阶段，采取不同的相应措施，来阻止疾病的发生、发展或恶化，即疾病的三级预防措施。

一级预防：即病因预防，是在疾病尚未发生时针对病因或危险因素采取措施，增强个体对抗有害暴露的能力预防疾病的发生或至少推迟疾病的发生。

二级预防：即做到早发现、早治疗，又称为临床前期预防，即在疾病的临床前期做好早期发现、早期诊断、早期治疗的“三早”预防措施。这一级的预防是通过早期发现，早期诊断而进行适当的治疗，来防止疾病临床前期或临床初期的变化，避免或减少并发症、后遗症和残疾的发生。

三级预防：即治病防残，又称临床预防。三级预防可以防止伤残和促进功能恢复，提高生存质量，延长寿命，降低病死率。

三、老年人康复的积极作用

世界卫生组织提出，1/3 的疾病通过预防保健可以避免，1/3 的疾病通过预防可以有效控制和治疗，1/3 的疾病通过信息有效沟通可以提高治疗效果。

（一）康复具有预防作用

1. 运动锻炼

运动锻炼属于运动疗法中的一种，是一种康复的方法，这主要体现在它的预防作用上。运动锻炼可以提高肌肉张力和韧带弹性，改善疼痛和功能障碍。运动可以使冠状动脉血流增加，提高肺活量，改善心肺功能。可改善胃肠功能，防止肥胖，预防老年病的发生。

对于肢体活动有困难的老年人，适当的体育锻炼可恢复机体功能，防止废用性肢体功能障碍。

2. 娱乐活动

老年人娱乐活动也是一种特殊的康复活动。丰富的文化娱乐活动，可以增进老年人的生活情趣，使精神生活得到充实。另外，娱乐活动可以扩大社交范围，增加自信，老年人更好地融入社会，真正成为社会的一员。所以说，娱乐活动最终目的是康复。

养老院要根据实际情况，建立形式多样的老年文化娱乐项目，让老年人在这里看电视、听音乐、打扑克、下象棋、读书看报、吹拉弹唱，在开展多种文化娱乐活动的过程中陶冶思想情操，满足老年人归属与爱的需要，达到娱乐和康复双重作用，应支持老年人有广泛的兴趣。

（二）康复具有治疗和恢复作用

目前对老年人康复服务认识不足，一种情况认为早期应静养等待疾病的自然恢复，且在疾病初期照料过于周到，不让老年人参与自理活动，加之年迈老年人卧床不起，从而导致了废用性综合征。另外一种情况是由于缺乏康复知识，工作上急于求成，过度用力或过多训练；手法粗暴，不符合解剖生理要求，产生了废用综合征。由此看来，正确的康复，在老年人健康服务中有着重要的作用。

1. 疾病急性期：尽早开始康复治疗服务，可预防相关并发症。如防止脑卒中偏瘫后出现的肩痛、肩关节脱位，关节挛缩、骨质疏松，避免卧床后的废用综合征等。

2. 疾病恢复期；即使某些疾病已造成残疾，亦可采用综合康复服务措施，帮助老年人发挥自身潜力，进行病残的代偿训练以增强功能，避免因运动减少而造成的并发症或继发障碍，从而改变无功能生命状态，降低残疾程度，减少社会和家庭负担。

3. 疾病后期：对老年人进行必要的康复教育，可以提高老年人的社会适应能力。

四、老年人康复在健康服务中的重要性

（一）改善肢体功能，减少并发症

功能康复训练在促进老年人中枢神经系统可塑性方面有非常重要的作用。通过感觉刺激、功能康复训练及学习可修饰大脑相应皮层代表区的功能，也可对脑损伤的适应性进行调整。康复是经循证医学证实的降低致残率最有效的方法之一。建议老年人康复应尽早进行，并且需要全程、全面、系统地持续康复。

（二）提高生活自理能力，降低致残率

随着年龄的增长，老年人身体功能不断衰退，逐步变得活动减少、依赖家人多、重者卧床不起、长期住在医院或护理机构等。因而，老年人康复服务的一个主要目标就是尽可能地提高老年人生活自理能力，让老年人能照顾自己的生活，既维护了老年人自身的尊严，也减少了家庭和社会的负担。

（三）提高生活质量，促进健康老龄化

生活质量是老年人对生活环境、对社会、对自身生活满意程度的主观感应，会受到众多主观和客观因素的影响。老年人康复服务是消除客观障碍与不良因素、为主观良好感受创造条件的重要手段。通过各种康复治疗手段，促进老年人躯体与心理功能恢复，推动社会对老年人的接纳和包容，来提高老年人生活质量。

提高老年人的生活质量，就得依赖于康复。例如：脑血管意外患者中，积极康复治疗可使95%病患重新获得行走和生活自理能力，30%病患恢复工作，不进行康复恢复仅为6%和5%。经研究，瘫痪者开始康复的黄金时间是2年内坚持康复训练，仍有功能改善。

（四）预防老年人残疾和残障

康复预防是康复医学的重要环节，疾病后提倡早期康复训练。基于残疾是可以被预防的这一事实，由于残疾带来的严重后果和沉重负担，人们越来越重视残疾的预防，尤其对于老年人来讲，科学地做好康复三级预防工作具有重要的意义。

有些老年人和家属甚至是临床医生都忽视了康复在疾病中的重要作用。认为神经系统损伤后，神经系统是不可能再生了。所以许多脑中风的病人与肢体功能障碍相伴一生。如医生会嘱咐让脑出血的病人急性期要绝对卧床，同时采取严密谨慎的治疗方案，输液、复查核磁或 CT，密切观察病灶是否缩小。如果显示病灶吸收了，不仅医生高兴，病人家属也高兴。但是，很少有人会想到疾病的早期康复。事实上，对于脑出血的患者来说，康复的时间越早越好。脑梗死的患者，发病三天以后就要开始床旁简单的康复治疗。

早期康复绝不是不顾患者病情，粗暴地施治。而是科学地、循序渐进地、从被动训练逐步过渡到主动训练和有目的的训练。

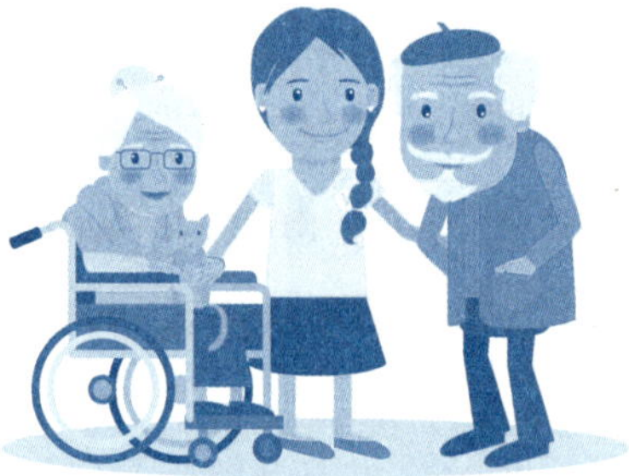

第十章

安全卫生、环境保护知识

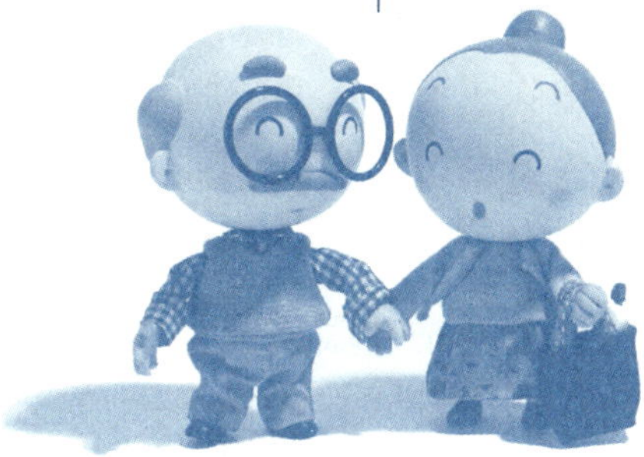

针对老年人安全问题，养老护理服务人员在工作中需要掌握老年人卫生防护和食品安全防范知识，以及应对自然灾害的常识性知识。通过本节内容学习来增强养老护理服务人员在工作中对于安全卫生，环境保护和自然灾害的预见性，降低老年人安全事故发生的概率。

第一节　老年人安全防范及急救常识

在老年人的生活中，引起人身伤害的风险无处不在，在对老年人的护理服务中除了有爱心和耐心，还要了解并熟悉一定的安全防范知识及急救常识。通过学习在工作中对于常见危险源的辨识和对安全风险危害及影响的认识，学习在工作中安全风险防范的一般流程和安全风险发生的急救常识，培养从事养老护理服务工作人员的急救意识和安全风险防范意识。

一、老年人常见安全风险的识别

养老机构对老年人的安全问题应高度重视，采取切实可行的措施做好防控。应做到早评估、早发现，早预防，从分析预判、风险管控、建章立制等方面开展各项工作，按照相关要求逐条排查与整治，合理调配人员，确保老人在养老机构中的安全。

（一）老年人安全风险评估

1. 安全风险评估

老年人在入住养老机构前，院方应结合老人日常生活活动能力、精神状态、感知觉、沟通能力，社会参与能力等对老人进行安全风险评估。

2. 评估时间及内容

（1）老年人入院前应进行风险全面评估。

（2）老年人发生病情变化后，针对某一方面或几方面存在问题，有针对性的进行评估。

（3）老年人入院情况良好，基本无明显变化，应至少半年或一年进行一次全面评估，与之前的评估结果进行对比，保存评估记录。

（4）评估内容包括：跌倒、烫伤、误吸、坠床、走失，自伤或伤及他人等方面。

（5）根据评估结果划分风险等级，确定护理级别。

（6）评估结果应及时告知家属。

（二）安全风险的危害和影响

在养老机构中，无论是自理老年人，还是存在半失能、失能及失智等健康问题的老年人，人身安全始终应放在第一位。由于老年人器官老化、疾病变化等原因，各种风险都有可能存在。例如年高自理、半自理老年人发生跌倒概率较高，患有痴呆症老年人发生走失、暴力行为可能性较大，半自理、卧床老年人更易发生坠床、烫伤、误吸等风险。由于跌倒、坠床、走失，有可能造成老年人外伤、骨折、脑血管意外；从半失能发展成失能；因惊吓导致心脑血管疾病恶化；原有老年病和精神疾患进一步加重。无论是老年人自身原因还是照料不当而发生意外，其危害性就是给老年人带来身体和精神的伤害，甚至可能危及生命。由此造成的影响给老年人带来身心痛苦，给家属带来困扰，有可能引发机构与老年人家属之间发生纠纷，同时也会对机构造成难以挽回的不良影响。因此，养老机构应制定完善的照护安全管理制度以及安全预案。养老护理服务人员严格遵守规章制度，做好老年人照护过程中安全风险防范，尽职尽责，确保老年人安全。

二、老年人安全风险防范相关知识

（一）安全防范基本措施

1. 养老机构制定照护安全应急预案，内容包括预防跌倒安全应急预案、预防烫伤安全应急预案、预防误吸安全应急预案、预防坠床应急安全预案、预防走失安全应急预案，预防暴力行为安全应急预案等。

2. 对员工进行安全预案培训。至少每年组织演练一次。

3. 对已经发生的安全事件进行回顾、分析并不断完善安全预案。

4. 对老年人进行个人安全宣传教育。

5. 做好环境、设施、设备安全检查及保养。

6. 做好老年人危险用物管理。

7. 做好日常照护服务，发现照护安全问题及时处理。

（二）照护安全风险预防

1. 预防跌倒

（1）老年人行走的走廊、楼梯、电梯间内及室内活动场所应安装安全扶手，保持地面干燥，无障碍物。

（2）卫生间宽敞明亮，及时擦干地面水渍。

（3）老年人服用药物有可能造成头晕、低血压、低血糖等现象，应重点看护。

（4）已知有过跌倒史的老年人，床头粘贴标识，应经常提示老年人行走注意事项。

（5）年龄偏高、行走无力等老年人，叮嘱其使用手杖或助行器。

（6）跌倒评估危险性较大的老年人，告知家属并书面确认。

2. 预防烫伤

（1）老年人暖壶避免开水装满，提示自理老年人倒水时，水杯放于桌面，不可手持水杯。

（2）养老护理服务人员为半失能、失能老年人倾倒热水，应避开老年人，暖壶放于安全处。

（3）老年人洗浴及协助老年人洗浴，首先调节水温，从冷水端向热水端调节。

（4）老年人进食热饮、食物，应予以提示或测试温度后交给老年人。

（5）老年人使用热水袋取暖，应严格控制水温并经常巡视，观察用热局部皮肤情况，并且热水袋应包裹布套后再使用。

（6）养老机构的高温设施、设备如开水炉、暖气等处应粘贴安全警示标识。

3. 预防坠床

（1）卧床老年人应拉起床档。

（2）物品放在老年人伸手可及处，避免取物而致坠床。

（3）告知半自理及卧床老年人，需要下床，使用呼叫器唤来养老护理服务人员再起身。

（4）为老年人翻身时，检查对侧床档是否拉起且牢固，避免翻身动作过大。

（5）对有坠床风险的老年人经常巡视。

4. 预防噎食

（1）评估老年人吞咽功能，筛查有噎食风险的老年人。

（2）有噎食风险的老年人，告知家属并书面确认。

（3）食品加工应适合老年人进食。

（4）老年人进食时，养老护理人员应经常巡视。

（5）为老年人喂饭应注意喂食速度、每一口喂食量，固体食物分成小块等。

（6）叮嘱老年人进食时，应小口进食，细嚼慢咽。

5. 预防误吸

（1）评估老年人吞咽功能，筛查出有误吸风险的老年人。

（2）有误吸风险的老年人，告知家属并书面确认。

（3）定卧床老年人饮水时，应协助取半坐位，头偏向一侧。

（4）进食进水后，不宜立即平卧。

（5）鼻饲的老年人进食应抬高床头呈半卧位，进食后，保持体位 30 分钟后在取适宜卧位，避免食物返流引起误吸。

6. 预防压疮

（1）评估老年人压疮风险，告知家属并书面确认。

（2）养老护理服务人员对卧床老年人应每 2 小时翻身一次，必要时每 1

小时一次。

（3）翻身时，避免拖、拉、推等动作。

（4）卧床老年人使用棉垫、棉圈等垫起卧床一侧骨隆突部位。

（5）长期卧床老年人，可使用防压疮床垫。

（6）保持卧床老年人床单清洁、干燥、平整无皱褶。

（7）养老护理服务人员应为大小便失禁、出汗较多的老年人及时擦洗皮肤，保持皮肤清洁、干爽。

（8）养老护理服务人员及时为老年人更换污染的被服、衣物。

（9）保持皮肤干爽。护理人员应每天检查卧床老年人的皮肤情况并记录。

（10）护理人员应指导老年人订餐，平衡饮食，增加蛋白质、维生素和微量元素的摄入。

（11）对卧床老年人应加强巡视。

7. 预防走失

（1）评估老年人精神状况，如有痴呆症状、抑郁情绪等，应高度关注，加强巡视，做好交接班。

（2）评估结果应告知家属并书面确认。

（3）老年人外出应请假登记，须由家属签字并带领。

（4）养老护理服务人员应了解老年人心理状况及需求，满足其合理的要求。

（5）对有痴呆症状的老年人，房间门口粘贴老年人熟悉的标识，方便老年人辨认。

8. 预防自伤或伤及他人

（1）评估老年人精神状况，如有痴呆症状、抑郁情绪及活动异常等，应高度关注，加强巡视，做好交接班。

（2）评估结果应告知家属并书面确认。

（3）发现老年人存在暴力倾向，应安排单独一室居住，避免伤及他人。

（4）有可能引发伤害的物品如打火机、暖瓶及尖锐的器具应收起，专人管理。

（5）发现老年人有自伤或伤及他人的行为，及时制止。必要时采取保护性约束措施。疏导、稳定老年人情绪。并做好记录并及时上报。

（三）照护安全中的急救

1. 跌倒

（1）养老护理服务人员得知老年人发生跌倒应立即通知医生，并赶到老年人身旁。

（2）评估老年人意识、伤情、生命体征，检查摔伤部位。

（3）如果老年人仅轻微擦伤，养老护理服务人员应采取局部伤口消毒、包扎，等待医生进一步处理。

（4）怀疑老年人发生骨折时，避免搬动，注意保暖，安抚老年人，及时通知医生进行处置。

（5）判断呼吸心跳停止，立即实施心肺复苏。立即报告医生。

2. 烫伤

（1）养老护理服务人员发现老年人烫伤，应立即移开热源。

（2）查看老年人烫伤部位及烫伤程度等。

（3）如果是开水烫伤，烫伤处覆盖衣物不能撕脱。

（4）对烫伤局部采取冰敷或冷水冲洗或浸泡。

（5）轻度烫伤可涂抹烫伤膏，中、重度烫伤使用纱布覆盖，及时送医救治。

（6）热水袋、暖贴等导致的皮肤低温烫伤，应迅速撤下并查看烫伤程度，局部发红，加强观察，避免衣物摩擦，可覆盖纱布。小水泡等待自行吸收，大水泡请医护人员在无菌条件下抽出泡液。

3. 误吸

（1）养老护理服务人员发现老年人发生误吸，协助拍背，咳出气道内物质。

（2）通知医护人员使用吸引器吸引出气道内物质。

4. 压疮

（1）皮肤仅为压红，应增加翻身次数，避免已压红的部位继续受压。

（2）做好预防压疮的所有照护服务内容。

（3）皮肤出现浅表破溃，应避免继续受压，根据医嘱应用药物，作用溃疡表面，使溃疡表面尽快愈合，避免感染。

（4）较为严重的压疮，应就医治疗或进行专业伤口治疗处置。

5. 噎食

（1）养老护理服务人员发现老年人发生噎食，食物可见在口咽部堵塞时，应立即掏出。

（2）噎食至老年人出现惊恐表情，不能呼吸时，应立即采取海姆立克急救法施救。

6. 坠床

（1）养老护理服务人员发现老年人坠床，应立即赶到老年人床旁。

（2）评估老年人意识、生命体征，检查有无摔伤。

（3）老年人轻微擦伤，养老护理服务人员应采取局部伤口消毒、包扎，等待医生进一步处理。

（4）怀疑老年人发生骨折时，避免搬动，注意保暖，安抚老年人，及时通知医生进行处置。

（5）加强看护，老年人出现神志变化，应及时告知医护人员。

7. 走失

（1）养老护理服务人员发现老年人走失，应立即报告上级领导。

（2）组织人力在本院内及周边进行寻找。

（3）回顾老年人近期言语、情绪、行为有无异常，确定进一步寻找方向。

（4）通知当地派出所协助寻找。

（5）找到后及时安抚，加强看护。

8. 自伤或伤及他人

（1）养老护理服务人员发现老年人自伤或伤及他人的可能性，应及时告知家属。

（2）发生自伤或伤及他人时，及时制止，取下致伤用具。

（3）采取单间隔离、专人看护。

（4）必要时根据情况采取保护性约束措施。

第二节　老年人卫生防护知识

本节通过讲述老年人卫生防护意义、老年人卫生防护基本知识，使养老护理服务工作人员了解卫生防疫与传染病的关系和老年人卫生防护的意义，掌握一定的老年人卫生防护基本知识。

一、老年人卫生防疫

（一）卫生防疫与传染病

1. 养老机构的卫生防疫

养老机构的卫生防疫重点在于食品卫生及预防传染性疾病的发生。做好对各种传染病的控制和监测，避免各种传染病的机构中的爆发和流行。根据岗位不同应进行相应的人员防疫知识培训。同时做好在院老年人的卫生防疫宣传教育。还应在例如流行性感冒高发季节做好老年人流感疫苗预防接种等工作。食品卫生及环境卫生的消毒和杀灭工作是养老机构做好卫生防疫的关键。

2. 传染病知识

（1）传染病概念

由病原微生物（病毒、细菌、螺旋体等）和寄生虫（原虫或蠕虫）感染人体后产生的具有传染性的疾病。

（2）传染病分类

《中华人民共和国传染病防治法》规定传染病分为三类：

甲类传染病：鼠疫、霍乱。

乙类传染病：非典型肺炎、艾滋病、病毒性肝炎、人感染高致病性禽流感、流行性出血热、肺结核、流行性乙型脑炎、细菌性和阿米巴性痢疾、伤寒和副伤寒、淋病、梅毒、血吸虫病，疟疾等。

丙类传染病：流行性感冒，麻风病，急性出血性结膜炎，流行性腮腺炎，除霍乱、细菌性和阿米巴性痢疾、伤寒和副伤寒以外的感染性腹泻病等。

（3）传染病流行的三个环节

传染病流行的基本条件包括传染源、传播途径及易感人群。

①传染源：指体内有病原体生存、繁殖并能排出病原体的人和动物，包括传染病病人、病原携带者和受感染的动物。

病原体是指能引起传染性疾病的微生物和寄生虫的统称。微生物占绝大多数，包括病毒、衣原体、立克次体、支原体、细菌、螺旋体和真菌；寄生虫主要有原虫和嚅虫。病原体属于寄生性生物，所寄生的自然宿主为动植物和人患者、阳性感染者、病原携带者、受感染的动物。

②传播途径：指病原体从传染源排出后，侵入新的易感宿主前，在外界环境中所经历的全过程。

各种传染病的传播机制分为三个阶段：

—病原体自宿主机体排出；

—病原体停留在外界环境中；

—病原体侵入新的易感宿主体内。

③易感人群：是指对某种传染缺乏免疫力，易受该病感染的人群。

易感人群包括如新生儿、婴幼儿、机体免疫力低下者及老年人等。某些传染病，健康人群普遍易感。

（4）常见传播途径

①空气传播：是呼吸系统传染病的主要传播方式，包括飞沫传播和尘埃传播。例如流感病毒、脑膜炎双球菌、百日咳杆菌、白喉杆菌、结核杆菌等。

②接触传播：通常分为直接接触传播和间接接触两种。直接接触传播指在没有任何外界因素参与下，传染源与易感者直接接触而引起疾病的传播，例如性病、狂犬病等。间接接触传播指易感者因接触被传染源排泄物或分泌物所污染的日常生活用品如毛巾、餐具、门把手、电话等所造成的传播。多种肠道传染病、某些呼吸道传染病、人畜共患病、皮肤传染病等均可经此途

径传播。

③虫媒传播：是以节肢动物作为传播媒介而造成的感染，例如蚊、蝇、蚤、虱、蜱和螨等。经吸血节肢动物传播的疾病为数极多，例如鼠疫、斑疹伤寒、疟疾、绦虫病等。

④水源传播：包括经饮用水传播和接触疫水传播两种方式，一般肠道传染病经此途径传播。水源被污染的情况可由自来水管网破损、污水渗入所致，也可因粪便、污物污染水源所致。

（5）传染病的预防

预防传染病应做到控制传染源，切断传播途径，保护易感人群。

（二）做好老年人卫生防疫的意义

养老机构传染病的预防与控制至关老年人生命安全。根据老年人免疫力低下，属于高危易感群体的特点，养老机构应建立清洁卫生为主，预防性消毒为辅的消毒管理制度。避免传染性疾病在养老机构中暴发或流行。

二、老年人卫生防护基本知识

（一）老年人居室环境卫生

1. 居室环境要求

（1）房间朝向：老年人的居室朝向建议朝南或东南方向，便于采光。明媚的阳光增加日间室内照明，并且能够去除潮气，阳光中的紫外线可以起到杀菌消毒作用。室内明亮能促使老年人精神愉快。

（2）居室通风：自然通风是老年人居室最有效的空气净化方法。每日至少两次通风换气可以排出浊气，降低致病菌数量，减少老年人感染疾病的机会。

（3）居室温度：老年人居室温度，冬天不应低于18℃，夏天不应高于30℃，相对湿度在50%~60%。使老年人体感舒适，易于健康。

（4）卫生间洁净：卫生间应保持干燥、洁净，地面、台面无污渍。便后及时冲水，减少异味。定期进行消毒。

2. 老年人居室清洁要求

（1）湿式清扫：进行室内卫生清洁，应采用湿式清扫法。清扫地面，笤帚应蘸少量清水，避免尘土飞扬。擦拭桌面、物体表面，抹布应浸湿，拧至不滴水再进行擦拭，这样可将灰尘粘附在抹布上。墙壁上的灰尘同样可使用潮湿的抹布包裹在掸子上除去灰尘，避免直接使用毛掸子掸灰。

（2）通风换气：每日至少开窗 2 次，每次 30 分钟，以保持室内空气新鲜。冬季可采用短时多次的通风方式，通风时注意老年人保暖，避免受凉。

（3）消毒：原则上对老年人居住环境日常清水擦拭即可，定期消毒。当有老年人发生感染或传染性疾病爆发流行季节，应做好环境消毒工作。可采用适宜物表消毒的消毒液按说明书配比，进行擦拭。流感等呼吸道传染病高发时，除通风外，还可采用紫外线照射进行室内空气消毒。注意消毒后，及时通风。

（4）清除害虫：定期进行除蟑、除鼠撒药，夏季可采用电蚊香或捕蚊灯等杀灭蚊虫。

3. 功能区环境要求

（1）走廊、楼梯间、电梯间、开水房、污物间、公共卫生间及公共活动区应保持地面清洁、干燥。物品摆放有序。无杂物堆积。

（2）功能区有窗户的应定时开窗通风。

（3）公共卫生间保持洁净，无异味。

4. 老年人功能区清洁要求

（1）环境清扫与居室清扫要求相同。

（2）公共区域通风：每日至少开窗 2 次，每次 30 分钟，根据天气及人员活动数量可酌情增加通风次数。

（3）消毒：定期进行环境大消毒。人员经常触及的物体表面，应随时使用含有消毒剂的抹布进行擦拭。如门把手、水龙头、卫生间冲水按钮、公共空间座椅、桌面等。

（二）老年人个人卫生防护措施

1. 洗手：老年人的手经常触摸各种东西，会有尘土裹着细菌、病毒及寄生虫卵嵌在手掌和指甲缝里，对老年人健康不利。要求养老护理员督促或协助为老年人勤洗手，勤剪指甲。

2. 洗脸：洗脸能保持老年人面部清洁，精神焕发，心情愉快。每日晨晚间协助老年人洗脸，洗脸后涂少许护肤霜，养护面部皮肤。

3. 洗头：头发是最容易沾染灰尘的部位。头发的毛根周围泥垢积存多了，会堵塞毛囊口，影响头皮代谢。长时间不清洁头发，还可能滋生虱子，产生瘙痒或疾病。应定期或有需要时为老年人洗头，保持头发清洁。

4. 清洗会阴：女性老年人由于生理原因，尿道短，容易发生尿路感染。当卧床、尿便失禁，加之免疫机能下降，致使会阴部产生异味，及各种局部皮肤问题，进一步增加尿路感染的机会。为卧床女性老年人每日清洁会阴部，可减少异味及尿路感染的发生。

5. 洗脚：足部与人体健康有着极为密切的关系。晚上临睡前用温水泡脚，同时进行按摩，促进血液循环，保持足部清洁，有利于老年人健康。

6. 洗澡：洗澡可清洁身体，促进老年人全身新陈代谢，还可消除紧张和疲劳，洗澡水的温度以 38~40℃为宜，太热易导致皮肤干燥，时间以 10~15 分钟为宜，时间过长对老年人心肺功能不利。为使老年人洗澡避免过于频繁，避免使用碱性肥皂，以免加重老年人皮肤干燥，造成瘙痒。

7. 洗衣服：老年人衣裤应经常清洗，外衣暴露在外，与外界的物品接触，容易沾染灰尘、污垢和有害微生物，内衣裤直接与身体皮肤直接接触，容易吸附大量的汗液、皮脂、皮屑和大小便污渍，很容易让细菌滋生繁殖，经常为老年人换洗衣服，可保持老年人个人卫生。

8. 更换被服、晾晒被褥：对老年人的床上用品做到勤换洗、勤晾晒，阳光中的紫外线还可以起到杀灭细菌，驱除潮气的作用。保持被褥清洁、干燥、柔软、舒适。

（三）传染病预防知识

1. 环境清洁卫生管理基本原则

每一个照护单元应设立卫生处置间。卫生处置间条件要求：能有效地通风换气；有卫生洁具复用和储存条件；相关设施的建设和卫生洁具的配备应满足环境清洁卫生的需要。

2. 环境卫生等级

（1）清洁级：无视觉可见灰尘、垃圾，环境整洁。

（2）卫生级：微生物控制在允许标准以内，无致病菌。

（3）消毒级：要求更为严格的微生物指标，无致病菌。

3. 卫生等级要求

（1）清洁级：以采用清水清洁为主，必要时可采用清洁剂辅助清洁，清洁卫生频度每天大于一次，必要时可提高清洁频度。清洁级卫生管理标准，应达到区域内环境整洁、卫生、无异味。

（2）卫生级：是以清洁级为基础，实施低水平的消毒。卫生级管理标准，区域内环境和物体表面微生物载量控制在无害化的水平之内。若发生血液、体液、排泄物、分泌物等污染时，应立即实施消毒，如污点的清洁消毒。

（3）消毒级：是以清洁、卫生为基础，每日消毒频次大于两次。对于高度怀疑有感染隐患存在，应实施消毒。卫生级管理标准，区域内环境和物体表面不得检出致病菌和耐药菌。一旦发生血液、体液、排泄物、分泌物污染，应立即实施清洁消毒。

4. 清洁消毒原则

（1）根据环境感染污染情况，选择清洁卫生的方法、强度、频率以及相应的清洁用具和制剂。可采用以清洁用具颜色来区分清洁位置。例如红色抹布用于清洁卫生间，黄色抹布用于清洁老年人房间，蓝色抹布用于清洁公共区域等。

（2）环境清洁卫生实践应采取湿式清洁方法，遵循先清洁再消毒的原则。或采用清洁消毒一步法完成的产品，如消毒湿巾。

（3）清洁老年人房间时，应采取由洁到污的顺序进行。即先清洁健康老年人房间，再清洁患病老年人房间。进行房间除尘时，可采用排气口带有空气过滤器吸尘器。

（4）应根据病原体特点选择不同的消毒剂。严格遵守消毒产品使用要求、应用浓度和作用时间。消毒溶液的配制应实施现配现用的原则，并在应用中有空间和时间的规定。消毒剂的使用应关注环境和物体表面的兼容性，消毒实施人员应做好个人防护。

（5）清洁剂使用应遵守产品使用说明书要求的应用浓度，应根据应用对象和污染物特点选择不同类型的清洁剂。例如洗漱间可采用酸性清洁剂；设备和家具表面可采用中性清洁剂；有严重污染的物体表面可采用碱性清洁剂。

5. 常用化学消毒剂

（1）季胺盐类：有清洁效果、无强烈气味、对人体毒害小；缺点是消毒时间长，需要作用 10 分钟后发挥清洁效果；季胺盐类消毒剂对细菌孢子无效，对无包膜病毒如诺沃克病毒无效，多用于地板的清洁与消毒。

（2）含氯制剂：杀菌效果好，价钱低；缺点稀释后不稳定，清洁效果差，遇有机物失活，易损坏清洁物体表面，腐蚀金属制品，与其他化学试剂反应而产生有害气体，较强异味，不利于老年人和清洁人员，较少用于日常清洁消毒，多用于疫情爆发区域。

（3）酒精类消毒剂：可杀细菌，高浓度 75%可杀包膜病毒（HIV/HBV）价格便宜。缺点：对真菌无效，易燃、易损坏清洁物体表面，清洁效果差，蛋白、血液变性难以清洁。

季铵盐类加低浓度酒精类消毒剂，杀菌速度快 2~3 分钟，属于中效消毒剂（结核杆菌、细菌、真菌，病毒均可杀灭），清洁效果好，不含致癌物，物体表面兼容性好，无异味。缺点：对细菌孢子无效。是目前使用最多的表面消毒剂。

6. 隔离的相关常识

（1）隔离技术

将传染源传播者者和高度易感人群分别安置在指定地点，暂时避免和周围人群接触。对传染病人采取传染源隔离，切断传染途径；对易感人群采取保护性隔离。

（2）隔离原则

①安置隔离病人的房间门口应悬挂隔离标志，门外设立隔离衣悬挂架，备消毒液、清水各一盆及手刷、毛巾、避污纸等，也可以使用一次性隔离衣，备有快速手消毒剂。

②养老护理服务人员进入隔离室需戴口罩、帽子、穿隔离衣，只能在规定范围内活动。

③穿隔离衣前，应将所需照护操作的物品备齐，有计划并集中执行，减少穿脱隔离衣的次数。

④病人接触过的物品应视为污物，均应进行消毒后方可带出；病人的衣物、信件、钱币等经熏蒸消毒后才能交家人带回；病人的排泄物、分泌物、呕吐物须经消毒处理后方可排放。

⑤隔离病室每日应进行空气消毒，可用紫外线照射，照射后通风，每日用含氯消毒液擦拭床、家具及地面。

⑥了解病人的心理情况，尽量解除病人因隔离而产生的恐惧，孤独，自卑等心理反应。

⑦病人出院、离院应进行隔离房间终末消毒，即所有用物，照护用品等进行彻底消毒处理。

（3）隔离种类

①严密隔离

为传染性强，死亡率高的传染病设计的隔离，适用于经飞沫、分泌物、排泄物直接或间接传播的烈性传染病。如：鼠疫，霍乱，炭疽等。

②呼吸道隔离

是对病原体经呼吸道传播的疾病所采取的隔离方法。适用于：麻疹、流感、百日咳、开放性肺结核等疾病。

③消化道隔离

是对病原体通过污染食物，饮水，食具或手并经口引起传播的疾病所给予的隔离方法。适用于伤寒、副伤寒、甲型肝炎、细菌性痢疾等。

④接触隔离

是对病原体经皮肤或黏膜进入体内的传染病所采取的隔离方法。适用于破伤风、狂犬病、气性炭疽、性传播疾病等。

⑤昆虫隔离

是对病原体通过昆虫为媒介而传播的疾病所进行的隔离方法。适用于流行性乙型脑炎、流行性出血热、疟疾、斑疹伤寒、回归热等。

⑥血液—体液隔离

是对病原体经血液—体液而传播所致的传染病进行的隔离方法。适用于：乙型肝炎、艾滋病等。

⑦保护性隔离

是对某些免疫特别低下或易感染的病员，为保护其不再受其他感染，所采取的具体相应措施的隔离方法。适用于严重烧伤、早产儿、血液病、骨髓移植、肾移植等。

7. 常用隔离技术

（1）手的消毒

①洗手：用“七步洗手法”洗手。

②刷手：用无菌刷蘸肥皂按前臂、腕部、手背、手掌、手指、指缝、指甲顺序彻底刷洗，用时半分钟，用流水冲净泡沫，换刷另一手，反复两次，共刷 2 分钟，用毛巾擦干。

③浸泡消毒：将双手浸泡于消毒液中，用小毛巾或用手刷反复擦洗 2 分钟，用清水冲洗。

④注意事项：洗手时，要反复揉搓，皂液泡沫要丰富；刷手范围应超过被污染的范围并避免污水溅到身上；浸泡消毒要浸没肘部及以下；擦洗时间要足够，以保证消毒效果。

（2）帽子、口罩的使用

①刷手后戴帽子、口罩，帽子应遮住全部头发，口罩应罩住口鼻。

②口罩如需再次使用，取下将污染面向内折叠，放入胸前小口袋或小塑料袋内备用。

③离开污染区前将口罩、帽子放入污物袋内，按医疗垃圾集中处理。

④注意戴、摘口罩前应先洗手，戴上口罩后，不可用已污染的手触摸口罩，不用时不要挂在胸前，应 4~8 小时更换一次，若有潮湿，应及时更换，保持清洁。

（3）隔离衣穿脱方法

养老护理服务人员在护理疑似传染病的老年人时应穿隔离衣，方法如下：

穿隔离衣：

第一步：穿隔离衣前，准备好照护工作中所需要的一切物品，取下手表，戴好帽子和口罩，长袖工作服应把衣袖挽起至肘关节以上。

第二步：隔离衣放在隔离房间门外，存放时将污染面向内挂在衣钩上。再次穿用时应手握衣领从衣钩上取下隔离衣。清洁面向着操作者，对齐肩缝，露出袖笼内口。右手握住衣领，左手伸入衣袖内，右手把衣领向上提拉，露出左手。左手臂弯曲握住衣领，右手伸入衣袖内，至右手露出。微微仰头，双手捏住衣领边缘向后捋至颈后，摸到衣领系带系好。袖口不可触及头及面部。

第三步：双侧手臂前伸，使衣袖的袖口位于手腕部，一手缅起袖口边缘至平齐，紧贴手腕无缝隙，顺势将袖带环形缠绕并系紧。同样方法系好另一侧。

第四步：双手沿左右腰部向后摸到隔离衣边缘，手指不可触及衣身内面，将内面对齐，一手缅折隔离衣衣身，一手顺势压紧，将两侧腰部系带在身后交叉，拉至腹前系好。隔离衣应将工作服完全遮盖。戴橡胶手套。

脱隔离衣：

第一步：操作完毕脱隔离衣。出隔离房间。

第二步：脱橡胶手套。一手捏住另一手的手套外面腕口边缘，反转脱下捏住，脱下手套的手伸入另一只手套边缘内侧反转拉下手套。放入医用黄色垃圾袋内。

第三步：解开腰部系带在腹前打活结。再解开一侧袖口系带，从上臂处捏住衣袖外部，向内向上提拉衣袖的袖口至肘部以上，清洁面应始终在内侧。同样方法提拉另一侧衣袖。

第四步：浸泡消毒双手并擦干，或使用快速手消毒剂消毒双手。

第五步：解开衣领颈后系带，注意衣袖及袖口不可触及头面部。一手伸入另一侧袖口内侧，捏住内侧面先下拉衣袖，使手臂位于衣袖内。衣袖内的手隔着衣袖直接捏住另一侧手臂的衣袖向下牵拉，至另一手臂推至衣袖内，一只手在衣袖里面抖开腰部系带活结。

第六步：双手交替向下褪衣袖，衣领达肩部时，一手褪出衣袖，捏住近侧衣领边缘，反搭隔离衣到另一侧，即隔离衣的污染面朝内。同时一手捏住两侧衣领边缘，顺势退出另一侧手臂。将隔离衣的两侧边缘对齐，清洁面向外挂在半污染区的衣钩上备用。

第三节　老年人环境保护知识

本节通过讲述老年人居室环境保护知识、老年人生活环境设计原则、老年人居住环境注意事项，使养老护理服务人员了解老年人环境保护常识，便于提供贴切的护理服务。

一、老年人居室环境保护与健康

老年人的居住环境对老年人的健康有一定影响，居住环境应做到地面平坦、无污染、无噪声、安静，阳光充足，并且能满足老年人与外界交往的方便，室内要注意温度适宜，空气流通，屋内结构及家具设置要使老年人感到方便，室内可陈列一些对老年人有纪念意义的物品，另外，老年人的常用的活动空间是居室、卫生间、浴室、公共活动场所，其环境设计的基本原则是环保、舒适、方便和安全。

（一）居室设计基本原则

1. 环保原则

老年人居室的建筑、家具材料应采用无毒、无味、环保的品牌产品；外墙及阳台可采用保暖、隔音材料，减少室外噪声对老年人的干扰。

2. 整体设计原则

老年人居室整体设计原则应考虑房间朝向、温度、照明、通风和安全。房间地面应防滑；墙体转角宜做成圆角或安装护角；按照房型空间面积合理配制家具；宜选择带观察窗户的房门；室内照明光线应柔和、均匀，整体风格协调一致。

3. 无障碍原则

老年人居室内家具数量不宜太多，居室通道应宽阔，至少宽度达 1.2 米，方便老年人行走及轮椅、平车通过。老年人床的高度适宜老年人的身高，床旁空间宽敞，便于老年人上下床以及养老护理服务人员照顾行动不便的老年人。内设卫生间，方便老年人使用。卫生间与居室地面齐平，无门槛和明显坡度。

4. 私密性原则

两名及以上老年人同居一室，尤其是生活自理的老年人，建议使用隔帘，以达到安睡时有相对独立空间。也可在房间设计时，采用老年人有独立卧室但共用客厅的形式，既减轻老年人孤单感受，又保障有相对独立的私密空间。

5. 隐蔽设计原则

老年人行动不便或失能时，部分用物如护理垫、内衣内裤更换频次增加，床旁有隐蔽式或嵌入式储藏柜，使养老护理服务人员拿取方便，又可使老年人居室整洁有序。因此合理的隐蔽设计，也是老年人居室卫生设计应遵循的原则。

6. 安全原则

安全始终是老年人入住养老机构首要目标，老年人居室的用水、用电、用气应设计合理，使用符合国家标准的电源、电器产品。避免发生漏水、漏电、火灾等严重威胁老年人生命安全的事件。为了满足不同老年人需要，有些养老机构为老年人房间内设有厨房，为了避免老年人因为记忆力降低，在做饭、烧水时发生问题，建议使用安全性能良好的电磁炉，并配备计时器。

（二）卫生间及浴室设计要求

1. 卫生间

（1）老年人居室应靠近卫生间或内设卫生间，卫生间应能方便轮椅进出。

（2）地面采用防滑地砖，地面平坦。无门槛、无明显高度差。

（3）卫生间门采用向外打开方式或推拉式。

（4）座便器及洗手池高矮适合老年人使用，并且座便器及洗手池旁安装扶手，便于老年人起坐时撑扶。

（5）卫生间进出口处安装夜灯，以方便老年人夜间如厕。

2. 洗手台

洗手台尽量宽大，适宜摆放洗漱用具。安装洗手台应考虑使用轮椅的老年人，台下留出空余位置，方便轮椅靠近。洗手台两侧适宜安装扶手，以保证老年人安全。

3. 浴室

（1）一般卫生间可与浴室同在一室。建议安装淋浴器，可采用隔帘做到干湿分离。

（2）配备洗澡椅，洗澡椅应坚固、防滑、高度可调节，适宜老年人起坐。

（3）淋浴喷头一侧应设置 L 型扶手，供老年人抓扶，淋浴开关应便于老年人施力。

（4）冷热水混合式开关应粘贴明显标识，并做到高温限制，以避免老年人烫伤。

（5）更衣区位于干区，可防止固定方凳及储衣柜，方便老年人洗浴更衣。

（6）浴室顶部安装浴霸及明亮照明设备。便于在供暖之前，减少老年人洗浴时受凉。

（7）靠近淋浴处座便器旁均应安装报警拉环。当老年人发生意外时，可拉动拉环呼叫养老护理服务人员救援。

二、老年人生活环境设计原则

（一）室外公共活动场所设计

1. 健身活动场地应宽敞，配备室外健身器，避开高大建筑物，以免遮挡阳光。

2. 保障足够绿化面积，可种植树木、花草，创造宜人室外环境。

3. 适当配制长廊、凉亭等建筑，方便雨天休闲。

4. 有条件可铺垫塑胶步道，便于老年人遛弯、健步走。

5. 还可以在远离居住区的位置设计菜园、果园、动物乐园等，丰富老年人日常生活。

（二）室内公共活动场所设计

1. 遵循无障碍设计原则，地面应平坦，各衔接处无门槛。

2. 通道宽敞，可供轮椅、平车及护理床顺畅回转，通道净宽不小于1.8米。

3. 进入楼门除台阶还应铺设坡道。

4. 楼内公共区域，楼梯间、楼道靠墙处安装扶手。扶手设置为双层，以便于不同生理特征的老年人使用。扶手距离地面高度为0.9米和0.65米，离墙体表面为40毫米。楼梯扶手不得间断。

5. 老年人使用的楼梯应采用有休息平台的直线形梯段和台阶。如果层高允许，中间设置的休息平台，安放座椅。梯段净宽不得小于1.2米，踏步面宽不得低于240毫米，阶梯落差约170毫米。踏面选择防滑材料或者在外沿设置防滑槽或防滑带。踏面和踢面外沿材质的颜色要有区分，形成反差，方便视力不佳老年人踩踏安全。在楼梯入口设置延长扶手。

6. 楼层露台护栏高度不得低于1.1米。

7. 楼房应设置电梯，电梯轿厢大小应便于轮椅、平车进出。

三、老年人居住环境注意事项

1. 居住地面铺设材料应防滑，且减震降噪。

2. 居室安装的灯源光线应明亮且柔和。

3. 内置家具牢固，无锐角，且便于移动，方便打扫。

4. 床铺高低软硬要适当，床的两侧留有空间，应易于上下，常用物品方便取用。

5. 床头位置设置插座、呼叫器。

6. 卫生间安装防滑地砖，坐便器高度适合老年人起坐，设置淋浴器、浴凳，卫生间相应位置安装安全扶手。

7. 客厅采用硬质沙发，高低适合老年人起坐、茶几高度便于取物。

8. 门口设固定座凳方便老年人换鞋。

9. 餐桌大小适合老年人进餐，边缘为圆角。

第四节　自然灾害的应对处理知识

一、自然灾害的概念

自然灾害是指给人类生存带来危害或损害人类生活环境的自然现象，包括干旱、高温、低温、寒潮、洪涝、山洪、台风、龙卷风、火焰龙卷风、冰雹、风雹、霜冻、暴雨、暴雪、冻雨、大雾、大风、结冰、霾、雾霾、地震、海啸、滑坡、泥石流、浮尘、扬沙、沙尘暴、雷电、雷暴、球状闪电、火山喷发等。

2004 年 12 月发生的印度洋海啸，波及 14 个国家，导致约 22.7 万人死亡，成为造成死亡人数最多的海啸。而 2011 年的东日本大地震，成为近 10 年来造成经济损失最惨重的自然灾害。

二、常见自然灾害类型

自然灾害形成的过程有长有短，有缓有急。有些自然灾害，当致灾因素的变化超过一定强度时，就会在几天、几小时甚至几分、几秒钟内表现为灾害行为：

（一）突发性自然灾害：像火山爆发，地震、洪水、飓风、风暴潮、冰雹、雪灾、暴雨等，这类灾害称为突发性自然灾害。旱灾、农作物和森林的病、虫、草害等，虽然一般要在几个月的时间内成灾，但灾害的形成和结束仍然比较快速、明显。

（二）缓发性自然灾害：在致灾因素长期发展的情况下，逐渐显现成灾的，如土地沙漠化、水土流失、环境恶化等，这类灾害通常要几年或更长时间的发展。

（三）次生灾害：许多自然灾害，特别是等级高、强度大的自然灾害发生以后，常常诱发出一连串的其他灾害接连发生，这种现象叫灾害链。灾害链中最早发生的起作用的灾害称为原生灾害；而由原生灾害所诱导出来的灾害。

（四）衍生灾害：自然灾害发生之后，破坏了人类生存的和谐条件，由此还可以衍生出一系列其他灾害，如大旱之后，地表与浅部淡水极度匮乏，迫使人们饮用深层含氟量较高的地下水，从而导致了氟病，这些都称为衍生灾害。

灾害发生过程存在复杂性，有时一种灾害可由多种原因引起；有时又因为一种原因同时引起多种不同的灾害。灾害类型的确定就要根据起主导作用的原因和它主要表现形式而定。

三、常见自然灾害应对处理

（一）地震逃生

"12 秒地震自救机会"，指当地震发生后，不要惊慌失措，在 12 秒内迅速躲避到安全位置或地带，就能给自己提供一次自救机会。

如何迅速找到安全躲避的地方？如果发生地震时身处室内，应寻找跨度较小的空间，如靠近墙脚的衣柜旁、桌子下面等。如果离门口很近或在室外，应跑向开阔地带，远离电线杆及大树。远离高大建筑物等。

（二）逃离火场

发生火灾，如火势较小，应迅速拿取灭火器材进行扑救。当火势较大，无力施救，应尽快逃离。可采取以下三步：

1. 首先应捂住口鼻，拿出抓取身边可用的毛巾、口罩或掀起衣角等，喷上浸湿，将口鼻完全罩住。有条件可将被子打湿包裹身体。

2. 其次应熄灭身上火源，逃生者不幸衣裤着火，应当立即脱掉着火的衣服，或者通过拍打或在地上打滚的方式将火熄灭。

3. 第三应迅速寻找逃生出口。沿烟气不浓、尚未过火的楼梯、应急疏散通道、楼外附设敞开式楼梯快速转移。一旦逃生过程中受到烟火封堵，关闭最近的防火门，水平方向选择就近的其他通道逃生。

4. 当所有退路被火势封堵，应将棉被打湿堵住有火势的门缝边缘，避免浓烟入室。寻找有水源或靠窗位置呼救，等待救援。

（三）其他灾害

1. 洪水爆发

短时频繁强的降雨可能酿成洪水爆发的灾难，此时避免惊慌失措，应冷静观察水势和地势，再迅速向附近的高地转移。例如基础牢固的屋顶、大树，等待水退或救援。并且随身携带有浮力的物品如木盆、木板等，在危急时刻以方便逃生。

2. 应对台风

（1）切勿在建筑物旁、大型广告牌以及大树下停留，或避风躲雨。不要登上室外楼梯，不要将身体探出窗外。

（2）停留家中为宜，尽量不要外出走动，以避免危险。

（3）在外行走时，应弯腰紧缩身体，慢慢前行。顺风时不要急跑，如眼和鼻中进沙，应及时清除后再走。快速经过建筑物密集的街道或工地，避免坠落物或飞来物砸伤。

（4）避免在河边和桥上行走。容易被吹倒或吹落水中，必须过桥时，最好伏下身子爬行。

（5）尽量不要开车，若确实需要开车，驾驶机动车和非机动车均应减速慢行，密切注意路面情况，风太强时，若行车在公路上，应迅速转移到桥梁下或涵洞中，不要留在车内，且避免将车辆驶入积水路面。

（6）尽量避免将车辆停于树下、围墙边或堤防外。

（7）台风来临时，应将车开到地下停车场或隐蔽处，不要住帐篷，应到坚固结实的房屋中避风。收听气象信息。

（8）台风过后大多会有暴风雨来袭，故不能掉以轻心，应听从有关部门指挥，迅速及时地转移。

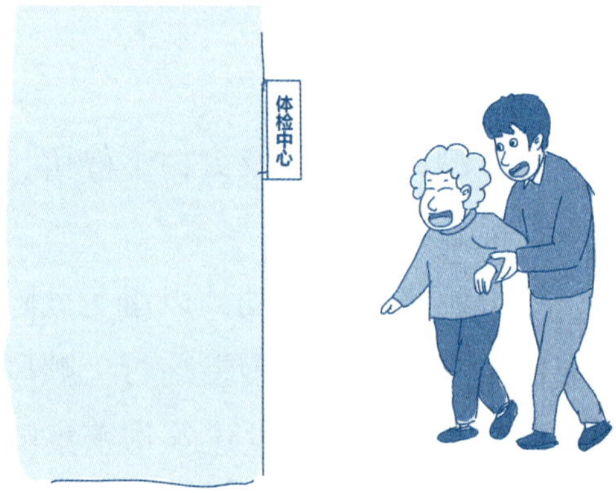
体检中心

第十一章

养老护理服务消防安全基础知识

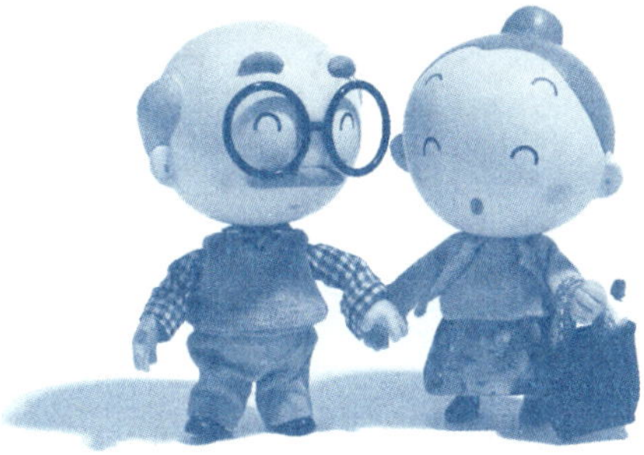

为适应养老服务发展的新形势、新特点及其对养老服务工作提出的新要求、新任务，养老护理员应掌握消防安全知识和消防技能在养老机构安全管理中也是非常重要的。将“消防安全，人人有责”落实到位，作为从事老年人服务的护理员，应知晓消防火灾危险性，火灾预防知识和措施；用火、用电、用气安全常识；消防安全标志及含义；报火警、扑救初起火灾、自救互救和逃生疏散的知识；建筑消防设施的性能，灭火器材的使用方法；建筑火灾逃生避难器材的使用方法相关知识；消防违法行为的处罚法律相关知识。

第一节　火灾危害及预防知识

一、火灾概念及危害

火灾是指在时间或空间上失去控制的燃烧所造成的灾害。新的标准中，将火灾定义为在时间或空间上失去控制的燃烧。

在各种灾害中，火灾是最经常、最普遍地威胁公众安全和社会发展的主要灾害之一。

二、火灾预防相关知识

燃烧的三要素：可燃物、助燃物、着火源。对于有焰燃烧一定存在自由基的链式反应这一要素。灭火的主要措施是控制可燃物、减少氧气、降低着火点，化学抑制（针对链式反应）。

火灾预防的措施如下：

1. 不乱接电源，不乱拉电线，不超负荷用电。

2. 不乱扔烟头，不躺在床上吸烟和用灯泡取暖，不在寝室内点蜡烛看书。

3. 不在建筑物内和易燃易爆物品旁焚烧杂物，不随意存放易燃易爆物品，不在办公场所、公共场所、宿舍内擅自使用煤炉、煤气炉、煤油炉、酒精炉、液化气罐、电炉、热得快及其他电器升温设备等可能引发火灾的器具。

4. 不在易燃易爆物品附近擅自使用内明火，不在校园内燃放烟花爆竹，不将氧气、氢气等易燃易爆气体混放在一起。

5. 不挪用和损坏消防器材，不堵塞消防通道，不违章搭建和违章施工。

6. 安全使用取暖电器，下班时关闭电源及煤气。

三、公民的消防权利和义务

公民是消防工作重要的参与者和监督者，新《消防法》关于公民在消防工作中权利和义务的规定主要有：

1. 任何人都有维护消防安全，保护消防设施、预防火灾、报告火警的义务。任何成年人都有参加有组织的灭火工作的义务。

2. 任何人不得损坏、挪用或者擅自拆除、停用消防设施器材，不得埋压、圈占、遮挡消防栓或者占用防火间距，不得占用、堵塞、封闭疏散通道、安全出口、消防车通道。

3. 任何人发现火灾都应当立即报警，任何人都应当无偿为报警提供便利，不得阻拦报警，严禁谎报火警。

4. 火灾扑灭后，相关人员应当按照公安机关消防机构的要求保护现场接受事故调查。如实提供与火灾有关的情况。

5. 任何单位和个人都有权对公安机关消防机构及其工作人员在执法中的违法行为进行举报，控告，收到检举控告的机关应当按照职责及时查处。

第二节　用火、用电、用气安全知识

一、用火、用电、用气安全常识

1. 不乱扔未熄灭的烟头和其他火种，不躺在床上或沙发上吸烟。

2. 随时清理房间尘垢、油污及排油烟机通风管道。

3. 不乱接电源，不超负荷用电，不得安装不合规格的保险丝、保险片。

4. 购置合格电器产品，及时更换老化电源线和设施。

5. 经常检查电气线路、配电设施、电源插头，发现松动和发热要及时更换和紧固。

6. 电器设施起火，及时拉下电闸切断电源，用湿棉被封闭窒息灭火。

7. 使用燃气炉时，要随时有人看管。

8. 不得擅自拆改、安装燃气设施和用具。经常检查燃气灶具及管道。

9. 若发现燃气泄露，应立即打开门窗，关闭燃气开关，不要动火和电器开关，同时报告燃气部门。

10. 油锅起火不能用水扑救，关闭阀门。盖上锅盖用湿布进行覆盖，还可以放入切好的蔬菜。

二、用火、用电、用气安全排查

现代家庭，随着生活水平不断提高，家庭中的电器也越来越多，给我们学习、生活带来了很多方便及乐趣。但是，如果我们没有掌握一定的用电知识，不注意用电安全，就会很危险。

案例：哈尔滨国润家饰城火灾

时间：2013 年 1 月 6 日 20 室 30 分许

地点：上海市湖南路 2000 号上海农产品中心批发市场

损失：造成 6 人死亡，12 人受伤。

起火原因：电线线路老化，室内消火栓位置不明显、上锁封闭。

（一）消除用电隐患的措施

1. 使用前应先计算一下电器同时开启总功率是否超出，如强行使用会导致跳闸，保险丝熔断。

2. 使用电器前应认真检查用电设备和电路、电源开关和插座是否完好、可靠，发现隐患及时找专业人士排除。

3. 使用大功率电器时，一个插座上尽量保证只接一个插头，使用电器时不允许倒置、依靠或覆盖其他物品。

4. 当人员全部离开，应断开取暖设备电源开关。防止长时间使用电器过热引燃周围物品发生意外。

5. 如发现电器着火，要先切断电源（禁止用水泼）控制火情并果断采取措施，防止失火过程中触电。

6. 严禁私接私拉电源。使用电热毯取暖，应在人上床后拔掉电源。

7. 定期找专业人士进行电路检查及维修。

（二）在日常生活中防火注意事项有以下几点

1. 防止超负荷用电引发火灾。

2. 防止电器、煤火、气加温导致物品过热燃烧起火。

3. 禁止将易燃物品靠近电源、货源。

4. 外出时，请记得检查电源、火源是否安全。

第三节　消防安全标识及意义

一、消防安全标志杆标识及意义

消防安全标志是由安全色、边框、图象为主要特征的图形符号或文字构成的标志，用以表达与消防有关的安全信息。消防安全标志的颜色应符合GB2893中的有关规定。

二、常见消防安全标识及意义

1. 禁止标识：禁止标识是禁止人们不安全行为的图形标志。具体标识包括禁止吸烟、禁止明火、禁止用水灭火、禁止放易燃物、禁止携带火种，详见图11-3-1。

图11-3-1　禁止标识

2. 警告标识：警告标识是指警告车辆、行人注意危险地点的标志。警告标识的颜色为黄底、黑边、黑图案，形状为等边三角形，顶角向上。详见图11-3-2。

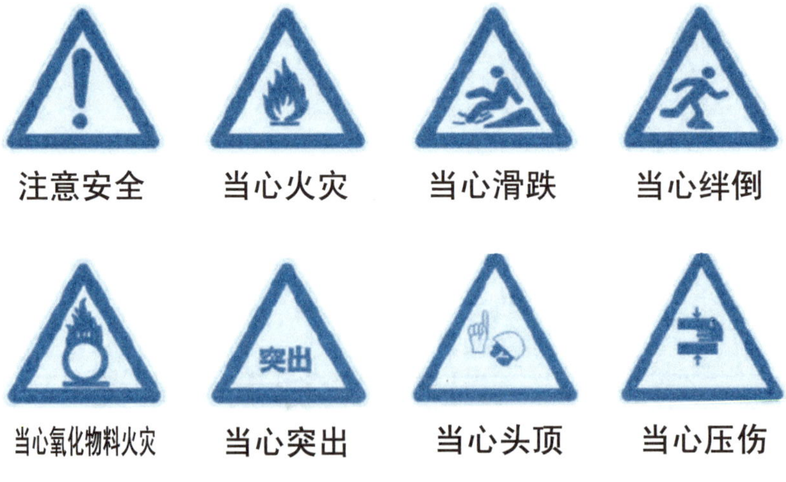

图11-3-2　警告标识

3. 提示标识：提示标识是向人们提供某种信息（如标明安全设施或场所等）的图形标志。提示标识包括火警电话、地下消火栓、消防水带、灭火器、发生报警器、消防水泵接合器、地上消火栓。详见图 11-3-3。

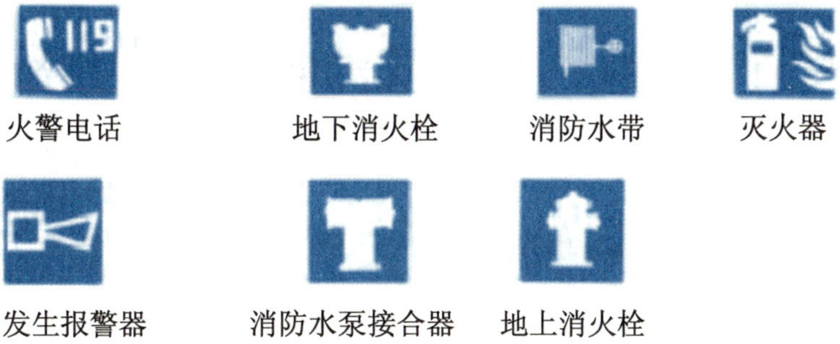

图 11-3-3　提示标识

三、安全出口和疏散标识

安全出口和疏散出口指示标识宜设在靠近出口一侧的门上方或门洞两侧的墙面上，标志的下边缘距门的上边缘不宜大于 30 厘米。在远离安全出口的地方，应将“安全出口”和“疏散通道方向”标志联合设置，箭头必须指向最近的安全出口。常用安全出口及疏散通道方向标识如图 11-3-4 和图 11-3-5。

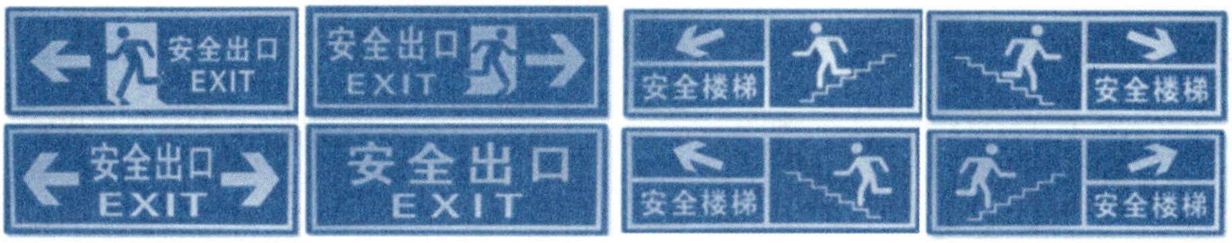

图 11-3-4　安全出口

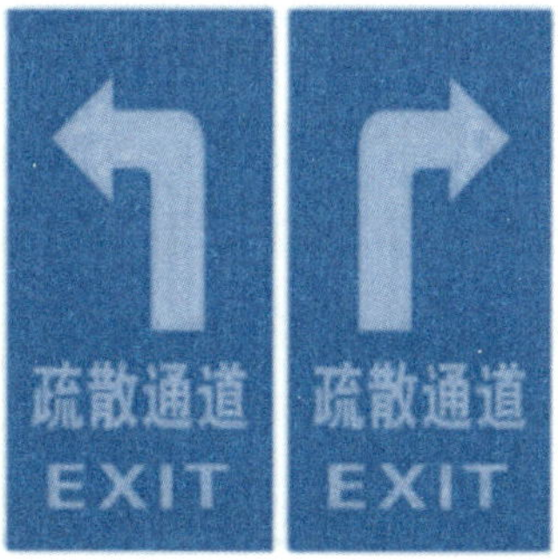

图 11-3-5　疏散通道方向

第四节　火灾的应对及消防设备使用知识

一、火灾发生应对的基础知识

（一）报警

1. 要牢记火警电话“119”。

2. 接通电话后要沉着冷静，向接警中心讲清失火单位的名称、地址、什么东西着火、火势大小以及着火的范围。同时还要注意听清对方提出的问题，以便正确回答。

3. 把自己的电话号码和姓名告诉对方，以便联系。

4. 打完电话后，要立即到交叉路口等候消防车的到来，以便引导消防车迅速赶到火灾现场。

5. 迅速组织人员疏通消防车道，清除障碍物，使消防车到火场后能立即进入最佳位置灭火救援。

6. 如果着火地区发生了新的变化，要及时报告消防队，使他们能及时改变灭火战术，取得最佳效果。

（二）初期火灾的扑救

扑灭初期火灾会减少火灾损失，杜绝火灾伤亡。在初期阶段，燃烧面积小，火势弱，如果能采取正确的扑救方法，就会在灾难形成之前迅速将火扑灭。据统计，以往发生的火灾中有70%以上是由在场人员在火灾的初期阶段扑灭的，我们应该把火灾消灭在萌芽状态。

1. 初期火灾的扑灭程序

（1）先控制，后消灭：对于不能立即扑灭的火灾首先要先控制火势的蔓延和扩大，然后在此基础上一举消灭火灾。例如，燃气管道着火后，要迅速关闭阀门，断绝起源，堵塞漏洞，防止气体扩散，同时保护其他设施；当建筑起火向另一端蔓延时，应从中间适当部位控制。控制火势与灭火过程是紧密相连，不能断然分开的。特别是对于补救初期火灾来说。控制火势发展与消灭火灾，二者没有根本的界限，几乎是同时进行的。

（2）救人重于救火：当火场上有人受到火势围困，首先要做的事是把人从火场中救出来。救人胜于救火。实际操作中，可以根据人员和火势情况，救人和救火同时进行，但绝不能因为救火而耽误救人的时机。

（3）先重点，后一般：在扑救火灾时，要全面了解和分析火场情况，区分重点和一般。很多时候，在火场上，重点与一般是相对的。一般来说，人重于物、贵重物资重于一般物资、火势蔓延迅猛地带重于火势蔓延缓慢地带、有爆炸毒害及倒塌危险的方面要重于没有这些危险的方面、火场下风向重于火场上风向、易燃及可燃物集中区域重于这类物品较少的区域、要害部位重于非要害部位。

（4）快速，准确：协调作战火灾初期，越迅速越准确靠近火点及早灭火，越有利于抢在火灾蔓延扩大之前控制火势，消灭火灾。协调作战是指参与扑救火灾的所有组织，个人之间的相互协作，密切配合行动。

2. 初期火灾的基本扑救方法

（1）隔离法：拆除与火场相连的可燃易燃建筑物；或用流水帘形成火势蔓延的隔离带，将燃烧区与未燃烧区分隔开。在确保安全的前提下，将火场内的设备或容器内的可燃，易燃液、气体排放，卸出，转移至安全地带。

（2）冷却法：使用水枪、灭火器等，将水和灭火器喷洒到燃烧区，直接作用于燃烧物至冷却熄灭；将冷却剂喷洒到与燃烧物相邻的其他尚未燃烧的可燃物或建筑物上进行冷却，以阻止火灾的蔓延。用水冷却建筑构件、生产装置或容器，以防止受热变形或爆炸。

（3）窒息灭火法：用湿棉被、湿麻袋、石棉毯等不燃或难燃物质覆盖在燃烧表面；较密闭的房间发生火灾时，封堵燃烧区的所有门窗、孔洞，阻止空气等助燃物进入，待氧气消耗尽使其自行熄灭。

3. 火灾分类

A 类火灾是指固体物质火灾。这种物质通常为有机物质的性质，一般在燃烧时能产生灼热的余烬。如木材、干草、煤炭、棉、毛、麻、纸张、塑料（燃烧后有灰烬）等火灾。

B类火灾是指液体或可熔化的固体物质火灾。如煤油、柴油、原油、甲醇、乙醇、沥青、石蜡等火灾。

C类火灾是指气体火灾。如煤气、天然气、甲烷、乙烷、丙烷、氢气等火灾。

D类火灾是指金属火灾。如钾、钠、镁、钛、锆、锂、铝镁合金等火灾。

E类火灾是指带电火灾。物体带电燃烧的火灾。

F类火灾是指烹饪器具内的烹饪物（如动植物油脂）火灾。

4. 火灾类型及扑救时灭火器的选择：

扑救A类火灾：可选择水型灭火器、泡沫灭火器、磷酸铵盐干粉灭火器，卤代烷灭火器。

扑救B类火灾：可选择泡沫灭火器（化学泡沫灭火器只限于扑灭非极性溶剂）、干粉灭火器、卤代烷灭火器、二氧化碳灭火器。

扑救C类火灾：可选用干粉、水、七氟丙烷灭火剂。

扑救D类火灾：可选择粉状石墨灭火器、专用干粉灭火器，也可用干砂或铸铁屑末代替。

扑救E类火灾：可选择干粉灭火器、卤代烷灭火器、二氧化碳灭火器等。带电火灾包括家用电器、电子元件、电气设备（计算机、复印机、打印机、传真机、发电机、电动机、变压器等）以及电线电缆等燃烧时仍带电的火灾，而顶挂、壁挂的日常照明灯具及起火后可自行切断电源的设备所发生的火灾则不应列入带电火灾范围。

扑救F类火灾：可选择干粉灭火器。

5. 常见灭火器种类

（1）泡沫灭火器

适用于扑救一般B类火灾，如油制品、油脂等火灾，也可适用于A类火灾，但不能扑救B类火灾中的水溶性可燃、易燃液体的火灾，如醇、酯、醚、酮等物质火灾；也不能扑救带电设备及C类和D类火灾。

（2）酸碱灭火器

适用于扑救 A 类物质燃烧的初起火灾，如木、织物、纸张等燃烧的火灾。它不能用于扑救 B 类物质燃烧的火灾，也不能用于扑救 C 类可燃性气体或 D 类轻金属火灾。同时也不能用于带电物体火灾的扑救。

（3）二氧化碳灭火器

适用于扑救易燃液体及气体的初起火灾，也可扑救带电设备的火灾；常应用于实验室、计算机房、变配电所，以及对精密电子仪器、贵重设备或物品维护要求较高的场所。

（4）干粉灭火器

碳酸氢钠干粉灭火器适用于易燃、可燃液体、气体及带电设备的初起火灾；磷酸铵盐干粉灭火器除可用于上述几类火灾外，还可扑救固体类物质的初起火灾。但都不能扑救金属燃烧火灾。

（三）火场自救及逃生疏散知识

1. 熟悉环境，暗记出口

当你处在陌生的环境时，为了自身安全，务必留心疏散通道、安全出口及楼梯方位等，以便关键时候能尽快逃离现场。

2. 通道出口，畅通无阻

楼梯、通道、安全出口等是火灾发生时最重要的逃生之路，应保证畅通无阻，切不可堆放杂物或设闸门上锁，以便紧急时能安全迅速地通过。

3. 扑灭小火，惠及他人

当发生火灾时，如果发现火势并不大，且尚未对人造成很大威胁时，当周围有足够的消防器材，如灭火器、消防栓等，应奋力将小火控制、扑灭；千万不要惊慌失措地乱叫乱窜，置小火于不顾而酿成大灾。

4. 保持镇静，明辨方向，迅速撤离

突遇火灾，面对浓烟和烈火，首先要强令自己保持镇静，迅速判断危险地点和安全地点，决定逃生的办法，尽快撤离险地。千万不要盲目地跟从人流和相互拥挤、乱冲乱窜。撤离时要注意，朝明亮处或外面空旷地方跑，要尽量往楼层下面跑，若通道已被烟火封阻，则应背向烟火方向离开，通过阳台、气窗、天台等往室外逃生。请记住：人只有沉着镇静，才能想出好办法。

5. 不入险地，不贪财物

身处险境，应尽快撤离，不要因害羞或顾及贵重物品，而把逃生时间浪费在寻找、搬离贵重物品上。已经逃离险境的人员，切莫重返险地，自投罗网。

6. 简易防护，蒙鼻匍匐

逃生时经过充满烟雾的路线，要防止烟雾中毒、预防窒息。为了防止火场浓烟呛入，可采用毛巾、口罩蒙鼻，匍匐撤离的办法。烟气较空气轻而飘于上部，贴近地面撤离是避免烟气吸入、滤去毒气的最佳方法。穿过烟火封锁区，应配戴防毒面具、头盔、阻燃隔热服等护具，如果没有这些护具，那么可向头部、身上浇冷水或用湿毛巾、湿棉被、湿毯子等将头、身裹好，再冲出去。

7. 善用通道，莫入电梯

按规范标准设计建造的建筑物，都会有两条以上逃生楼梯、通道或安全出口。发生火灾时，要根据情况选择进入相对较为安全的楼梯通道。除可以利用楼梯外，还可以利用建筑物的阳台、窗台、天面屋顶等攀到周围的安全地点沿着落水管、避雷线等建筑结构中凸出物滑下楼也可脱险。在高层建筑中，电梯的供电系统在火灾时随时会断电或因热的作用电梯变形而使人被困在电梯内，同时由于电梯井犹如贯通的烟囱般直通各楼层，有毒的烟雾直接威胁被困人员的生命。

8. 缓降逃生，滑绳自救

高层、多层公共建筑内一般都设有高空缓降器或救生绳，人员可以通过这些设施安全地离开危险的楼层。如果没有这些专门设施，而安全通道又已被堵，救援人员不能及时赶到的情况下，你可以迅速利用身边的绳索或床单、窗帘、衣服等自制简易救生绳，并用水打湿从窗台或阳台沿绳缓滑到下面楼层或地面，安全逃生。

9. 避难场所，固守待援

假如用手摸房门已感到烫手，此时一旦开门；火焰与浓烟势必迎面扑来。逃生通道被切断且短时间内无人救援。这时候，可采取创造避难场所、固守待援的办法。首先应关紧迎火的门窗，打开背火的门窗，用湿毛巾或湿布塞堵门缝或用水浸湿棉被蒙上门窗，然后不停用水淋透房间，防止烟火渗入，固守在房内，直到救援人员到达。

10. 缓晃轻抛，寻求援助

被烟火围困暂时无法逃离的人员，应尽量待在阳台、窗口等易于被人发现和能避免烟火近身的地方。在白天，可以向窗外晃动鲜艳衣物，或外抛轻型晃眼的东西；在晚上即可以用手电筒不停地在窗口闪动或者敲击东西，及时发出有效的求救信号，引起救援者的注意。

11. 火已及身，切勿惊跑

火场上的人如果发现身上着了火，千万不可惊跑或用手拍打。当身上衣服着火时，应赶紧设法脱掉衣服或就地打滚，压灭火苗；能及时跳进水中或让人向身上浇水、喷灭火剂就更有效了。

12. 跳楼有术，虽损求生

跳楼逃生，也是一个逃生办法，但应该注意的是：只有消防队员准备好救生气垫并指挥跳楼时或楼层不高（一般 4 层以下），非跳楼即烧死的情况下，才可采取跳楼的方法。跳楼逃生也要讲技巧，跳楼逃生时应尽量往救生气垫中部跳或选择有水池、软雨篷、草地等的方向跳；如有可能，要尽量抱棉被、沙发垫等松软物品或打开大雨伞跳下，以减缓冲击力。如果徒手跳楼一定要扒窗台或阳台使身体自然下垂跳下，以尽量降低垂直距离，落地前要双手抱紧头部身体弯曲卷成一团，以减少伤害。

13. 身处险境，自救莫忘救他人

任何人发现火灾，都应尽快拨打“119”电话呼救，及时向消防队报火警。火场中的儿童和老弱病残者，他们本人不具备或者丧失了自救能力，在场的其他人除自救外，还应当积极救助他们尽快逃离险境。

（四）常见火场自救及逃生错误方法

1. 冒险跳楼逃生：发生火灾时，当选择的逃生路线被大火封死，火势愈来愈大、烟雾愈来愈浓时，人们就很容易失去理智。此时，切记不要随意选择跳楼、跳窗，而应另谋生路，万万不可盲目采取冒险行为。

2. 从高处往低处逃生：特别是高层建筑一旦失火，人们总是习惯性地认为，只有尽快逃到一层，跑出室外，才有生的希望。殊不知，盲目朝楼下逃生，可能自投火海。因此，在发生火灾时，有条件的可登上房顶或在房间内采取有效的防烟、防火措施后等待救援。

3. 向光亮处逃生：在突遇火灾时，人们总是习惯向着有光、明亮的方向逃生。而这时的火场中，光亮之地正是火魔肆无忌惮地逞威之处。

4. 盲目跟着别人逃生：当人突然面临火灾威胁时，极易因惊慌失措而失去正常的判断思维能力，第一反应就是盲目跟着别人逃生。常见的盲目追随行为有跳窗、跳楼，逃（躲）进厕所、浴室、门角等。克服盲目追随的方法是平时要多了解与掌握一定的消防自救与逃生知识，避免事到临头没有主见。

5. 从进来的原路逃生：这是许多人在火灾中逃生会发生的行为。因为大多数建筑物内部的道路出口一般不为人们所熟悉，一旦发生火灾时，人们总是习惯沿着进来的出入口和楼道进行逃生，当发现此路被封死时，已失去最佳逃生时间。因此，当进入一幢新的大楼或宾馆等场所时，一定要对周围的环境和出入口进行必要的了解与熟悉，以防万一。

（五）高层火灾的自救方法

1. 迅速撤离法：当进入公共场所时，要留意其墙上、顶棚上、门上、转弯处设置的“太平门”“紧急出口”“安全通道”等疏散指示标识，一旦发生火灾，按疏散指示标志方向迅速撤离。详见图 11-3-6。

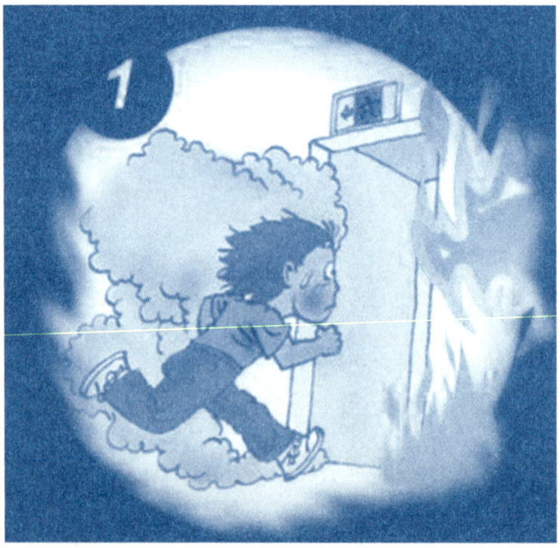

图 11-3-6　迅速撤离法

2. 低身前进法：由于火灾发生时烟气大多聚集在上部空间，因此在逃生过程中应尽量将身体贴近地面匍匐或弯腰前进。详见图 11-3-7。

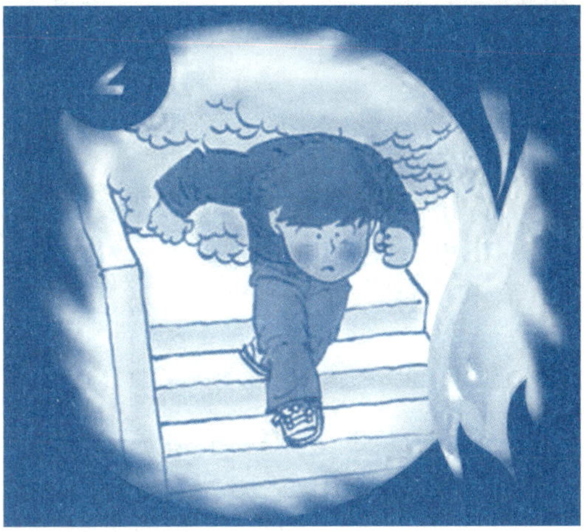

图 11-3-7　低身前进法

3. 毛巾捂鼻法：火场上的烟气温度高、毒性大，吸入后很容易引起呼吸系统灼伤或人体中毒。疏散中应用浸湿的毛巾、口罩等捂住口鼻，以起到降温及过滤的作用。详见图 11-3-8。

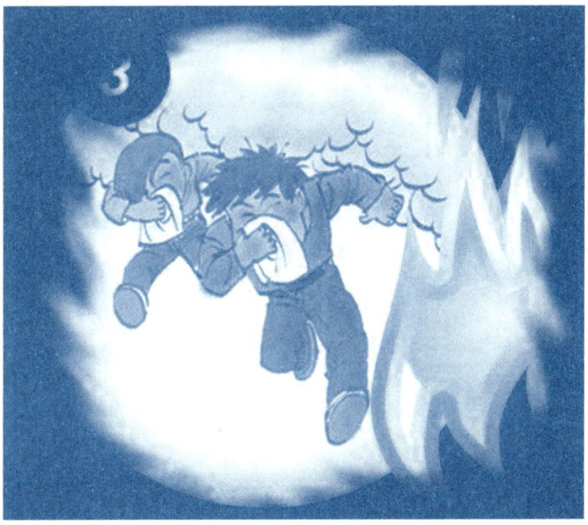

图 11-3-8　毛巾捂鼻法

4. 厚物护身法：确定逃生路线后，可用浸湿的棉被或毛毯、棉大衣盖在身上，以最快的速度钻过火场并冲到安全区域。不能用塑料或化纤等类物品来保护身体，否则会适得其反。详见图 11-3-9。

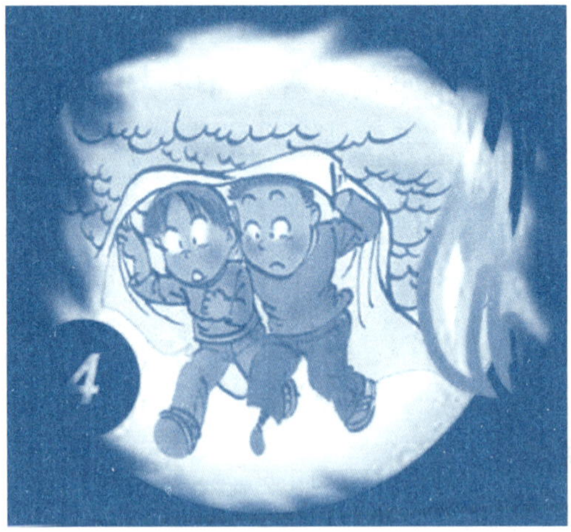

图 11-3-9　厚物护身法

5. 跳板转移法：可以在阳台上、窗台、屋顶平台等处用木板、木桩、竹竿等有承受力的物体，搭至相邻单元或相邻建筑，以此作为跳板转移到相对安全的区域。详见图 11-3-10。

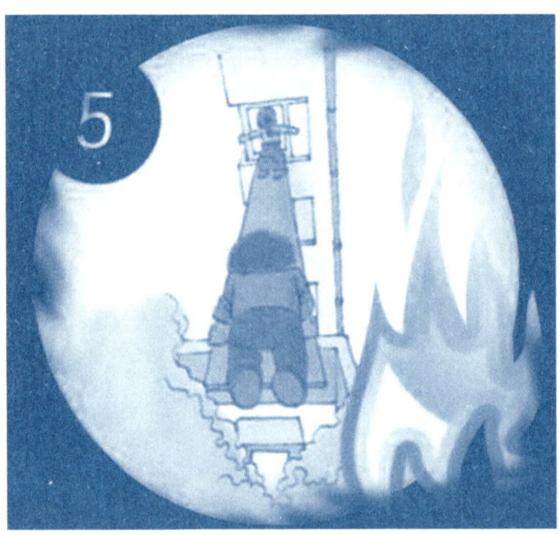

图 11-3-10　跳板转移法

6. 管线下滑法：当建筑物外墙或阳台边上有落水管、电线杆、避雷针引线等竖直管线时，可借助其下滑至地面，同时应注意一次下滑时人数不宜过多，以防止逃生途中因管线损坏而致人坠落。详见图 11-3-11。

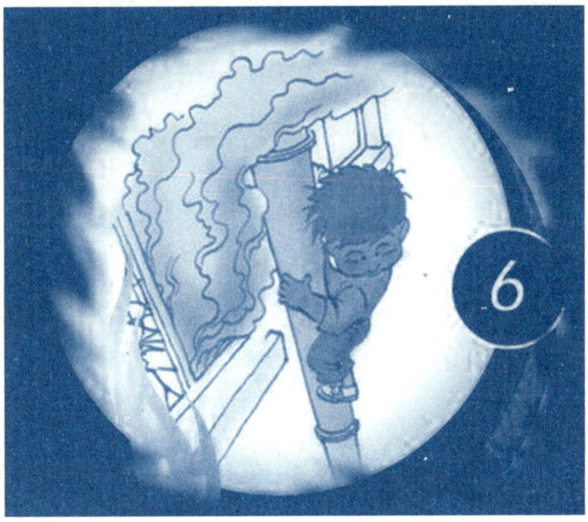

图 11-3-11　管线下滑法

7. 结绳自救法：家中有绳索的（或将床单、被罩、窗帘等撕成条，拧成麻花状），可直接将其一端拴在门、窗档或重物上，沿另一端爬下。逃生过程中，脚要呈绞状夹紧绳子，双手交替往下爬，并尽量用手套、毛巾将手保护好。详见图 11-3-12。

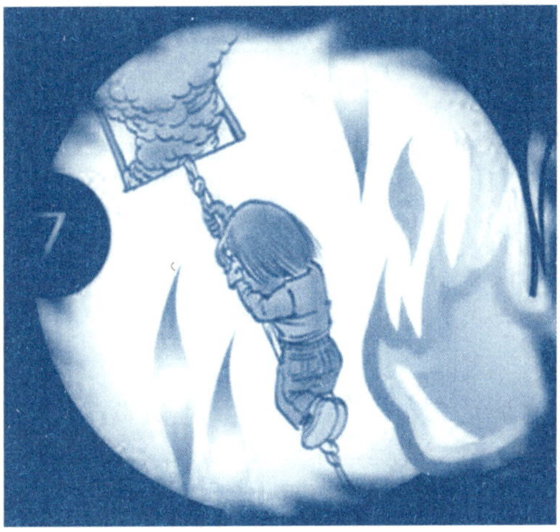

图 11-3-12　结绳自救法

8. 器械逃生法：有条件的家庭可以利用平时准备的家用缓降器等专用救生设备逃生。详见图 11-3-13。

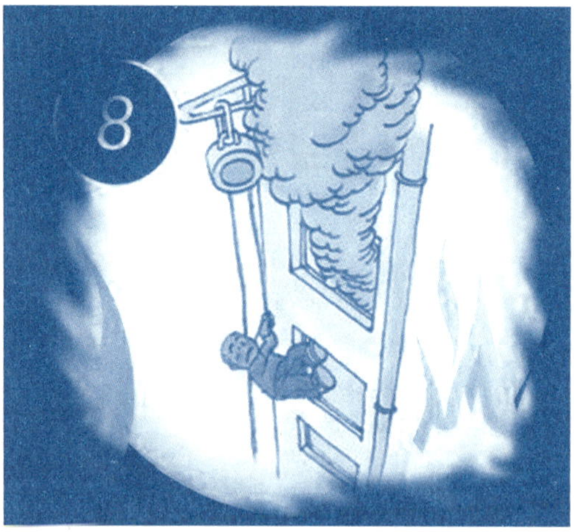

图 11-3-13　器械逃生法

9. 信号求救法：在等待救援的过程中，应通过大声呼救、挥动布条、敲击金属物品、投掷软物品等方式引起救援人员的注意；夜间可用手电筒、应急灯等能发光的物品发出信号。详见图 11-3-14。

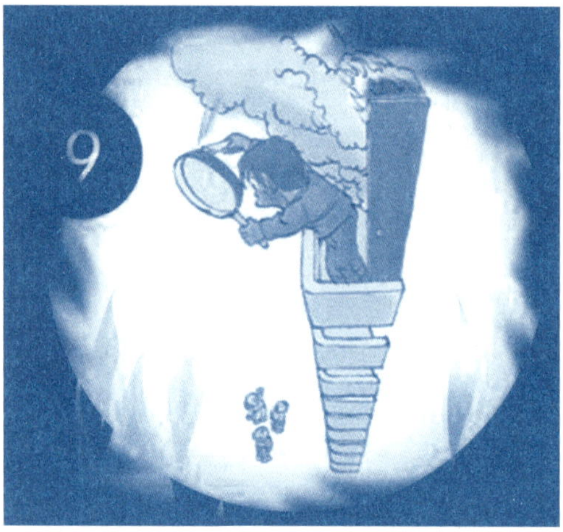

图 3-11-14　信号求救法

10. 空间避难法：在暂时无法向外疏散时，可选择卫生间、厨房等空间小且有水源和新鲜空气的地方暂时避难。将毛巾等棉织物塞进门缝阻挡烟气，在地面上泼水降温，等待救援。在消防队员到来后，可通过搭乘消防云梯、救生直升机或利用救生气垫逃生。详见图 11-3-15。

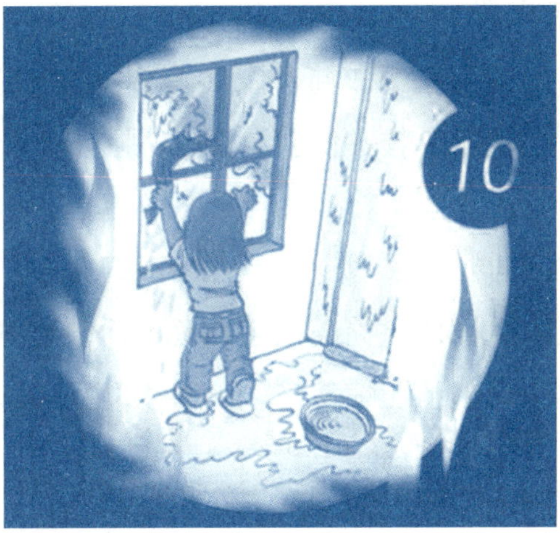

图 11-3-15 空间避难法

二、常见建筑消防设备的性能及使用方法

（一）消防栓的性能要求和使用

消火栓的性能，消火栓是与自来水管网直接连通的，随时打开都会有 3 公斤左右压力的清水喷出。它适合扑救木材、棉絮类火灾。消火栓的使用方法，室内消火栓一般都设置在建筑物公共部位的墙壁上，有明显的标志，内有水龙带和水枪。当发生火灾时，找到离火场距离最近的消火栓，打开消火栓箱门，取出水带，将水带的一端接在消火栓出水口上，另一端接好水枪，拉到起火点附近后方可打开消火栓阀门。注意：在确认火灾现场供电已断开的情况下，才能用水进行扑救。

（二）干粉灭火器的性能要求和使用

1. 构造

手提式干粉灭火器有内装式、外置式和贮压式三种结构。

A. 内装式干粉灭火器

内装式干粉灭火器由筒体、筒盖、贮气钢瓶、喷射系统和开启机构等部件组成。

B. 外置式干粉灭火器

主要由筒身和外部的钢瓶组成筒身上装有提柄、喷粉胶管和喷枪，筒内装有出粉管、进气管。钢瓶悬挂在筒身外部，用紧固螺母连接。二氧化碳钢瓶上装有提环。

C. 贮压式干粉灭火器

贮压式干粉灭火器由筒体、筒盖、喷射系统和开启机构等部件组成。贮压式干粉灭火器的结构简单，压缩氮气与干粉共贮于灭火器筒体内，无贮气瓶和出气管。为了显示压力，筒盖上设有一块压力表。

2. 规格

手提式干粉灭火器有 1 千克、2 千克、3 千克、4 千克、5 千克、6 千克、8 千克、10 千克八种规格。

3. 使用方法

手提式干粉灭火器使用时，应手提灭火器的提把，迅速赶到火场，在距离起火点 5 米左右处，放下灭火器。在室外使用时注意占据上风方向。使用前先把灭火器上下颠倒几次，使筒内干粉松动。如果使用的是内装式或贮压式干粉灭火器，应先拔下保险销，一只手握住喷嘴，另一只手用力按下压把，干粉便会从喷嘴喷射出来。如果使用的是外置式干粉灭火器，应一只手握住喷嘴，另一只手把起提环，握住提柄，干粉便会从喷嘴喷射出来。干粉灭火器在喷粉灭火过程中应始终保持直立状态，不能横卧或颠倒使用，否则不能喷粉。

4. 维护保养

A. 灭火器的保养

干粉灭火器应放置在保护物体附近干燥通风和取用方便的地方。要注意防止受潮和日晒，灭火器各连接件不得松动，喷嘴塞盖不能脱落，保证密封性能。灭火器应按制造厂规定要求定期检查，如发现灭火剂结块或贮气量不足时，应更换灭火剂或补充气量。

B. 灭火器的维修和再充装

灭火器一经开启必须进行再充装。再充装应由经过训练的专人按制造厂的规定要求和方法进行，不得随便更换灭火剂的品种和重量，充装后的贮气瓶，应进行气密性试验，不合格的不得使用。

灭火器满五年或每次再充装前，应进行1.5倍设计压力的水压试验，合格的方可使用。经修复的灭火器，应有消防监督部门认可的标记，并注明维修单位名称和修复日期。

三、建筑火灾逃生避难器材的使用相关知识

（一）建筑火灾逃生避难器材的分类

1. 绳索类

（1）逃生缓降器（又称救生缓降器）

逃生缓降器是一种使用者靠自重以一定的速度自动下降并能往复使用的逃生器材，由安全钩、安全绳、绳索、调速器、金属连接件及绳索卷盘等组成。

（2）应急逃生器

应急逃生器是指使用者靠自重以一定的速度下降且有刹车功能的一次性使用的逃生器材，由操作手柄、速度控制机构、绳索、下滑控制机构等构成。

（3）逃生绳

逃生绳是指供使用者手握滑降逃生的纤维绳索。它是用有一定强度且有较好耐火性的麻类等天然纤维制作而成，是从楼房或其他高出逃生或救人使用的最简单器材。

2. 滑道类

即逃生滑道，指使用者靠自重以一定的速度下滑逃生的一种柔性通道。由柔性材料为主制成的带有特殊阻尼套的长条形通道式结构，其由外层防火套、中间阻尼套和内层导套三层组成，三层重叠后固定在入口圈上。救生滑道的工作原理是利用阻尼层对下滑人员产生横向阻力来减慢下滑速度，使得下滑人员安全着陆。逃生滑道通常安装在建筑物内，也可以随举高消防车使用。使用逃生滑道滑降逃生，人员下落速度平缓，且不会受到炙热、燃烧和烟熏的伤害，老幼病残者无须预先练习都可以成功地使用。

3. 梯类

（1）固定式逃生梯

固定式逃生梯是指与建筑物固定连接，使用者靠自重以一定的速度自动

下降并能循环使用的一种金属梯。它能在发生火灾或紧急情况时，在短时间内连续将高楼被困人员安全疏散至地面。

（2）悬挂式逃生梯

悬挂式逃生梯是指展开后悬挂在建筑物外墙上供使用者自行攀爬逃生的一种软梯，其平时可收藏在包装袋内。该逃生梯主要由钢制梯钩、边索、踏板和撑脚组成。钩梯是使悬挂梯固定在建筑物上的金属构件。边索由钢丝绳、钢质链或阻燃型纤维编织带等制成。踏板是具有防滑条纹的圆管或方管。撑脚作用是使悬挂式逃生梯能与墙体保持一定距离。

4. 呼吸器类

呼吸器类包括消防过滤时自救呼吸器和化学氧消防自救器两类。

（二）常见火灾逃生避难器材的使用方法

建筑火灾逃生避难器材是在发生建筑火灾的情况下，遇险人员逃离火场时所使用的辅助逃生器材（包括逃生缓降器、逃生梯、逃生滑道、应急逃生器、逃生绳、自救呼吸器等）。各种逃生避难器材的使用方法如下：

1. 缓降器：逃生由挂钩（或吊环）、吊带、绳索及速度控制器组成，是一种靠人的自身重量缓慢沉降的安全救生装置，可以用安装器具固定在建筑物的窗口、阳台、屋顶外沿等处。

2. 逃生滑道：逃生滑道是两端开口，供逃生者从高处进入其内部缓慢滑降的长条袋状物。被困人员进入袋内，可依靠自重和不同姿势来控制降落速度，缓慢降落至地面脱险。

3. 逃生绳：如果受到火势直接威胁，必须立即脱离时，可以利用绳子拴在室内的重物、桌子腿、牢固的窗等可以承重的地方，将人吊下或慢慢自行滑下，下落时可戴手套，如无手套用衣服毛巾等代替，以防绳索将手勒伤。

4. 应急逃生器：取出应急逃生器用配有安全钩的一端的饶挂扣物体一周后，再将安全钩扣在钢丝绳上。拉开胸带（最下端的）套在胸上，调节松紧扣，向外沿墙扔下绳盘，双手握紧摩擦器（以握绳下滑的方式操作），身体向外移出悬空后，双手缓慢放松，以自己满意的速度向下滑行。

5. 自救呼吸器：当发生火灾时，立即沿包装盒开启标志方向打开盒盖，撕开包装袋取出呼吸器，沿着提醒带绳拔掉前后两个红色的密封塞，将呼吸器套入头部，拉紧头带，迅速逃离火场。

第五节　消防相关法律知识

一、消防安全职责

机关、团体、企业、事业等单位应当履行下列消防安全职责：

1. 落实消防安全责任制，制定本单位的消防安全制度、消防安全操作规程，制定灭火和应急疏散预案。

2. 按照国家标准、行业标准配置消防设施、器材，设置消防安全标志，并定期组织检验、维修，确保完好有效。

3. 对建筑消防设施每年至少进行一次全面检测，确保完好有效，检测记录应当完整准确，存档备查。

二、消防法规定的消防违法行为

第五十八条　违反本法规定，有下列行为之一的，责令停止施工、停止使用或者停产停业，并处三万元以上三十万元以下罚款：

（一）依法应当经公安机关消防机构进行消防设计审核的建设工程，未经依法审核或者审核不合格，擅自施工的；

（二）消防设计经公安机关消防机构依法抽查不合格，不停止施工的；

（三）依法应当进行消防验收的建设工程，未经消防验收或者消防验收不合格，擅自投入使用的；

（四）建设工程投入使用后经公安机关消防机构依法抽查不合格，不停止使用的；

（五）公众聚集场所未经消防安全检查或者经检查不符合消防安全要求，擅自投入使用、营业的。

建设单位未依照本法规定将消防设计文件报公安机关消防机构备案，或者在竣工后未依照本法规定报公安机关消防机构备案的，责令限期改正，处五千元以下罚款。

第五十九条 违反本法规定，有下列行为之一的，责令改正或者停止施工，并处一万元以上十万元以下罚款：

（一）建设单位要求建筑设计单位或者建筑施工企业降低消防技术标准设计、施工的；

（二）建筑设计单位不按照消防技术标准强制性要求进行消防设计的；

（三）建筑施工企业不按照消防设计文件和消防技术标准施工，降低消防施工质量的；

（四）工程监理单位与建设单位或者建筑施工企业串通，弄虚作假，降低消防施工质量的。

第六十条 单位违反本法规定，有下列行为之一的，责令改正，处五千元以上五万元以下罚款：

（一）消防设施、器材或者消防安全标志的配置、设置不符合国家标准、行业标准，或者未保持完好有效的；

（二）损坏、挪用或者擅自拆除、停用消防设施、器材的；

（三）占用、堵塞、封闭疏散通道、安全出口或者有其他妨碍安全疏散行为的；

（四）埋压、圈占、遮挡消火栓或者占用防火间距的；

（五）占用、堵塞、封闭消防车通道，妨碍消防车通行的；

（六）人员密集场所在门窗上设置影响逃生和灭火救援的障碍物的；

（七）对火灾隐患经公安机关消防机构通知后不及时采取措施消除的。

有本条第一款第三项、第四项、第五项、第六项行为，经责令改正拒不改正的，强制执行，所需费用由违法行为人承担。

第六十一条 生产、储存、经营易燃易爆危险品的场所与居住场所设置在同一建筑物内，或者未与居住场所保持安全距离的，责令停产停业，并处五千元以上五万元以下罚款。生产、储存、经营其他物品的场所与居住场所设置在同一建筑物内，不符合消防技术标准的，依照前款规定处罚。

第六十二条 有下列行为之一的，依照《中华人民共和国治安管理处罚法》的规定处罚：

（一）违反有关消防技术标准和管理规定生产、储存、运输、销售、使用、销毁易燃易爆危险品的；

（二）非法携带易燃易爆危险品进入公共场所或者乘坐公共交通工具的；

（三）谎报火警的；

（四）阻碍消防车、消防艇执行任务的；

（五）阻碍公安机关消防机构的工作人员依法执行职务的。

第六十三条 违反本法规定，有下列行为之一的，处警告或者五百元以下罚款；情节严重的，处五日以下拘留：

（一）违反消防安全规定进入生产、储存易燃易爆危险品场所的；

（二）违反规定使用明火作业或者在具有火灾、爆炸危险的场所吸烟、使用明火的。

第六十四条 违反本法规定，有下列行为之一，尚不构成犯罪的，处十日以上十五日以下拘留，可以并处五百元以下罚款；情节较轻的，处警告或者五百元以下罚款：

（一）指使或者强令他人违反消防安全规定，冒险作业的；

（二）过失引起火灾的；

（三）在火灾发生后阻拦报警，或者负有报告职责的人员不及时报警的；

（四）扰乱火灾现场秩序，或者拒不执行火灾现场指挥员指挥，影响灭火救援的；

（五）故意破坏或者伪造火灾现场的；

（六）擅自拆封或者使用被公安机关消防机构查封的场所、部位的。

第六十五条 违反本法规定，生产、销售不合格的消防产品或者国家明令淘汰的消防产品的，由产品质量监督部门或者工商行政管理部门依照《中华人民共和国产品质量法》的规定从重处罚。人员密集场所使用不合格的消防产品或者国家明令淘汰的消防产品的，责令限期改正；逾期不改正的，处五千元以上五万元以下罚款，并对其直接负责的主管人员和其他直接责任人员处五百元以上二千元以下罚款；情节严重的，责令停产停业。

第六十六条 电器产品、燃气用具的安装、使用及其线路、管路的设计、敷设、维护保养、检测不符合消防技术标准和管理规定的，责令限期改正；逾期不改正的，责令停止使用，可以并处一千元以上五千元以下罚款。

第六十七条 机关、团体、企业、事业等单位违反本法第十六条、第十七条、第十八条、第二十一条第二款规定的，责令限期改正；逾期不改正的，对其直接负责的主管人员和其他直接责任人员依法给予处分或者给予警告处罚。

第六十八条 人员密集场所发生火灾，该场所的现场工作人员不履行组织、引导在场人员疏散的义务，情节严重，尚不构成犯罪的，处五日以上十日以下拘留。

第六十九条 消防产品质量认证、消防设施检测等消防技术服务机构出具虚假文件的，责令改正，处五万元以上十万元以下罚款，并对直接负责的主管人员和其他直接责任人员处一万元以上五万元以下罚款；有违法所得的，并处没收违法所得；给他人造成损失的，依法承担赔偿责任；情节严重的，由原许可机关依法责令停止执业或吊销相应资质、资格。

前款规定的机构出具失实文件，给他人造成损失的，依法承担赔偿责任；造成重大损失的，由原许可机关依法责令停止执业或者吊销相应资质、资格。

第七十条 本法规定的行政处罚，除本法另有规定的外，由公安机关消防机构决定；其中拘留处罚由县级以上公安机关依照《中华人民共和国治安管理处罚法》的有关规定决定。

公安机关消防机构需要传唤消防安全违法行为人的，依照《中华人民共和国治安管理处罚法》的有关规定执行。

被责令停止施工、停止使用、停产停业的，应当在整改后向公安机关消防机构报告，经公安机关消防机构检查合格，方可恢复施工、使用、生产、经营。

当事人逾期不执行停产停业、停止使用、停止施工决定的，由作出决定的公安机关消防机构强制执行。

责令停产停业，对经济和社会生活影响较大的，由公安机关消防机构提出意见，并由公安机关报请本级人民政府依法决定。本级人民政府组织公安机关等部门实施。

第七十一条 公安机关消防机构的工作人员滥用职权、玩忽职守、徇私舞弊，有下列行为之一，尚不构成犯罪的，依法给予处分：

（一）对不符合消防安全要求的消防设计文件、建设工程、场所准予审核合格、消防验收合格、消防安全检查合格的；

（二）无故拖延消防设计审核、消防验收、消防安全检查，不在法定期限内履行审批职责的；

（三）发现火灾隐患不及时通知有关单位或者个人整改的；

（四）利用职务为用户、建设单位指定或者变相指定消防产品的品牌、销售单位或者消防技术服务机构、消防设施施工单位的；

（五）将消防车、消防艇以及消防器材、装备和设施用于与消防和应急救援无关的事项的；

（六）其他滥用职权、玩忽职守、徇私舞弊的行为。

建设、产品质量监督、工商行政管理等其他有关行政主管部门的工作人员在消防工作中滥用职权、玩忽职守、徇私舞弊，尚不构成犯罪的，依法给予处分。

第七十二条 违反本法规定，构成犯罪的，依法追究刑事责任。

三、消防监督检查相关规定

第一章 总 则

第一条 为了加强和规范消防监督检查工作，督促机关、团体、企业、事业等单位（以下简称单位）履行消防安全职责，依据《中华人民共和国消防法》，制定本规定。

第二条 本规定适用于公安机关消防机构和公安派出所依法对单位遵守消防法律、法规情况进行消防监督检查。

第三条 直辖市、市（地区、州、盟）、县（市辖区、县级市、旗）公安机关消防机构具体实施消防监督检查，确定本辖区内的消防安全重点单位并由所属公安机关报本级人民政府备案。

公安派出所可以对居民住宅区的物业服务企业、居民委员会、村民委员会履行消防安全职责的情况和上级公安机关确定的单位实施日常消防监督检查。

公安派出所日常消防监督检查的单位范围由省级公安机关消防机构、公安派出所工作主管部门共同研究拟定，报省级公安机关确定。

第四条 上级公安机关消防机构应当对下级公安机关消防机构实施消防监督检查的情况进行指导和监督。

公安机关消防机构应当与公安派出所共同做好辖区消防监督工作，并对公安派出所开展日常消防监督检查工作进行指导，定期对公安派出所民警进行消防监督业务培训。

第五条 对消防监督检查的结果，公安机关消防机构可以通过适当方式向社会公告；对检查发现的影响公共安全的火灾隐患应当定期公布，提示公众注意消防安全。

第二章 消防监督检查的形式和内容

第六条 消防监督检查的形式有：

（一）对公众聚集场所在投入使用、营业前的消防安全检查；

（二）对单位履行法定消防安全职责情况的监督抽查；

（三）对举报投诉的消防安全违法行为的核查；

（四）对大型群众性活动举办前的消防安全检查；

（五）根据需要进行的其他消防监督检查。

第七条 公安机关消防机构根据本地区火灾规律、特点等消防安全需要组织监督抽查；在火灾多发季节，重大节日、重大活动前或者期间，应当组织监督抽查。

消防安全重点单位应当作为监督抽查的重点，非消防安全重点单位必须在监督抽查的单位数量中占有一定比例。对属于人员密集场所的消防安全重点单位每年至少监督检查一次。

第八条 公众聚集场所在投入使用、营业前，建设单位或者使用单位应当向场所所在地的县级以上人民政府公安机关消防机构申请消防安全检查，并提交下列材料：

（一）消防安全检查申报表；

（二）营业执照复印件或者工商行政管理机关出具的企业名称预先核准通知书；

（三）依法取得的建设工程消防验收或者进行竣工验收消防备案的法律文件复印件；

（四）消防安全制度、灭火和应急疏散预案、场所平面布置图；

（五）员工岗前消防安全教育培训记录和自动消防系统操作人员取得的消防行业特有工种职业资格证书复印件；

（六）法律、行政法规规定的其他材料。

依照《建设工程消防监督管理规定》不需要进行竣工验收消防备案的公众聚集场所申请消防安全检查的，还应当提交场所室内装修消防设计施工图、消防产品质量合格证明文件，以及装修材料防火性能符合消防技术标准的证明文件、出厂合格证。

公安机关消防机构对消防安全检查的申请，应当按照行政许可有关规定受理。

第九条 对公众聚集场所投入使用、营业前进行消防安全检查，应当检查下列内容：

（一）建筑物或者场所是否依法通过消防验收合格或者进行竣工验收消防备案抽查合格；依法进行竣工验收消防备案但没有进行备案抽查的建筑物或者场所是否符合消防技术标准；

（二）消防安全制度、灭火和应急疏散预案是否制定；

（三）自动消防系统操作人员是否持证上岗，员工是否经过岗前消防安全培训；

（四）消防设施、器材是否符合消防技术标准并完好有效；

（五）疏散通道、安全出口和消防车通道是否畅通；

（六）室内装修材料是否符合消防技术标准；

（七）外墙门窗上是否设置影响逃生和灭火救援的障碍物。

第十条 对单位履行法定消防安全职责情况的监督抽查，应当根据单位的实际情况检查下列内容：

（一）建筑物或者场所是否依法通过消防验收或者进行竣工验收消防备案，公众聚集场所是否通过投入使用、营业前的消防安全检查；

（二）建筑物或者场所的使用情况是否与消防验收或者进行竣工验收消防备案时确定的使用性质相符；

（三）消防安全制度、灭火和应急疏散预案是否制定；

（四）消防设施、器材和消防安全标志是否定期组织维修保养，是否完好有效；

（五）电器线路、燃气管路是否定期维护保养、检测；

（六）疏散通道、安全出口、消防车通道是否畅通，防火分区是否改变，防火间距是否被占用；

（七）是否组织防火检查、消防演练和员工消防安全教育培训，自动消防系统操作人员是否持证上岗；

（八）生产、储存、经营易燃易爆危险品的场所是否与居住场所设置在同一建筑物内；

（九）生产、储存、经营其他物品的场所与居住场所设置在同一建筑物内的，是否符合消防技术标准；

（十）其他依法需要检查的内容。

对人员密集场所还应当抽查室内装修材料是否符合消防技术标准、外墙门窗上是否设置影响逃生和灭火救援的障碍物。

第十一条 对消防安全重点单位履行法定消防安全职责情况的监督抽查，除检查本规定第十条规定的内容外，还应当检查下列内容：

（一）是否确定消防安全管理人；

（二）是否开展每日防火巡查并建立巡查记录；

（三）是否定期组织消防安全培训和消防演练；

（四）是否建立消防档案、确定消防安全重点部位。

对属于人员密集场所的消防安全重点单位，还应当检查单位灭火和应急疏散预案中承担灭火和组织疏散任务的人员是否确定。

第十二条 在大型群众性活动举办前对活动现场进行消防安全检查，应当重点检查下列内容：

（一）室内活动使用的建筑物（场所）是否依法通过消防验收或者进行竣工验收消防备案，公众聚集场所是否通过使用、营业前的消防安全检查；

（二）临时搭建的建筑物是否符合消防安全要求；

（三）是否制定灭火和应急疏散预案并组织演练；

（四）是否明确消防安全责任分工并确定消防安全管理人员；

（五）活动现场消防设施、器材是否配备齐全并完好有效；

（六）活动现场的疏散通道、安全出口和消防车通道是否畅通；

（七）活动现场的疏散指示标志和应急照明是否符合消防技术标准并完好有效。

第十三条 对大型的人员密集场所和其他特殊建设工程的施工现场进行消防监督检查，应当重点检查施工单位履行下列消防安全职责的情况：

（一）是否明确施工现场消防安全管理人员，是否制定施工现场消防安全制度、灭火和应急疏散预案；

（二）在建工程内是否设置人员住宿、可燃材料及易燃易爆危险品储存等场所；

（三）是否设置临时消防给水系统、临时消防应急照明，是否配备消防器材，并确保完好有效；

（四）是否设有消防车通道并畅通；

（五）是否组织员工消防安全教育培训和消防演练；

（六）施工现场人员宿舍、办公用房的建筑构件燃烧性能、安全疏散是否符合消防技术标准。

第三章 消防监督检查的程序

第十四条 公安机关消防机构实施消防监督检查时，检查人员不得少于两人，并出示执法身份证件。

消防监督检查应当填写检查记录，如实记录检查情况。

第十五条 对公众聚集场所投入使用、营业前的消防安全检查，公安机关消防机构应当自受理申请之日起十个工作日内进行检查，自检查之日起三个工作日内作出同意或者不同意投入使用或者营业的决定，并送达申请人。

第十六条 对大型群众性活动现场在举办前进行的消防安全检查，公安机关消防机构应当在接到本级公安机关治安部门书面通知之日起三个工作日内进行检查，并将检查记录移交本级公安机关治安部门。

第十七条 公安机关消防机构接到对消防安全违法行为的举报投诉，应当及时受理、登记，并按照《公安机关办理行政案件程序规定》的相关规定处理。

第十八条 公安机关消防机构应当按照下列时限，对举报投诉的消防安全违法行为进行实地核查：

（一）对举报投诉占用、堵塞、封闭疏散通道、安全出口或者其他妨碍安全疏散行为，以及擅自停用消防设施的，应当在接到举报投诉后二十四小时内进行核查；

（二）对举报投诉本款第一项以外的消防安全违法行为，应当在接到举报投诉之日起三个工作日内进行核查。

核查后，对消防安全违法行为应当依法处理。处理情况应当及时告知举报投诉人；无法告知的，应当在受理登记中注明。

第十九条 在消防监督检查中，公安机关消防机构对发现的依法应当责令立即改正的消防安全违法行为，应当当场制作、送达责令立即改正通知书，并依法予以处罚；对依法应当责令限期改正的，应当自检查之日起三个工作日内制作、送达责令限期改正通知书，并依法予以处罚。

对违法行为轻微并当场改正完毕，依法可以不予行政处罚的，可以口头责令改正，并在检查记录上注明。

第二十条 对依法责令限期改正的，应当根据改正违法行为的难易程度合理确定改正期限。

公安机关消防机构应当在责令限期改正期限届满或者收到当事人的复查申请之日起三个工作日内进行复查。对逾期不改正的，依法予以处罚。

第二十一条 在消防监督检查中，发现城乡消防安全布局、公共消防设施不符合消防安全要求，或者发现本地区存在影响公共安全的重大火灾隐患的，公安机关消防机构应当组织集体研究确定，自检查之日起七个工作日内提出处理意见，由所属公安机关书面报告本级人民政府解决；对影响公共安全的重大火灾隐患，还应当在确定之日起三个工作日内制作、送达重大火灾隐患整改通知书。

重大火灾隐患判定涉及复杂或者疑难技术问题的，公安机关消防机构应当在确定前组织专家论证。组织专家论证的，前款规定的期限可以延长十个工作日。

第二十二条 公安机关消防机构在消防监督检查中发现火灾隐患，应当通知有关单位或者个人立即采取措施消除；对具有下列情形之一，不及时消除可能严重威胁公共安全的，应当对危险部位或者场所予以临时查封：

（一）疏散通道、安全出口数量不足或者严重堵塞，已不具备安全疏散条件的；

（二）建筑消防设施严重损坏，不再具备防火灭火功能的；

（三）人员密集场所违反消防安全规定，使用、储存易燃易爆危险品的；

（四）公众聚集场所违反消防技术标准，采用易燃、可燃材料装修，可能导致重大人员伤亡的；

（五）其他可能严重威胁公共安全的火灾隐患。

临时查封期限不得超过三十日。临时查封期限届满后，当事人仍未消除火灾隐患的，公安机关消防机构可以再次依法予以临时查封。

第二十三条 临时查封应当由公安机关消防机构负责人组织集体研究决定。决定临时查封的，应当研究确定查封危险部位或者场所的范围、期限和实施方法，并自检查之日起三个工作日内制作、送达临时查封决定书。

情况紧急、不当场查封可能严重威胁公共安全的，消防监督检查人员可以在口头报请公安机关消防机构负责人同意后当场对危险部位或者场所实施临时查封，并在临时查封后二十四小时内由公安机关消防机构负责人组织集体研究，制作、送达临时查封决定书。经集体研究认为不应当采取临时查封措施的，应当立即解除。

第二十四条 临时查封由公安机关消防机构负责人组织实施。需要公安机关其他部门或者公安派出所配合的，公安机关消防机构应当报请所属公安机关组织实施。

实施临时查封应当遵守下列规定：

（一）实施临时查封时，通知当事人到场，当场告知当事人采取临时查封的理由、依据以及当事人依法享有的权利、救济途径，听取当事人的陈述和申辩；

（二）当事人不到场的，邀请见证人到场，由见证人和消防监督检查人员在现场笔录上签名或者盖章；

（三）在危险部位或者场所及其有关设施、设备上加贴封条或者采取其他措施，使危险部位或者场所停止生产、经营或者使用；

（四）对实施临时查封情况制作现场笔录，必要时，可以进行现场照相或者录音录像。

实施临时查封后，当事人请求进入被查封的危险部位或者场所整改火灾隐患的，应当允许。但不得在被查封的危险部位或者场所生产、经营或者使用。

第二十五条 火灾隐患消除后，当事人应当向作出临时查封决定的公安机关消防机构申请解除临时查封。公安机关消防机构应当自收到申请之日起三个工作日内进行检查，自检查之日起三个工作日内作出是否同意解除临时查封的决定，并送达当事人。

对检查确认火灾隐患已消除的，应当作出解除临时查封的决定。

第二十六条 对当事人有《中华人民共和国消防法》第六十条第一款第三项、第四项、第五项、第六项规定的消防安全违法行为，经责令改正拒不改正的，公安机关消防机构应当按照《中华人民共和国行政强制法》第五十一条、第五十二条的规定组织强制清除或者拆除相关障碍物、妨碍物，所需费用由违法行为人承担。

第二十七条 当事人不执行公安机关消防机构作出的停产停业、停止使用、停止施工决定的，作出决定的公安机关消防机构应当自履行期限届满之日起三个工作日内催告当事人履行义务。当事人收到催告书后有权进行陈述和申辩。公安机关消防机构应当充分听取当事人的意见，记录、复核当事人提出的事实、理由和证据。当事人提出的事实、理由或者证据成立的，应当采纳。

经催告，当事人逾期仍不履行义务且无正当理由的，公安机关消防机构负责人应当组织集体研究强制执行方案，确定执行的方式和时间。强制执行决定书应当自决定之日起三个工作日内制作、送达当事人。

第二十八条 强制执行由作出决定的公安机关消防机构负责人组织实施。需要公安机关其他部门或者公安派出所配合的，公安机关消防机构应当报请所属公安机关组织实施；需要其他行政部门配合的，公安机关消防机构应当提出意见，并由所属公安机关报请本级人民政府组织实施。

实施强制执行应当遵守下列规定：

（一）实施强制执行时，通知当事人到场，当场向当事人宣读强制执行决定，听取当事人的陈述和申辩；

（二）当事人不到场的，邀请见证人到场，由见证人和消防监督检查人员在现场笔录上签名或者盖章；

（三）对实施强制执行过程制作现场笔录，必要时，可以进行现场照相或者录音录像；

（四）除情况紧急外，不得在夜间或者法定节假日实施强制执行；

（五）不得对居民生活采取停止供水、供电、供热、供燃气等方式迫使当事人履行义务。

有《中华人民共和国行政强制法》第三十九条、第四十条规定的情形之一的，中止执行或者终结执行。

第二十九条 对被责令停止施工、停止使用、停产停业处罚的当事人申请恢复施工、使用、生产、经营的，公安机关消防机构应当自收到书面申请之日起三个工作日内进行检查，自检查之日起三个工作日内作出决定，送达当事人。

对当事人已改正消防安全违法行为、具备消防安全条件的，公安机关消防机构应当同意恢复施工、使用、生产、经营；对违法行为尚未改正、不具备消防安全条件的，应当不同意恢复施工、使用、生产、经营，并说明理由。

第四章 公安派出所日常消防监督检查

第三十条 公安派出所对其日常监督检查范围的单位，应当每年至少进行一次日常消防监督检查。

公安派出所对群众举报投诉的消防安全违法行为，应当及时受理，依法处理；对属于公安机关消防机构管辖的，应当依照《公安机关办理行政案件程序规定》在受理后及时移送公安机关消防机构处理。

第三十一条 公安派出所对单位进行日常消防监督检查，应当检查下列内容：

（一）建筑物或者场所是否依法通过消防验收或者进行竣工验收消防备案，公众聚集场所是否依法通过投入使用、营业前的消防安全检查；

（二）是否制定消防安全制度；

（三）是否组织防火检查、消防安全宣传教育培训、灭火和应急疏散演练；

（四）消防车通道、疏散通道、安全出口是否畅通，室内消火栓、疏散指示标志、应急照明、灭火器是否完好有效；

（五）生产、储存、经营易燃易爆危险品的场所是否与居住场所设置在同一建筑物内。

对设有建筑消防设施的单位，公安派出所还应当检查单位是否对建筑消防设施定期组织维修保养。

对居民住宅区的物业服务企业进行日常消防监督检查，公安派出所除检查本条第一款第（二）至（四）项内容外，还应当检查物业服务企业对管理区域内共用消防设施是否进行维护管理。

第三十二条 公安派出所对居民委员会、村民委员会进行日常消防监督检查，应当检查下列内容：

（一）消防安全管理人是否确定；

（二）消防安全工作制度、村（居）民防火安全公约是否制定；

（三）是否开展消防宣传教育、防火安全检查；

（四）是否对社区、村庄消防水源（消火栓）、消防车通道、消防器材进行维护管理；

（五）是否建立志愿消防队等多种形式消防组织。

第三十三条 公安派出所民警在日常消防监督检查时，发现被检查单位有下列行为之一的，应当责令依法改正：

（一）未制定消防安全制度、未组织防火检查和消防安全教育培训、消防演练的；

（二）占用、堵塞、封闭疏散通道、安全出口的；

（三）占用、堵塞、封闭消防车通道，妨碍消防车通行的；

（四）埋压、圈占、遮挡消火栓或者占用防火间距的；

（五）室内消火栓、灭火器、疏散指示标志和应急照明未保持完好有效的；

（六）人员密集场所在外墙门窗上设置影响逃生和灭火救援的障碍物的；

（七）违反消防安全规定进入生产、储存易燃易爆危险品场所的；

（八）违反规定使用明火作业或者在具有火灾、爆炸危险的场所吸烟、使用明火的；

（九）生产、储存和经营易燃易爆危险品的场所与居住场所设置在同一建筑物内的；

（十）未对建筑消防设施定期组织维修保养的。

公安派出所发现被检查单位的建筑物未依法通过消防验收，或者进行竣工验收消防备案，擅自投入使用的；公众聚集场所未依法通过使用、营业前的消防安全检查，擅自使用、营业的，应当在检查之日起五个工作日内书面移交公安机关消防机构处理。

公安派出所民警进行日常消防监督检查，应当填写检查记录，记录发现的消防安全违法行为、责令改正的情况。

第三十四条　公安派出所在日常消防监督检查中，发现存在严重威胁公共安全的火灾隐患，应当在责令改正的同时书面报告乡镇人民政府或者街道办事处和公安机关消防机构。

第五章　执法监督

第三十五条　公安机关消防机构应当健全消防监督检查工作制度，建立执法档案，定期进行执法质量考评，落实执法过错责任追究。

公安机关消防机构及其工作人员进行消防监督检查，应当自觉接受单位和公民的监督。

第三十六条　公安机关消防机构及其工作人员在消防监督检查中有下列情形的，对直接负责的主管人员和其他直接责任人员应当依法给予处分；构成犯罪的，依法追究刑事责任：

（一）不按规定制作、送达法律文书，不按照本规定履行消防监督检查职责，拒不改正的；

（二）对不符合消防安全条件的公众聚集场所准予消防安全检查合格的；

（三）无故拖延消防安全检查，不在法定期限内履行职责的；

（四）未按照本规定组织开展消防监督抽查的；

（五）发现火灾隐患不及时通知有关单位或者个人整改的；

（六）利用消防监督检查职权为用户指定消防产品的品牌、销售单位或者指定消防技术服务机构、消防设施施工、维修保养单位的；

（七）接受被检查单位、个人财物或者其他不正当利益的；

（八）其他滥用职权、玩忽职守、徇私舞弊的行为。

第三十七条　公安机关消防机构工作人员的近亲属严禁在其管辖的区域或者业务范围内经营消防公司、承揽消防工程、推销消防产品。

违反前款规定的，按照有关规定对公安机关消防机构工作人员予以处分。

第六章　附　　则

第三十八条　具有下列情形之一的，应当确定为火灾隐患：

（一）影响人员安全疏散或者灭火救援行动，不能立即改正的；

（二）消防设施未保持完好有效，影响防火灭火功能的；

（三）擅自改变防火分区，容易导致火势蔓延、扩大的；

（四）在人员密集场所违反消防安全规定，使用、储存易燃易爆危险品，不能立即改正的；

（五）不符合城市消防安全布局要求，影响公共安全的；

（六）其他可能增加火灾实质危险性或者危害性的情形。

重大火灾隐患按照国家有关标准认定。

第三十九条　有固定生产经营场所且具有一定规模的个体工商户，应当纳入消防监督检查范围。具体标准由省、自治区、直辖市公安机关消防机构确定并公告。

第四十条　铁路、港航、民航公安机关和国有林区的森林公安机关在管辖范围内实施消防监督检查参照本规定执行。

第四十一条 执行本规定所需要的法律文书式样，由公安部制定。

第四十二条 本规定自2009年5月1日起施行。2004年6月9日发布的《消防监督检查规定》（公安部令第73号）同时废止。

参考文献

[1] 孟令君，贾丽彬. 老年服务伦理与礼仪［M］. 北京：北京大学出版社，2013.

[2] “十三五”规划：积极应对人口老龄化［EB/OL］. 社保政策资讯，［2016-04-11］.

[3] 彭莉莉. 日本养老福利制度及服务设施运营的启示［M］. 武汉：湖北社会科学，2011. 8.

[4] 中国就业培训技术指导中心人力资源和社会保证部社会保障能力建设中心. 养老护理员［M］. 中国劳动社会保障出版社，2014.

[5] 袁涤非. 现代礼仪［M］. 北京：高等教育出版社，2014.

[6] 林崇德. 心理学大辞典（上卷）［M］. 上海：上海教育出版社，2003.

[7] 张继英. 养老护理员［M］. 北京：中国劳动社会保障出版社，2005.

[8] 黄文华. 人体解剖学（第四版）［M］. 北京：人民卫生出版社，2018.

[9] 王之一. 解剖学基础（第三版）［M］. 北京：人民卫生出版社，2017.

[10] 姚树桥，杨艳杰. 医学心理学（第七版）［M］. 北京：人民卫生出版社，2019.

[11] 田仁礼. 心理学基础［M］. 北京：人民卫生出版社，2018.

[12] 孙建萍，张先庚. 老年护理学（第四版）［M］. 北京：人民卫生出版社，2018.

[13] 张小燕，王春先. 老年护理［M］. 北京：人民卫生出版社，2018.

[14] 唐红梅. 养老照护规范化操作指导——慢性病篇［M］. 北京：人民卫生出版社，2019.

[15] 王凤姣. 老年护理［M］. 北京：科学出版社，2019.

[16] 魏于全，张清媛. 肿瘤学概论（第二版）［M］. 北京：人民卫生出版

社，2017.
［17］褚青康．内科护理（第2版）［M］．北京：中国中医药出版社，2019.
［18］孙红．老年护理学［M］．北京：人民卫生出版社，2018.
［19］孙红，尚少梅．老年长期照护规范与指导［M］．北京：人民卫生出版社，2018.
［20］季坚．健康评估［M］．北京：科学出版社，2018.
［21］罗家红．浅谈老年人健康管理［J］．求医问药（学术版）．2013（4）.
［22］化前珍．老年护理学（第2版）［M］．北京：人民卫生出版社，2000.